现代临床重症医学

张 雷◎著

吉林科学技术出版社

图书在版编目（CIP）数据

现代临床重症医学 / 张雷著. -- 长春 :吉林科学
技术出版社, 2019.5
ISBN 978-7-5578-5605-2

Ⅰ. ①现… Ⅱ. ①张… Ⅲ. ①险症-诊疗 Ⅳ.
①R459.7

中国版本图书馆CIP数据核字(2019)第108556号

现代临床重症医学
XIANDAI LINCHUANG ZHONGZHENG YIXUE

出 版 人	李 梁
责任编辑	李 征 李红梅
书籍装帧	山东道克图文快印有限公司
封面设计	山东道克图文快印有限公司
开 本	787mm×1092mm 1/16
字 数	293千字
印 张	12.5
印 数	3000册
版 次	2019年5月第1版
印 次	2020年6月第2次印刷

出 版	吉林科学技术出版社
发 行	吉林科学技术出版社
地 址	长春市福祉大路5788号出版集团A座
邮 编	130000

发行部电话/传真 　0431-81629529 　81629530 　81629531
　　　　　　　　　　　81629532 　81629533 　81629534
储运部电话　0431-86059116
编辑部电话　0431-81629508

网 址	http://www.jlstp.net
印 刷	北京市兴怀印刷厂

书 号	ISBN 978-7-5578-5605-2
定 价	98.00元

前　　言

　　中国重症医学在过去 10 年发展迅速,在各个方面都取得了长足进步。与传统学科相比较在学科管理模式、医疗、教学、科研方面仍有差距。在未来发展过程中,要继续加强学科建设,同时搭乘互联网平台,应用精准医学新技术,促进重症医学更快、更好发展。

　　本书共七章,从重症医学的概况讲起,详细阐述了临床重症医学常见危重症,包括腹腔内脏损伤、呼吸系统急危重症、神经系统急危重症、消化系统急危重症、心血管系统急危重症、感染性疾病急危重症等内容。作者是从事危重病及手术科室救治工作的一线医务人员,根据多年的临床工作经验和实践体会,并参阅大量文献资料精心编制本书。内容力求简明扼要,结构清晰、明确,实用性较强,有助于临床医师对疾病迅速做出正确的诊断和恰当的处理。

　　本书在编写过程中,虽然力求做到写作方式和风格上的统一,但由于都是在繁忙的工作之余进行编写以及受作者的水平所限,错误和疏漏之处在所难免,恳请读者及同行指正,以供今后修订时完善。

编　者

目　　　录

第一章 重症医学的概况

第一节 重症医学与 ICU 产生的背景

随着医学的发展,伴随人类寿命的延长及各类疾病早期治疗水平的提高,以及人们对疾病认识水平的提高促进了重症医学的前沿发展。近几十年来重症患者大幅增加,该类患者的共同特点是病变常累及多个器官和系统,生命体征已经不稳定,或潜在不稳定,一个或多个器官或系统功能受累,已经或潜在危及生命,全身内环境和病理生理学紊乱的程度较普通患者更加严重和复杂,这种疾病状态是以解剖或系统部位为基础划分的任何传统专科都难以恰当应对的。不仅如此,当今学科知识呈爆炸式增长,并促使传统专科的分工日趋精细,进一步增加了传统专科处理多器官损害重症患者的不适应性,以往在各病区内设一抢救室的模式在抢救危重病人方面表现出了很多的不足,因此各医院纷纷成立了重症加强治疗病房。重症加强治疗病房应用先进的诊断、监护和治疗设备与技术,对病情进行连续、动态的定性和定量观察,并通过有效的干预措施,为重症患者提供规范的,高质量的生命支持,提高了对衰竭器官的支持和保护能力,使危急重病的抢救成功率明显提高。许多危急重症的病人在严密监护与精心治疗下,度过了生命中最困难的时刻,而逐渐走向康复。因此对危急重症的病人进行生理机能的监测、生命支持、防治并发症,促进和加快病人的康复过程,这是继复苏后的一种更高层次的医疗服务,极大地改善了病人的生存质量,是社会现代化和医学科学发展的必然趋势。重症患者的生命支持技术水平直接反映医院的综合救治能力,体现医院整体医疗实力,是现代化医院的重要标志。所以,临床急需对重症患者全身损害特点有深入研究和了解,并立足于整体治疗的新学科,重症医学由此应运而生。

重症医学(critical care medicine)是研究任何损伤或疾病导致机体向死亡发展过程的特点和规律性,并根据这些特点和规律性对重症患者进行治疗的学科。重症加强治疗病房(IntensiveCare Unit,ICU)是重症医学学科的临床基地,它对因各种原因导致一个或多个器官与系统功能障碍危及生命或具有潜在高危因素的患者,及时提供系统的、高质量的医学监护和救治技术,是医院集中监护和救治重症患者的专业科室。ICU 应用先进的诊断、监护和治疗设备与技术,对病情进行连续、动态的定性和定量观察,并通过有效的干预措施,为重症患者提供规范的、高质量的生命支持,改善生存质量。重症患者的生命支持技术水平,直接反映医院的综合救治能力,体现医院整体医疗实力,是现代化医院的重要标志。

多年来重症患者随着其基本病因的不同而被分散到不同医学专业,使得对重症缺乏统一的认识和理解,也极大地影响到重症患者的治疗。随着医学理论的发展,科技水平的进步和临床医疗的迫切需求，重症医学已经在世界范围内走过了从无到有的历程，正在显示着越来越活跃的生命力。近年来，我国的重症医学事业正在蓬勃发展，重症医学的人才梯队已经形成，在医疗卫生体系中起到了不可替代的重要作用。

第二节　重症医学及重症监护技术的发展史

1852 年，Florence Nightingale 在克里米亚战争期间，就把可望救活的重伤员安置在最靠近护士站的地方，以加强巡视和及时救治，并主张把术后的患者安置在近手术室的小房间内，度过恢复期后再送回病房。1863 年护理学先驱南丁格尔撰文："在小的乡村医院里，把病人安置在一间由手术室通出的小房间内，直至病人恢复或至少从手术的即时影响中解脱的情况已不鲜见"。这种专门为术后病人开辟的"小房间"即被认定为 ICU 的雏形。1923 年，Dandy 在美国为脑外科病人开辟术后恢复室。1930 年 Kirschner 在德国创建手术恢复室与 ICU 混合型病房。第二次世界大战期间，在欧洲以及军队中逐步建立起创伤单位。1943 年建立休克病房。1942 年开辟烧伤病房（BurnsUnit）。1945 年建立产后恢复室。1952 年丹麦哥本哈根发生脊髓灰质炎大流行，并发呼吸衰竭的患者大量死亡，人工气道持续的手法通气及后期 Engstrom 呼吸器的应用，使病死率由 87％下降至 40％，随后多家医院相继开设了 ICU，并激发了重症医学的崛起，这是医学发展史上的一个里程碑。

一、重症医学的发展与相关学会的建立及其推动作用密不可分

1972 年，美国在 28 位医师的倡导下创立了危重病医学学会（Society of Critical Care Medicine，SCCM），旨在建立一个有自己的临床实践方法、人员培训计划、教育系统和科研研究的、独立的临床和科研的学科，逐步提出并完善了以血流动力学、组织氧代谢监测为基础的高级生命支持治疗措施。随后，1980 年在日本 Nishimura 和菲律宾的 Gomez 倡导下成立了西太平洋危重病医学会（Western Pacific Association of Critical Care Medicine，WPACCM）。1982 年欧洲成立了欧洲危重病医学会（European Society of Intensive Care Medicine，ESICM）这些都标志着重症医学作为一门新兴的学科跻身于当今医学科学之林。

二、重症医学在我国的发生和发展

重症医学在我国发展起步较晚，1960 年在医学发展前沿的学科带头人提出建议在医院成立重症监护病房。1970 年以后北京、天津的一些医院创建了"三衰病房""集中观察室"等治疗危重病的单元，已经逐渐开始实现将危重患者集中在专门设立的区域或病房内管理的发展模式。1982 年在曾宪九教授的指导下，陈德昌教授在中国医学科学院北京协和医院建立了国内第一张现代意义的 ICU 病床。1984 年北京协和医院正式建立加强医疗科（危重病医学科）。80 年代我国在天津成立了中西医结合学会的危重病专委会，1992 年在上海成立的中华急症医学会下的危重病学组。20 世纪 90 年代末期，在中国老一辈危重病学家的积极倡导和大力推动下，中国重症医学学科建设步入了快速发展的轨道。1997 年中国病理生理学会危重病医学专业委员会成立，为中国重症医学的全面发展迈出了坚实的第一步。2005 年 3 月，中华医学

会重症医学分会成立,为进一步确立中国重症医学学科地位以及持续快速发展注入了新的活力。此期间,在重症医学工作者的共同努力下,中国重症医学学科从小到大、从单一临床到基础与临床紧密结合、从国内研讨到国际广泛交流与合作,逐步呈现出良好发展势头,并初步得到了国际同行的认可。

随着经济的发展及卫计委颁布的三级医院等级评审标准的出台,极大地促进了中国危重病医学的发展,国内大医院相继建立了ICU,根据中国医疗体制特点,较多建立以抢救为主的综合性或中心ICU,将涉及多个学科的危重患者放在同一个医疗单位进行监护抢救。随着各专业学科的快速发展,在大型医院,由于危重患者数目多,一些专科ICU亦相继建立和发展,如外科ICU、内科ICU、冠心ICU、急诊ICU等等。

2008年7月,国家标准中正式将重症医学确立为国家临床医学二级学科。2009年1月,卫计委在《医疗机构诊疗科目名录》中正式设立了重症医学科的诊疗科目,并颁布了《重症医学科设置与管理规范》标志着我国重症医学事业的发展进入了一个规范化、系统化发展的新阶段,是我国医疗卫生事业发展中的一个重要里程碑。

三、多种先进技术及现代医疗模式推动了重症医学的发展

近20年来随着生物医学技术、遥感技术、通信技术、微电子计算机技术、医学高新技术的发展,拓宽了监护的应用范围。现代高科技的进步也推动着监护医学的发生与发展。随着各种监测设备及生命支持设备的完善,如多功能监护仪、多功能呼吸机、体外膜肺技术、主动脉球囊反搏、脑功能监测技术、循环监测技术、微量输液泵、简易血气生化仪等设备的应用,使医生对病人生命生理机能的了解也逐渐完善,生命支持的手段也增多,使急、危重症病人的抢救成功率明显增高。

纵观历史,重症医学经历了100多年的发展过程,正受到越来越多的重视,到目前已发展成完善的、具有重要地位的临床医学二级学科。

第三节　重症医学与传统医学的区别

与传统医学不同,重症医学主要研究的是器官与器官之间,器官与组织之间以及组织与组织之间的相互关系,而传统医学大多是以器官或系统为出发点。

一、重症医学所研究范畴

当今,重症医学科在医院中所起得最基本功能是进行研究和治疗重症患者。在这种情况下,已经不能简单地说成"外科患者"发生了"内科问题",或者是"内科疾病"合并了"外科情况"等等。患者之所以被收入ICU是因为器官功能的稳定和生命支持已经成为疾病的主要矛盾,原发疾病或原来在专科所治疗的疾病已经转变成为导致重症的原因。这时在治疗上应该强调器官与器官之间的关系。患者是个整体,疾病也是个整体,所以,治疗也是应该具有整体性。就如同MODS是一个综合征,而不是多个独立器官功能损害的叠加一样,治疗也不能是对每个器官进行治疗的总和。ICU是重症医学的临床基地,是医院中重症患者集中管理的单位。

ICU 注重疾病的病理生理演变过程和治疗的整体性,应用先进的诊断与监测技术,对病情进行连续、动态和定量的观察,通过有效地干预措施,对重症患者进行积极地治疗。那些非重症医学专业,应用其他专业理论对患者进行治疗的类似单位应称为"专科监室",而不是 ICU。

二、重症医学与监护治疗的核心内容

监护是 ICU 工作的精髓,其注意力已经超越了以往传统的医学中与生命威胁有关部分的所有内容,已转向基础的病理生理学和生物化学机制的研究。在患者因为低血容量、低氧血症或者脓毒症等严重问题造成单一器官或多器官功能障碍和衰竭之前,努力纠正紊乱的病理生理改变,避免重要器官衰竭的发生。ICU 医生对病情的正确判断,有赖于对生命器官衰竭病理生理学机理的客观评价,来源于严密而能反应实质性的监测资料的收集和细致分析。不但在一开始就要果断地采取有针对性的且符合实际需要的有效抢救,而且需动态观察病情发展的趋势,采取主动的、前瞻性的干扰措施。因此综合性 ICU 的优势是克服了专科分割的缺陷,体现了医疗的整体观念,有利于提高危重症患者救治的成功率。

重症医学的核心应该是以全身炎症反应综合征(Systemic inflammator response syndrome,SIRS)和 sepsis→严重 sepsis 和感染性休克 ALI(acute lung injury,ALI)/ARDS (acute respiratorydistress syndrome,ARDS)MODS(Multiple Organdysfunction Syndrome,MODS)生存或死亡为主链的,并在此基础上形成系统性生命支持的治疗体系。这条主干是所有危重病的共同通路,也应该是危重病专业最应该关注的临床线索。无论怎样命名监护医学或者加强治疗,抑或"深切治疗",核心都应该是上面的主干,除此,别无其他。这也是本学科与其他学科的主要区别。也因为如此,任何坚持以上述主干为医疗监护重点的病区就是抓住了重症医学的"魂",它就是真正的"ICU"无论它是以何种形式存在,也无论它从属于何种二级学科,更无论它是否配备了几台监护仪、呼吸机、肾脏替代治疗设备或者心外辅助装置。ICU 的核心是监护,支持,治疗的高度辩证统一。监护也是支持和治疗的一种形式。

三、传统医学模式与重症医学模式不同点

传统医疗模式习惯于患者从入院到出院,由一个医生主导其全部治疗,即使发生新的情况也仅是通过会诊解决。而现代医疗模式更强调根据患者的病情变化和需要,交由更专业的科室治疗。换言之,一些病情较复杂的患者可能需要就主要存在的问题在不同的专科间转换,重症医学科只不过是其中的一个环节。

当然,重症患者的治疗要与原发病因的控制相结合。ICU 的医疗工作要与相应的专科治疗相互配合。ICU 对重症患者的治疗为原发病的治疗创造了时机和可能性,使原来一些不可能治疗或不可能根治的疾病得到彻底的治疗。与此同时,其他专业对原发疾病的治疗又是重症患者根本好转的基础。在这种有机的结合中所表现得重症医学专业与其他专业相得益彰。这一点也是 ICU 在综合医院中得以发展的关键之一。

第四节　我国重症医学发展的现状和问题

　　我国的重症医学发展起步较晚。六十年代,一些站在医学发展前沿的学科带头人提出相应的建议。从七十年代末到八十年代初,一些医疗单位开始了 ICU 的人员培训及硬件设施的准备工作,开始实现了将危重病人集中在专门设立的区域或病房内集中管理的发展模式。一批派出学习的医师陆续回国,强化了重症医学的基础建设。在此基础上,一些大型的地方及军队医院开始建立了一定规模的 ICU。重症医学的发展开始成为现代化医院建设的总趋势。

一、我国重症医学发展的经历

　　八十年代可以说是 ICU 创业的年代,主要表现为重症医学专业人员的出现和 ICU 基础工作的展开。ICU 逐步在重要器官功能,如循环功能、呼吸功能、肾脏功能等器官功能的支持方面开始表现出自己专业的特点和重要性。如血流动力学监测技术应用、循环功能支持性治疗、反馈性监测指标的应用、低容量性休克的监测、对感染性休克的认识、持续动脉(静脉)－静脉血液滤过技术应用以及对危重病人营养支持和抗生素合理应用等的认识水平和应用技能提高,为 ICU 的进一步发展创造了必要的条件。

　　九十年代是 ICU 发展的年代,主要表现在临床医学和基础研究的共同发展。临床医疗方面开始摆脱单一器官概念的束缚,病人的整体性和器官之间的相关性在实际工作中更为具体化。这一时期对 ARDS 的认识更加具体更具有临床实用性,ARDS 不再是一种单一的疾病,而是一个综合征,是一个常伴随在大手术创伤或感染之后的临床表现过程。这一认识改变了机械通气的应用策略。同时临床医生在充分引流病灶的基础上更注重抗生素的合理应用。从经验性应用抗生素到目标性应用,从依赖细菌的药物敏感检验到根据致病菌的耐药特性应用抗生素是对专业技能提出的新挑战。

　　进入新的世纪后,重症医学的发展更加表现出系统化、规范化。ICU 在全国范围内得到了广泛的普及,科室建制及梯队人员组成也更加规范。各地重症医学分会的规模逐渐发展,学术水平明显提高。2003 年全国的卫生系统与严重急性呼吸综合征进行了一场遭遇战。在最艰难的时刻,重症医学专业人员作为团队冲向战斗的最前线。一个又一个专门 ICU 出现在全国各地,出现在不同的医院;一位又一位重症医学专家进入战斗的指挥层。这充分地体现重症医学专业和 ICU 的重要性和不可替代性。

　　目前国内三甲医院均设有 ICU,大部分的二级以上医院也已经设置 ICU 病房。部分高等级大医院还会对综合性 ICU,甚至 ICU 专科监护病房继续细分,以便于深度和精准监护。尤其随着重症医学学会组织的建立,重症医学从业人员学习、交流的机会增加,技术水平得到很大提升,促进了整个行业的巨大发展,提高了重症患者的抢救成功率,尤其在突发卫生事件中,担任了非常重要的角色。

　　重症医学在我国已有长足发展并且已经站稳了脚跟,但面临的问题依然很多。首先,重症医学剥离了原属于传统专科的一部分治疗任务,难免对传统专科带来一定心理上的冲击。但应该认识到,重症医学学科的建立是现代医学发展之需要与必然。在专业与治疗不断细化的现代医学发展趋势下,重症医学将作为传统学科的补充,共同推动人类健康事业的发展。其次,重症医学还形成了对传统医疗模式的改革和冲击。传统医疗模式习惯于患者从入院到出院,由一个医生主导其全部治疗,即使发生新的情况也仅是通过会诊解决。而现代医疗模式更强调根据患者的病情变化和需要,交由更专业的科室治疗。换言之,一些病情较复杂的患者可能需要就主要存在的问题在不同的专科间转换,重症医学科只不过是其中的一个环节。第三,重症医学科在人力或物力方面都是成本很高的科室,使其在经济收益方面处于不利地位,这是客观存在的。但不应仅从经济收入来评判重症医学科的价值,它的贡献并非来自自身的经济收益上,而是通过对其他专科的支撑以及对重症患者治疗的专业化来促进医院的整体发展。

二、我国目前重症医学的管理体系

重症医学被正式纳入国家医学学科管理体系,成为一与内科、外科等并肩齐立的独立的二级学科。重症医学科的迅速发展与医疗水平的不断提高和人们对医疗需求的增长是分不开的,医疗技术的发展也使更多危重患者的救治成为可能。但是,我们也应清楚地看到重症医学科的迅速发展也暴露出一些问题,值得反思。主要从如下方面考虑和分析。

1.专科规模

我国医院中ICU存在的形式多种多样,其中只有重症医学科是作为一个独立的科室运转。但是在我国现行医院管理模式下,重症医学科的运转受到许多限制,将面临专科性ICU的挑战。目前国外(尤其是美国)ICU逐渐向专科ICU发展,美国ICU发展轨迹是初始专科ICU→综合ICU→更高层次的专科ICU。也许,这也是我国ICU的发展方向。因此,重症医学科专科规模床位设置要适当。特别是专科ICU发展迅猛的医院。

2.专科医师队伍

重症医学科应拥有一支作风好、技术强的专业队伍,但目前医疗队伍水平差异较大,专职的重症医学人才短缺,其业务方向往往取决于原来的专业,目前的重症医学科尚没有具备适应这种重症医学发展的教学培训基地。

3.专科护理队伍

专职ICU护士数量不足,人力资源紧缺,人力结构配置不合理,没有经过ICU专业知识的培训,只能在工作实践中边学边用。重症医学科的特殊医疗环境,在精神上给她们造成负担。频繁倒夜班,容易造成身心疲惫。

4.科室管理

重症医学科因医生配备模式的差异而有多种形式,国内ICU管理模式分为三种,即开放式、封闭式及半封闭式(ICU医生和原专科医生共同承担治疗)。重症医学科与各专科ICU往往在处理病人时会有重要的区别之处,如果不能很好地与其他各专科沟通,达成共识,一旦病人预后不良时,很容易导致各专科对重症医学科的不满和不信任,从而失去病源。

5.基础设施及装备数量

反映在器材上,不能充分开发仪器设备的最大功能,造成资源浪费。有的由于购买仪器设备花了不少资金,限期要把成本赚回来,故不加选择地乱用,加重了病人的经济负担,仪器也得不到最合理地使用,加速了仪器的损耗折旧。

6.病人收治标准

目前,有些重症医学科收治标准较乱,有的过于宽松,结果重症医学科变成各科室的缓冲室,专科职能消失,变成了特护病房。有的过于严格,限制了各专科危重病人入住重症医学科的通畅性,由此一方面引起了各专科的不满,另一方面也导致病人失去了早期干预的机会,而使病死率上升。有的医院嫌转出转入手续繁杂,怕病人病情反复。都不同程度地存在着重症医学科病人的转出不通畅问题,重症医学科声望不高,院里支持力度不大,与兄弟科室关系不顺,由于经济利益的驱使,为了科室收益,不愿意把病人送到重症医学科,使重症医学科缺乏病源,冷冷清清,惨淡经营。

7.院内感染

重症医学科的院内感染问题较为严重。有的医院重症医学科对此问题重视不够,房间配置不合理,消毒隔离及无菌操作观念不强,对探视制度控制不严,院内各专科应用抗生素不规范,其后果必然是使重症医学科院内感染问题加重,严重地威胁了原本就危重病人的生命安全,也影响了重症医学科的声誉,导致各专科不愿或不敢把自己的病人,特别是术后的危重病人送入重症医学科。

8.患者住院费用

随着医学科学的进步和先进仪器的不断运用,大量一次性材料耗费,药品大量消耗,血和血制品的使用以及 7 大量监护费用。已大大超出普通家庭的经济承受能力。近来,重症医学科高昂住院费用引起了社会各界广泛的关注。由此引申到是否存在过度医疗问题,使高昂医疗费用矛盾社会化。更重要的是住院费用问题已成为重症医学科发展的重要障碍。大量有望治愈的危重患者,因高昂的医疗费用而使治疗难以继续。

总之,重症医学科管理模式应根据本地区重症医学以及综合医疗水平而定。重症医学科是个新兴学科,是一个正在发展中的学科,存在这样或那样的问题毫不奇怪。关键在于应该如何不断回答和解决所遇到的问题,这些问题不解决或解决得不理想,学科发展必然受到影响。我们相信随着越来越多的医学院校危重症医学专业的设立,将有越来越多的专门从事重症医学的人员毕业;另外伴随重症医学会的成立,一些专业规则和指导原则出台,将使重症医学在规范化、正规化的道路上取得更大的进步和发展,越来越完善。

第二章　腹腔内脏损伤

第一节　肝　损　伤

一、病因

本病由于遭受外界暴力而致。

二、病理

肝遭受钝性暴力后,根据暴力的大小可引起不同类型的肝裂伤。轻者为浅表裂伤,出血量少,有些可以自行停止;重者裂伤较深,有些呈不规则星状或甚至严重碎裂,失去活力或脱落在腹腔内。这种损伤主要表现为腹腔内出血及出血性休克。血液对腹膜有一定的刺激性,可出现轻度腹膜刺激征,如合并胆管断裂,胆汁外漏则有较严重的胆汁性腹膜炎体征。若伤及肝静脉主干、下腔静脉肝后段、门静脉干支可出现持续大量出血,很快发生休克,甚至迅速死亡。失去活力或散落在腹腔的肝组织将坏死分解,连同聚积的血液和胆汁可继发细菌感染形成腹腔脓肿。肝包膜下裂伤由于包膜完整,肝实质破裂出血聚在包膜下形成血肿。轻的损伤出血少,形成的血肿小,有些可自行吸收;重伤则出血量多,可将肝包膜广泛分离形成大血肿,血肿的压迫尚可使其周围的肝细胞坏死。血肿也可继发感染形成脓肿。张力高的血肿可使包膜溃破转为真性裂伤。中央型肝裂伤主要为肝实质深部破裂,而肝包膜及浅层肝实质仍完整。这种裂伤可在肝深部形成大血肿,使肝体积增大,张力增高,血肿周围组织受压坏死,这种血肿可穿破入腹腔形成内出血及腹膜炎,或穿入胆管表现为胆道出血,也可继发感染形成肝脓肿。

开放性、贯穿性损伤的严重性取决于肝受伤的部位和致伤物的穿透速度。子弹和弹片穿透肝组织时可将能量传递至弹道周围的组织,使之破坏。伤及肝门大血管时,肝实质损害可不严重,但由于持续大量出血,仍有较高的病死率。除损伤的种类及伤情外,合并多脏器损伤是影响肝外伤病死率的重要因素。伤及的脏器越多,伤情越重,治疗越难,病死率也越高。

三、临床表现

肝损伤的临床表现主要是腹腔内出血和血液、胆汁引起的腹膜刺激征,按损伤类型和严重程度而有所差异。

1.真性肝裂伤

损伤出血量少并能自止,腹部体征也较轻。严重损伤有大量出血而致休克。病人面色苍白,手足厥冷,出冷汗,脉搏细速,继而血压下降。如合并胆管断裂,则胆汁和血液刺激腹膜,引起腹痛、腹肌紧张、压痛和反跳痛。有时胆汁刺激膈肌出现呃逆和肩部牵涉痛。

2.肝包膜下裂伤

多数有包膜下血肿。受伤不重时临床表现不典型,仅有肝区或右上腹胀痛,右上腹压痛,肝区叩痛,有时可扣及有触痛的感。无出血性休克和明显的腹膜刺激征。若继发感染则形成脓肿。由于继续出血,包膜下血肿逐渐增大,张力增高,经数小时或数日后可破裂,出现真性肝裂伤的一系列症状和体征。

3.中心型肝裂伤

在深部形成血肿,症状表现也不典型。如同时有肝内胆管裂伤,血液流入胆道和十二指肠,表现为阵发性胆绞痛和上消化道出血。

四、诊断

开放性损伤,可根据伤口的位置,伤道的深浅与方向,诊断肝损伤多无困难。闭合性真性肝裂伤,有明显腹腔内出血和腹膜刺激征的诊断也不难。唯对包膜下肝裂伤,包膜下血肿和中央型裂伤,症状与体征不明显时诊断肝裂伤可能有困难。必须结合伤情和临床表现作综合分析,并密切观察生命体征和腹部体征的变化。

(一)诊断依据

(1)有外伤史,多数为直接外力致伤。

(2)临床特点为内出血或出血性休克,由于胆汁外溢,可有腹膜刺激征。

(3)腹腔穿刺抽出不凝血液。

(4)B超及CT等检查可明确诊断。

(二)诊断方法

1.诊断性腹腔穿刺

这种方法对诊断腹腔内脏器破裂,尤其是对实质性器官裂伤的价值很大。一般抽得不凝固血液可认为有内脏损伤。但出血量少时可能有假阴性结果,故一次穿刺阴性不能除外内脏损伤。必要时在不同部位、不同时间做多次穿刺,或做腹腔诊断性灌洗以帮助诊断。

2.定时测定红细胞、血红蛋白和血细胞比客

观察其动态变化,如有进行性贫血表现,提示有内出血。

3.B型超声检查

此法不仅能发现腹腔内积血,而且对肝包膜下血肿和肝内血肿的诊断也有帮助,临床上较常用。

4.X线检查

如有肝包膜下血肿或肝内血肿时,X线摄片或透视可见肝阴影扩大和膈肌抬高。如同时发现有膈下游离气体,则提示合并空腔脏器损伤。

5.肝放射性核素扫描

诊断尚不明确的闭合性损伤,疑有肝包膜下或肝内血肿者,伤情不很紧急,病人情况允许时可做核素肝扫描。有血肿者肝内表现有放射性缺损区。

6.选择性肝动脉造影

对一些诊断确实困难的闭合性损伤,如怀疑肝内血肿,伤情不很紧急者可选用此法。可见肝内动脉分支动脉瘤形成或造影剂外溢等有诊断意义的征象。但这是一种侵入性检查,操作较复杂,只能在一定条件下施行,不能作为常规检查。

五、治疗

肝裂伤的诊断明确后应争取早期手术治疗,伤员大多有内出血和出血性休克,有些还合并其他脏器损伤。术前抗休克处理很重要,可以提高伤员对麻醉和手术的耐受性。首先应建立可靠有效的输血途径,选择上腔静脉分支作为输血途径较为适宜,因有些外伤合并下腔静脉裂伤,从下肢输血可能受阻或外漏,达不到补充血容量的效果。有些严重肝外伤合并大血管破裂,出血量大,虽经积极快速大量输血仍未能使血压回升和稳定。此时应当机立断,在加紧抗休克治疗的同时进行剖腹,控制活动性出血,休克好转再做进一步手术处理。肝外伤的手术处理原则是彻底止血、清除失去活力的碎裂肝组织和安置腹腔引流以防止继发感染。止血是处理肝外伤的要害,能否有效地控制出血直接影响肝外伤的病死率。已失去活力的碎裂肝组织将坏死分解,聚积的血和胆汁都最终都会继发感染而形成腹腔脓肿。

(一)手术方式

(1)小的裂伤或深度在3cm以内的裂口,可间断缝合。

(2)深度超过3cm的裂口,彻底止血后,大网膜填塞,间断或褥式缝合。

(3)清创性肝部分切除,清创、切除失活肝组织,彻底止血后,断面覆盖大网膜,间断缝合。

(4)肝动脉结扎,应结扎肝固有动脉,同时缝合裂口或行部分切除。

(5)半肝切除,肝严重挫裂伤,累及一叶或半肝,不宜用其他方法时,可行肝叶或半肝切除,半肝切除对伤员影响较大,且需一定的条件,应慎重决定。

(6)纱布填塞,是较古老的止血方法,因有感染、继发出血等并发症,故已少用。但严重肝破裂,又因条件所限无法处理,可先以纱布填塞应急,再送有条件的医疗机构处理。

(7)肝后下腔静脉或肝大静脉损伤,常因大出血死亡。近年用下腔静脉内导管转流,阻断肝门,迅速切除右半肝,然后修补下腔静脉损伤。

(8)介入治疗,行肝动脉栓塞对肝破裂出血治疗效果也良好。

(9)肝血回输。肝破裂后腹腔内积血,如无空腔脏器破裂污染,可行肝血自体回输,一般多在伤后6h以内回输。但术后应加强抗感染,大量自体血回输,应使尿液碱性化,保护肾功能及注意观察和防治自体血回输的其他并发症。

(二)真性肝裂伤的处理

止血的方法很多,出血较多时可先阻断肝蒂再按外伤的具体情况选用下列一种方法。

1.单纯缝合法

适用于规则的线形肝裂伤。一般采用4-0号丝线或1-0号羊肠线穿细长的圆针做贯穿创底的"8"字形或褥式缝合。结扎时用力要轻便柔和,以防缝线切割肝组织。针眼如有渗血,可用热盐水纱布压迫止血。

2.清创术

创面大而深的肝裂伤,应先清除失去活力的肝组织,将创面的血管或胆管断端一一结扎,缩入肝组织的活动性出血点可做"8"字形缝扎止血。止血完成后,肝创面如合拢后在深部留有无效腔者不宜简单对合,可敞开,用带蒂大网膜覆盖或将网膜嵌入消除无效腔再对合,并安置引流。

3.肝动脉结扎术

按上述方法止血仍未能奏效时,可考虑结扎肝固有动脉或伤侧肝动脉分支。源于肝动脉的出血可获良好止血效果。

4.肝切除术

严重碎裂性肝损伤的出血常难以控制,可做肝切除术清除无活力的肝组织以彻底止血。一般不必按肝的解剖分区行规则性切除术。根据具体情况采用止血带、肝钳或手捏法控制出血,切除无活力的肝组织,切面上的血管和胆管分别结扎,用带蒂大网膜或邻近韧带覆盖肝切面,最后安置引流。

5.填塞止血法

当采用缝合、肝动脉结扎、热盐水纱布垫压迫等方法处理仍有较广泛渗血或出血时,伤员情况比较危急,可用大块吸收性明胶海绵、止血粉或可溶纱布等填入创面压迫止血。如仍未能满足止血,可再填入大纱条或纱布垫加压止血。术后使用预防性抗生素和止血药,待情况稳定3～5d或以后在手术室分次将纱布垫或纱条取出。填塞止血是一种应急办法,只能在各种止血措施都无效时使用,因它易继发感染引起继发性出血或胆瘘等严重并发症。

(三)肝包膜下血肿的处理

多数因裂伤的肝组织继续出血,肝包膜张力越来越大,终使包膜剥离面扩大或穿破。手术时应将包膜切开,清除积血,结扎或缝扎出血点,并缝合裂伤口,安置引流。

(四)中心型肝裂伤的处理

这种损伤的肝包膜和浅层肝实质均完好,诊断较困难。手术探查如发现肝体积增大,包膜张力增高,即应怀疑肝中心型破裂的可能。一般可借助肝穿刺抽吸,术中穿刺造影或选择性肝动脉造影等帮助诊断。证实有大的无效腔和积血应予切开清创、止血和引流。如裂伤较严重,一般结扎、缝合止血不能奏效时,应考虑大网膜填塞后缝合或部分肝切除。

(五)肝贯穿伤的处理

如非线形损伤,可用导管经入口或出口放入伤道吸引或用生理盐水冲洗,清除血块、异物和碎落的肝组织。若出血已止,伤口一般不必缝合,在进出口四周安置引流即可。如伤道内有较大无效腔和活动性出血,应切开清创、止血和引流。

(六)肝后下腔静脉段或肝静脉干损伤的处理

一般出血量大并有空气栓塞的危险,但不易诊断,且直接缝合止血极为困难。在完成上述处理后仍有较大量的出血时,应考虑下腔静脉或肝静脉损伤的可能。手术可按下列程序进行:用纱布垫填压裂伤处以控制出血,向右第7～8肋间延长切口,翻起肝并显露第二肝门,阻断肝十二指肠韧带的血流和控制,腔静脉裂口上、下方的血流,在直视下修补破裂的肝静脉干或下腔静脉,恢复被阻断的血流。

六、并发症

最常见的并发症为感染,余为胆瘘、继发性出血和急性肝、肾衰竭。

1.感染性并发症

有肝脓肿、膈下脓肿和切口感染等。彻底清除失去活力的肝组织和污染物,妥善止血,并安置可靠有效的引流是预防感染的有效措施。一旦脓肿形成,应及时引流。

2.胆创面汁漏

可致胆汁性腹膜炎或局限性腹腔脓肿,也是一种较严重的并发症。预防胆漏的方法是手术时细心结扎或缝扎断裂的大小胆管并安置引流管。发生胆漏后,在胆总管安置"T"形管引流,可降低胆管内压力促进愈合。

3.继发性出血

多因创面处理不当,留有无效腔或坏死组织而继发感染,使血管溃破或结扎线脱落而再出血。出血量大时,需再次手术止血,并改善引流。

4.急性肝肾肺功能障碍

是极为严重而又难处理的并发症,预后不佳。多继发于严重复合性肝损伤、大量失血后长时间休克、阻断向肝血流时间过长、严重腹腔感染等。因此,及时纠正休克,注重阻断向肝血流时间,正确处理肝创面,安置有效的腹腔引流,预防感染是防止这种多器官衰竭的重要措施,也是目前对多器官衰竭最好的治疗。

第二节　肝外胆管损伤

创伤所致肝外胆管损伤,是肝门损伤的一部分。由于肝外胆管的部位较深,周围有较多重要的血管和器官,在外力的作用下单纯胆管损伤较少见,多数伴有门静脉、下腔静脉、肝、胰腺、胃、十二指肠等的损伤。由于伴发内出血引起的休克或胃肠穿孔引起的腹膜炎,易掩盖胆管损伤的表现。一旦漏诊,会酿成严重的胆汁性腹膜炎,继发腹腔感染,危及生命,即便得到挽救,胆漏和胆道狭窄的处理也十分复杂。

一、病因

肝外胆管损伤实际上以医源性损伤较为多见,其发生率为 $0.3\% \sim 0.5\%$,即在 $200 \sim 300$ 次胆囊切除术中发生 1 次。胆管损伤一部分在手术当时即被发现而做了妥善处理,不幸的是另一部分在术后才被发现,引起严重并发症,造成处理困难,也影响了治疗效果。肝外胆管损伤绝大多数发生在胆囊切除术中,少数发生在施行复杂的胃大部切除术中切断和关闭十二指肠时误伤胆管,也可发生在胆总管切开探查或切除肝胰壶腹周围的十二指肠憩室时误伤胆总管。分析胆囊切除术时引起胆管损伤的原因如下。

1.操作失误

手术中突然发生大出血时盲目钳夹止血或大块缝扎止血;在切断胆囊管时过度牵拉胆囊,而将胆总管或肝总管误认为胆囊管予以切断结扎等。

2.系统解剖畸形

如胆囊管极短,缺如或其开口在右肝管等,术中若未能识别可能造成损伤。

3.严重的局部粘连紧密、解剖不清

术中如操作不慎也会引起误伤。值得引起注意的是,有时并无上述客观因素的存在,而是在普通的胆囊切除术中也发生了胆管损伤,这就需要从术者本身去查明原因了。

4.其他

至于腹外伤引起的胆管损伤多数伴有大血管和邻近脏器的损伤。

二、发病机制

受损的胆管可以完全断裂或部分缺损,也可仅被血管钳压榨或被缝扎因而出现胆漏发生炎症和纤维化,最后引起胆管狭窄或闭塞。狭窄或闭塞的胆管近端发生扩张,管壁增厚;远端管壁也可增厚,但管腔缩小甚至闭塞。胆管狭窄或闭塞后胆汁排出受阻.胆管内压力升高,胆汁淤积,如持续时间较长,肝细胞将受到不可逆性的损害;胆汁淤积亦可继发革兰阴性肠道杆菌感染,引起胆管炎的反复发作,其结果将加重肝细胞的损害,引起肝硬化。在伴有胆外漏者,肝损害虽可较轻,但常可继发腹腔感染或胆汁经常大量丧失而引起消化和吸收方面的问题。

三、临床表现

胆管损伤的临床表现取决于损伤的程度、狭窄的严重性和有无胆外漏。主要表现是胆瘘和(或)梗阻性黄疸。患者在伤后或术后有多量胆汁从伤口流出,当胆汁流出减少后出现上腹部疼痛,发热和黄疸,也有在术后不久即出现逐渐加深的黄疸,伴随右上腹持续性疼痛和发热。

四、诊断

一般不难。有明显胆道梗阻者经皮肝穿刺胆道造影(PTC)对诊断最有帮助,可以确定诊断和明确阻塞部位,有利于术前制定手术方案。如有外瘘存在,可通过瘘口做造影,但常无法显示胆道全貌。ERCP的诊断价值不如 PTC 大,一般不能很好显示梗阻近侧的胆管情况。

1.诊断

性腹腔穿刺或腹腔灌洗有阳性结果。

2.B 型

超声波、X 线胸腹部平片、MRI 可协助诊断。

五、治疗

1.治疗原则

(1)防治休克。

(2)抗生素治疗。

(3)纠正水、电解质紊乱。

(4)诊断明确或有探查指征时,应尽快剖腹探查。

2.手术治疗原则

修复损伤胆管,使胆汁顺利流入消化道。

3.手术方式

术式有胆囊切除或造瘘术,胆管修补"T"形管引流术,胆管吻合"T"形管引流术,胆管空肠 Roux-y 吻合术,胆管远断端关闭、近端放管引流、二期手术修复。

4.手术方法

腹部创伤所致肝外胆管损伤的处理取决于伤情。如合并脏器的损伤、失血量、腹腔污染以及医疗条件和技术力量。对损伤重、失血量多的伤员应积极抗休克,同时迅速控制活动性出血,修复或切除损伤脏器。复杂的胆道损伤可先安置"T"形管引流,伤情稳定后再择期做胆道修复手术。如伤情和条件允许以及医源性胆道损伤,可按下列原则处理:胆总管裂伤应先细心修除裂口边缘的无生机组织,在裂口近端或远端另做一切口,安置大小适当的"T"形管,使一臂通过裂口作为内支撑,再用细线缝合修补裂口;如裂伤超过周径 50% 以上或胆管已完全断裂,应予修整并在无张力的条件下用 5-0 尼龙丝或细丝线做对端吻合,并以与上面相同方法置入"T"形管作为支撑,"T"形管保留时间一般不少于半年。倘吻合有张力,切忌勉强拉拢,低位裂口可与十二指肠吻合,高位裂口甚至位于左右肝管者可施行胆总管或肝管空肠 Y 形吻合。胆管重建能否成功有赖于熟练的操作技术,精细的清创手术,吻合口黏膜的操作技术,精细的清创手术,吻合口黏膜的准确对合以及无张力性吻合。胆囊裂伤或胆囊管断裂的简便和可靠处理是胆囊切除术。术后妥善的引流,是避免腹腔感染的重要措施。

5.术后营养维持和对症治疗

六、预防

胆管损伤的后果是严重的,所以预防其发生很重要。实际上医源性胆管损伤绝大多数是可以预防的,手术时术者应集中注意力,操作要认真细致,并遵从一定的操作常规步骤。如在施行胆囊切除术时,先显露胆总管、肝总管和胆囊管,辨清三者关系后用丝线套住胆囊管,暂不将其切断,再从胆囊底部做逆行胆囊分离直达胆囊管汇入胆总管处,这时才结扎切断胆囊管。如在分离胆囊管时上述三管关系分辨不清,可考虑做胆总管切开术,置入探杆,帮助确定各胆管的位置,也可做术中胆道造影来帮助定位。此外,分离胆囊时还应尽可能靠近胆囊壁剪切,遇有出血应细心止血,切忌大块缝扎止血,并时刻警惕有无胆管畸形的存在。

第三节　脾　破　裂

脾是一个血供丰富而质脆的实质性器官。它被与其包膜相连的诸韧带固定在左上腹的后方,尽管有下胸壁、腹壁和膈肌的保护,但外伤暴力很容易使其破裂引起内出血。外伤性脾破裂,在战时和平时均较常见,可发生在腹部闭合性损伤(腹部皮肤完整,腹腔未经伤口与外界相沟通),也可发生在腹部开放性损伤(腹部皮肤丧失完整性,腹腔经伤口与外界相沟通)。脾破裂也可发生在多发伤或复合伤中,多发伤是指由单一致伤因素而造成的多脏器或组织的损伤;复合伤则指两种或以上的致伤因素所致者。其伤情多严重复杂,常伴危及生命的大出血、休克、窒息、脑疝、心搏骤停以及严重的生理功能紊乱等,急救和处理有时颇为困难和棘手,诊治过程极易出现失误,应予以高度警惕。

一、流行病学

由于机械化程度的提高和人们社交活动的增加,外伤性脾破裂的发生率增高。统计国内 1950 年以来,78 个单位 13 533 例腹部外伤中脾破裂占 36.7%,居腹部外伤之首。在战伤中,脾外伤占腹内脏器伤的 5.8%～14.9%。80% 的外伤是交通事故,其他还包括工伤、房屋倒塌等,其中只有 1/4(且大多数为儿童)是腹部外伤。由于交通工具速度的提高,脾外伤常常合并 1 个或多个部位的损伤;另外,多发伤中有 1/3 发生腹腔脏器的损伤,而其中 40% 合并有脾外伤。20% 的脾外伤患者常合并肝及左肾外伤。

二、病因

脾实质甚为脆弱,且血供丰富,当受到外力作用时,极易引起破裂出血。临床上,将由直接或间接外力作用所造成的脾损伤或破裂,称之为外伤性或损伤性脾破裂。外伤性脾破裂又可分为开放性和闭合性。此外还有自发性脾破裂和医源性脾破裂。外伤性脾破裂其开放性者多由刀戳或弹片伤等所致,往往伴有其他的内脏损伤,而闭合性者则由倾跌、拳击、车祸等直接或间接的暴力所造成,为临床上最为常见的一种腹部损伤。

（1）挤压伤、撞击伤、拳打脚踢伤、坠落伤等累及左季肋部（左下胸）或左上腹部致其损伤。

（2）冲击伤（气浪或水波）或座带综合征等,受伤部位虽在左肩、右腹、足臀部等,但其形成的冲击外力可传导至脾致其损伤。

（3）锐器伤（刀、剑刺伤）或火器伤（子弹或爆炸弹片）等,穿透腹部伤及脾。需指出,远离脾的火器伤,尤其是高速且重量轻的子弹等,射入体内碰到不同密度的组织或脏器,可发生偏斜而改变方向,呈现远达效应,或其进出口可处于较远离脾的部位,但仍有致脾损伤的可能。

此外,在判断伤情时,不可忽视致伤物的特性,如:①致伤物的作用强度（机械动能）,取决于重量和运动速度,可用公式 $KE = mv^2/2g$（式中 KE 为动能,m 为物体重量,v 为速度,g 为重力加速度）。由式可见,挤压伤的致伤物重量或子弹、弹片等火器伤速度高,则其破坏性严重。②子弹或弹片伤贯穿组织形成的伤道,既有前冲力也有侧冲力及其带来的作用。通常将伤道大致分为三区:即原发伤道区（系致伤物直接造成的损伤区,其中可有失去生机的组织、带入的异物、污染物等）和挫伤区（系紧邻原发伤道区,可于伤后 2～3d 发生坏死组织脱落,甚或继发出血等）以及振荡区（系在挫伤区之外受影响的部位,多呈现血循环障碍,可为感染提供条件）。

三、病理生理

脾外伤发生率高可由其外伤发生机制解释。1965,年 Gieseler 的试验证明:不但左侧腹部直接的创伤可以造成脾损伤,间接的打击亦能造成脾外伤。脾与胃壁的紧密结合以及周围韧带的紧密固定限制了脾突发的运动,特别是当腹腔内压力剧烈增加时,脾的上下极很狭窄,而其膈面又弯曲成一个极度凸出的形态,而其底部又过度伸展使脾极易横断。外伤时,脾内的压力和胃内的压力都增加了,同时脾内贮血的增加又导致其受伤可能性增大。怀孕期间间接的冲击力也可能造成脾的突然受伤,即使是一个小的血肿也可能在怀孕后期造成脾实质的破裂,子宫的膨胀加大了腹腔的压力,脾也进一步抬高,同时被周围韧带紧紧固定,在此情况下,腹腔压力的轻微升高就可能导致脾更加弯曲或破裂。脾表面呈放射状分布的韧带张力的极度变化也能导致脾损伤。这种受伤机制可以解释身体快速减速过程中的脾损伤,如从高处落下所致的脾外伤。直接的外伤,如左上腹部的外伤,在脾外伤的原因中处于次要地位,如发生外伤时,在吸气的瞬间,脾很容易发生外伤,脾向尾侧及腹侧移动,脱离了周围胸廓的保护,并正处于受力的方向上,左侧肋弓收缩挫伤了脾。一般情况下,只有儿童和青年人的富有弹性的胸廓才可能发生,同时也经常合并肋骨骨折,肋骨碎片也可直接刺伤脾。与腹部钝性伤相比,腹部划伤、刺伤及枪伤等贯通伤造成的脾外伤的机会要小得多。所有左侧第 6 肋以下的伤口包括子弹的入口或出口都应考虑到脾损伤和腹内其他脏器损伤的可能。枪伤的入口和出口即使离左上腹很远,也有可能发生脾外伤,减速的弹头在进入腹腔内时常常能在皮下或筋膜下穿行较远的距离,具有较高动能的弹头常常由于周围组织（如腹膜组织）而发生转向,而发生完全意想不到的过程,可能损伤脾或其他脏器。大多数脾裂伤与脾轴相垂直,沿着脾段间的边缘,不易损伤脾门附近的大血管,很少有脾段血管发生损伤,这种横向裂伤一般出血量中度,出血时间也较短。纵向的裂伤跨越了脾段间的界限,往往发生较严重的出血,40%的脾外伤是多发脾裂伤。脾外伤以其损伤程度分类,范围从脾包膜小的裂伤到脾的完全断裂。只有1/3的裂伤发生在脾凸面,其他外伤往往有脾门的损伤,脾凹面的裂伤往往比膈面的裂伤更危险,这是因为脾门处包着厚厚的脾实质和脾血管。如果脾实质发生损伤而脾包膜仍未断裂,则会发生包膜下血肿,且不易被发现,直到脾发生损伤,腹腔内出现大量积血。如果脾包膜能承受压力,则血肿会慢慢地吸收,形成纤维瘢痕或假性囊肿。一些小裂伤的出血常会自行停止,脾凹面和大血管的裂伤常会出现大量的腹腔积血,由于其伴发急性血容量下降和休克症状而能很快明确诊断。然而,如此出血或更大血管的破裂出血,偶尔也能自行停止,这可能是由于以下一些原因:脾血管压力和循环血压的下降、血凝块形成、网膜的封堵、血管内膜的缩回及血管腔内血栓形成等。脾内血流的重新分流也可能起一定作用,因为已发现存在动、静脉分流的情况。有时,特别是在儿童和年轻人发生脾损伤后,常在手术中才发现出血已停止。尽管脾受到了广泛的损伤,有时也可能出现一个循环相对稳定的假象,但再出血可能在任何时间发生,特别是在大量补液后。

四、分型和分级

(一)分型

1.中央破裂

系脾实质的深部破裂,表浅实质及脾包膜完好,而在脾髓内形成血肿,致脾逐渐增大,略可隆起。这类脾破裂转归有三,一是出血不止,血肿不断增大,裂口加重以至于破裂;二是血肿继发感染;三是血肿可逐渐吸收或机化。

2.包膜下破裂

系包膜下脾实质周边部分破裂,包膜仍完整,致血液积聚于包膜下。

3.真性破裂

系脾包膜与实质同时破裂,发生腹腔内大出血,此种破裂最常见,占脾破裂的85%以上。

(二)分级

分级是为了更加合乎原则地处理不同程度损伤。

(1)根据超声、CT、术中DSA及临床表现,美国创伤外科学会(AAST)在1989年公布了器官损伤分级标准,将脾破裂分为以下5级。

1)1级:包膜下血肿,不扩展,表面积小于10%,包膜撕裂不出血,深度<1cm。

2)2级:包膜下血肿,不扩展,表面积10%~50%,或实质内血肿不扩展,血肿直径<5cm,包膜撕裂有活动性出血,或实质裂伤深度1~3cm,但未伤及脾小梁血管。

3)3级:包膜下血肿为扩展性,或表面积>50%,包膜下血肿破裂并有活动性出血,实质内血肿>5cm,或为扩展性,实质裂伤深度>3cm或伤及脾小梁血管但未使脾段失去血供。

4)4级:实质内血肿破裂并有活动性出血,裂伤累及脾段或脾门血管,导致大块脾组织(25%以上)失去血供。

5)5级:脾完全破裂,脾门血管损伤,全脾失去血供。

(2)2000年9月在天津召开的第6届全国脾外科学术研讨会通过了脾损伤程度分级标

准,中华外科学会脾外科学组及协作组建议作为全国性的统一规范。

1)1级:脾被膜下破裂或被膜及实质轻度损伤,手术所见脾损伤长度≤5cm,深度≤1cm。

2)2级:脾裂伤总长度5cm,深度≥1cm,但脾门未累及,或脾段血管受损。

3)3级:脾破裂伤及脾门或脾部分离断,或脾叶血管受损。

4)4级:脾广泛破裂,或脾蒂、脾动静脉主干受损。

五、临床表现

1.症状

随出血的多少和快慢、破裂的性质和程度以及有无其他脏器的合并伤或多发伤而有不同的表现。仅有包膜下破裂或中央破裂的患者,主要表现为左上腹疼痛,于呼吸时可加剧;同时脾多有增大,且具压痛,腹肌紧张一般不明显,多无恶心、呕吐等现象,其他内出血的表现也多不存在。如不完全破裂一旦转为完全性破裂,急性症状将迅速出现,病情也将迅速恶化。完全性破裂一旦发生后首先将有腹膜刺激症状。出血缓慢而量亦不多者,腹痛可局限于左季肋部;如出血较多散及全腹者,可引起弥漫性腹痛,但仍以左季肋部最为显著。反射性呕吐属常见,特别是在起病的初期。有时因血液刺激左侧膈肌,可引起左肩部(第4颈神经的分布区域)的牵涉性痛,且常于深呼吸时加重,称为Kehr征。随后患者于短时期内即可出现明显的内出血症状,如口渴、心慌、心悸、耳鸣、四肢无力、呼吸急促、血压下降、神志不清等;严重者可于短期内因出血过多、循环衰竭而死亡

2.体征

体检时可以发现腹壁有普遍性的压痛和肌肉强直,以左上腹部为最显著。左季肋部之脾浊音区也常有增大。如腹内有多量血液积聚,还可发现有移动性浊音;但因脾周围常有凝血块存在,故患者左侧卧时右腰部可呈空音,右侧卧时左腰部却常呈固定之浊音,称Ballance征。

3.临床类型

除所谓自发性脾破裂外,一般外伤性脾破裂在临床上大致可以分为3种类型。

(1)立即脾破裂:即临床上通常所说的脾破裂,占外伤性脾破裂的80%～90%,是在外伤时即刻发生脾破裂、腹腔内出血、失血性休克,严重者可因急性大出血而于短期内死亡

(2)延迟性(迟发性)脾破裂:是外伤性脾破裂的一种特殊类型,约占闭合性脾破裂的10%,在外伤和脾破裂、出血之间有48h以上的无症状期(Baudet潜伏期)。

(3)隐匿性脾破裂:脾外伤后仅有包膜下出血或轻微裂伤,症状不明显,甚至无明确外伤史可追溯,诊断不易肯定。在出现贫血、左上腹部肿块、脾假性囊肿或破裂、腹腔内大出血等才被诊断。此类型少见,在闭合性脾破裂中发生率不足1%。

4.临床过程

一般来说脾破裂的病人临床上又可以有以下3个过程。

(1)早期休克阶段:是继腹部外伤后的一种反射性休克。

(2)中期隐匿阶段:病人已从早期休克中恢复,而内出血症状尚不明显。此期长短不一,短者3～4h,一般10余小时至3～5d,个别病例如包膜下出血或轻微裂伤也可长达2～3周,才进入明显出血阶段。在此期间,患者轻微的休克现象已经过去,严重的出血症状尚未出现,故情况多属良好;除左季肋部有疼痛、压痛、肌痉挛外,仅局部有隐约肿块,腹部稍有膨隆;左肩部的

放射痛不常见。然而此时如不能及时做出诊断,实为多数患者预后不良的主要原因,故切宜谨慎从事,万不可因外伤的历史不明确,患者的情况尚良好,无明显的内出血症状,无典型的 Kehr 征或 Ballance 征而麻痹大意或因循误事。

(3)晚期出血阶段:此期诊断已无疑问,出血症状与体征均已甚为明显,患者情况已经恶化,预后比较严重。

六、诊断

由锐器所致的开放性损伤,多见于战时,子弹或弹片不论从何处进入腹腔,都有可能伤及脾。此等开放性损伤通常多伴有其他内脏损伤,需早期进行剖腹探查手术;术前确诊是否已有脾破裂既属困难,亦非必要。需注意,伴有内出血症状的腹部伤员,较之单纯空腔脏器损伤者尤具手术的紧急性。闭合性脾破裂根据明显的左上腹部或左季肋部外伤史,并可有局部的软组织挫伤与肋骨骨折,以及伤后出现的腹膜刺激和内出血症状,一般诊断并不困难,特别是腹内已有移动性浊音者,可在左下腹试行穿刺,能吸出血液时即可确定诊断。不完全性的或仅有轻度裂伤而已经被凝血块堵住的脾破裂,诊断实属不易,患者才从早期休克中获得恢复而内出血现象尚不显著者,诊断亦属困难。对于此等可疑病例,唯有提高警惕,严密观察,才能不致延误病情。注意疼痛范围有否扩大,腹壁紧张是否有增加,左肩是否有疼痛,腹部是否有膨隆,肠鸣音是否有减弱,脉搏是否逐渐加快,红细胞及血红蛋白测定是否继续有下降,一般可以及时发现有无内出血情况。并及时行 X 线、B 超、CT 等检查,在诊断困难时可酌情选用 MRI、选择性腹腔动脉造影、肝脾核素显像等,或者进行剖腹探查手术。

1.实验室检查

血常规化验红细胞和血红蛋白常有进行性下降,而白细胞则可增至 $12 \times 10^9 / L$ 左右,系急性出血的反应。

2.腹部 X 线片检查

外伤病人可摄腹部 X 线片,观察脾轮廓、形态、大小和位置改变。伴发肋骨骨折的影像,对诊断脾外伤很有帮助。

3.腹部超声检查

当脾损伤时可显示脾轮廓不整齐,影像中断,疑有包膜下血肿,并可见脾进行性增大和双重轮廓影像,同时可显示腹腔内 100mL 以上的积液。脾包膜断裂时,可见脾表面欠光滑整齐,连续性中断,可探及条索状暗带,脾实质回声尚均匀,脾周及左右髂窝内可探及不等量的液性暗区。当包膜、脾实质同时断裂时,可见脾包膜断裂,脾实质内可探及一处或多处不规则低回声区,脾周、肝前、肝肾之间、左右髂窝可探及大量液性暗区。迟发性脾破裂时,需多次超声检查才能发现实质破裂。

4.腹部 CT 检查

CT 能确定脾损伤的存在及其损伤范围,具有非常高的敏感性和特异性。脾包膜下血肿表现为局限性包膜下积血,似新月形或半月形。伴有相应实质受压变平或呈锯齿状。最初血肿的密度近似于脾的密度,超过 10d 的血肿其 CT 值逐渐降低,变为低于脾实质密度。增强 CT 显示脾实质强化而血肿不变,形成明显密度差异,对平扫图上等密度的血肿乃为重要的补充检查手段。脾实质内血肿常呈圆形或卵圆形的等密度或低密度区。单一的脾撕裂在增强的脾实质内看到线样的低密度区,多发性脾撕裂常表现为粉碎性脾,呈多发性低密度区,通常侵及脾包膜,以及伴腹腔积血,脾不增强的部分,提示损伤或供应脾段的动脉栓塞。脾撕裂伤显示为脾内带状、斑片状或不规则状低密度影,多同时伴腹腔积血征象,脾内血肿密度随时间而变化,新鲜血肿为等或略高密度,随时间的延长,血红蛋白溶解和血肿水容量增高,血肿密度逐渐降低,易于诊断。脾包膜下血肿 CT 显示为等或略高于脾密度影,与脾内等密度血肿一样,CT 平扫易于漏诊,须做增强 CT 方能确诊。文献提示有 1‰～15‰ 的脾损伤病人在伤后即刻 CT 扫描所见正常,而 48h 后复查 CT 才能发现脾损伤征象,一般在 3 周左右,少数潜伏期可几个月或数年。CT 扫描不仅对脾损伤的诊断具有敏感性、特异性,且能进一步估计损伤程度,从而指导临床治疗方案的制定,并预测病人的预后。

5.诊断性腹腔穿刺

虽不能提示损伤的部位,亦不能说明损伤的程度,但对决定剖腹探查的指征很有帮助,诊断准确率达 90% 以上。由于超声及 CT 的广泛应用,腹腔穿刺似应用受限。

6.MRI 检查

MRI 由于成像时间较长,某些抢救设备难以接近 MRI 机器等原因,一般不用于急诊病人的检查,但在病情稳定后,或病情复杂时,特别是检查出血和血肿时,MRI 是一种较有效的检查方法。脾外伤后的各种病理变化反映在 MRI 图像上与 CT 表现基本相同,同时 MRI 可以冠状面和矢状面成像,对显示整体变化和与腹部外伤有关的其他脏器损伤较 CT 更全面,出血的 MRI 信号强度的变化与出血时间有关,脾内出血和血肿形成早期,出血区 T_1 加权像表现为等信号,T_2 加权像为低信号区,出血 3～14d 时,T_1 加权图像上呈白色的高强度信号,T_2 加权图像上也呈现高强度的影像。

7.选择性腹腔动脉造影

这是一种侵袭性检查,具有高度的特异性及准确性,既可以特异性明确诊断,又可以同时进行超选择性脾动脉栓塞治疗。

七、鉴别诊断

外伤性脾破裂主要应与肝、肾、胰腺、肠系膜血管破裂、左侧肋骨骨折及宫外孕等相鉴别,也应与某些内科疾病,如急性胃肠炎,甚至心肌梗死等疾病相鉴别。

八、治疗

过去由于片面地认为"脾并非生命必需的器官",且脾血供丰富,组织脆弱,止血困难,很长时间以来,脾切除是治疗各种类型脾破裂的唯一选择。许多教科书也主张不论脾裂伤程度如何均有全脾切除指证。脾切除后人体免疫系统功能的完整性遭到破坏,对病菌的抵抗能力必然下降,容易发生严重感染。随着暴发性脾切除术后感染主要在儿童的报道逐渐增多,这一传统概念受到了挑战。现代脾研究证明,脾具有多种功能,此外,根据脾的解剖结构和现有止血措施,脾部分切除已可安全进行。当前脾破裂的处理原则虽仍以手术为主,但应根据损伤的程度和当时的条件,尽可能采用不同的手术方式,全部或部分地保留脾。

(一)脾外伤的处理原则

(1)抢救生命第一,保留脾第二。

(2)年龄越小越倾向于保脾手术。

（3）保留脾的质和量须具备足够的脾功能。

（4）根据损伤的类型和程度选择恰当的保脾术式或联合应用几种术式。

（二）内科治疗

对于一些包膜下或浅层脾破裂的病人，如出血不多，生命体征稳定，又无合并伤，可在严密的动态观察下行非手术治疗。

1.内科治疗适应证

①按 AAST 分级（或我国脾外科学组分级）标准为Ⅰ级；②年龄＜50 岁；③无腹腔内其他脏器的合并伤；④除外病理性脾破裂，无凝血功能异常；⑤血流动力学稳定，输血量 400～800mL；⑥影像学（B 超、CT）动态监测血肿不扩大，积血不增加，或脾动脉造影无或极少量造影剂外溢；⑦具备中转手术与重症监护的条件。在上述适应证中，血流动力学稳定是最为重要的内容，也是决定是否行非手术治疗的先决条件；近年来，随着经验的积累，发现部分 AAST Ⅱ级脾损伤也可通过非手术治愈，年龄也可放宽至 55 岁甚至更高。但对脾外伤的非手术治疗仍有必要采取慎重态度，尤其在监测手段与抢救措施不够完备的中小医院，不宜过分提倡，即便在条件具备的大型医院，也应严格掌握适应证。因为就抢救生命而言，脾外伤手术治疗比非手术治疗的把握更大，风险更小。

2.非手术治疗的主要措施

包括绝对卧床，禁食、水，胃肠减压，输血补液，应用止血药与抗生素等。2～3 周或以后可下床轻微活动，恢复后 3 个月内应避免剧烈活动。

（三）保脾手术

保脾手术方法较多，术者需根据脾外伤的病情、所在医院的条件、术者本人的经验等做出具体选择。应尽量保留不低于正常人的 1/3 脾体积和良好血供，才能有效地维持脾的正常功能。

1.局部物理或生物胶止血技术

对那些裂口小而浅的Ⅰ级脾外伤，在开腹后可采用吸收性明胶海绵填塞破裂处压迫止血，也可用生物胶黏合止血、微波或氩气凝固止血、脾破裂捆扎、网罩止血术等，如适应证选择得当，不失为是确实可靠、简便可行的处理方法。

2.缝合修补术

对裂口小，未伤及大血管的Ⅰ～Ⅱ级脾破裂可进行缝合修补术。理由是脾破裂口多为横形，与脾内大血管方向一致，不是伤及叶间血管主干而是小梁血管。因此对于裂口小、局部物理或生物胶止血技术无效，且又无血流动力学改变的脾外伤病人，应用缝合修补技术进行止血比较安全有效。手术的关键步骤是先充分游离脾，使之能提出至切口外，用无损伤血管钳或手指控制脾蒂血流，用 1-0 细羊肠线或 3-0 丝线缝扎活动性出血点再缝合修补裂口。修补后的针眼渗血可用热盐水纱布压迫或敷以止血剂直至出血完全停止。但此术式要视病人术中出血情况，有无其他合并伤及急诊手术条件而定，对病情危重，缝合止血效果不好，手术技术力量又差，不强调缝合修补，否则会因失血过多危及病人生命。

3.脾动脉结扎或术中栓塞术

脾动脉结扎可使脾动脉压力下降 50～60mmHg，脾体积变小，具有一定韧性，便于缝合，达到更有效的止血目的。脾动脉结扎后,一般不会引起脾梗死,这是由于其血供可由周围韧带的血管进行代偿之故。但亦有研究发现脾动脉主干结扎后,脾不能从血流中清除肺炎球菌,病人仍有发生凶险性感染的可能。术中脾动脉栓塞术由于栓塞范围不易控制,且有发生异位栓塞与脾梗死、感染等并发症的可能,临床应用很少。至于X线透视下经股动脉穿刺置管的脾动脉栓塞术(SAE)又称内科性脾切除术,应属于非手术治疗的范畴,近年来在治疗脾外伤方面虽然积累了一些成功的经验,但出血、感染等并发症的发生率仍较高,且多需栓塞脾动脉主干才能有效止血,其治疗价值还存在争议。

4.部分脾切除术

适用于Ⅱ级、部分Ⅲ级脾破裂、部分脾血供良好者。尤其适合于脾某一部分破裂严重,难以保留者。手术应在充分游离脾脏、控制脾蒂的情况下进行,切除所有失去活力的脾组织,分别结扎或缝扎各出血点,切面渗血用止血剂贴敷及热盐水纱布压迫直至完全停止,按脾段分布将脾损伤部分的血管游离结扎,在与正常的组织间即显现一清晰的分界线,用大号针及可吸收缝线,在分界处贯穿正常脾组织边缘行间断或连续交锁缝合结扎,然后用解剖刀或电刀、激光器、超声吸引装置(CUSA)等切除失活之部分脾,对断面上遇到的出血应予确切止血,最后用一块大网膜组织覆盖切面。近年来采用微波组织凝固技术在脾的预定切除线形成一凝固带,然后用手术刀分离、切除外伤或病变的部分脾,方法简单,止血确切,效果满意,有推广应用价值。

5.腹腔镜保脾术

腹腔镜不仅可以明确诊断,而且便于判定损伤程度。常规二氧化碳持续气腹,压力维持在12～14mmHg,先了解脾损伤的程度和腹内其他脏器的病变,然后吸尽脾周围积血,显露脾。对于Ⅰ、Ⅱ级的破裂,可用生物胶喷洒、电凝止血并加止血海绵填塞止血;对于Ⅲ级脾破裂,则应采用综合止血方法,可在裂口内填入带血管大网膜,再行缝扎。止血后观察15min,若无出血可以于脾周围置引流管1枚,结束手术。腹腔镜保脾术主要适用于年龄轻、临床表现及相关检查认定脾损伤较轻、血流动力学稳定、无复合或多脏器损伤的腹部闭合性损伤病人。需要强调的是,对损伤严重且出血量大的Ⅳ级以上脾破裂采用腹腔镜保脾止血是不明智的,手术的成功率极低。

6.自体脾组织移植

并非所有的脾外伤可通过保脾手段获得成功,仍有大约60%的脾外伤必须行脾切除术方能控制出血,挽救生命。对于不能保留全脾、脾粉碎、脾门撕裂伤、脾门血块及脾修补失败的单纯性脾损伤者,合并腹内实质脏器和空腔脏器伤污染较轻者,Ⅲ级、Ⅳ级非病理脾破裂,均可施行自体脾移植而使脾功能得到补偿。脾组织移植可分为网膜囊内、脾床内、腹膜皱褶内、腹直肌内等多种类型,甚至有脾细胞门静脉或肝内注射。其中网膜囊内移植最为常用,方法是将切下的脾切成一定大小的薄片,一般为2.0cm×2.0cm×0.5cm大小,固定于网膜血管丰富区,再将网膜游离缘折叠制成网膜囊,周边缝合数针,脾片一次可用5～6块或更多,一般认为移植正常脾的1/4～1/3以上方能有效。需要指出的是,脾组织移植虽然能发挥一定的免疫功能,但其功能远不如正常脾。因此,对脾外伤破裂病人在保命的前提下,尽可能保留脾,只有对必须行脾切除的病人,才考虑行自体脾组织移植。

(四)全脾切除术

保脾术与脾切除术相比,操作相对复杂,有术后再出血的可能。在"先保命,后保脾"的原则下,全脾切除术不失为治疗脾破裂较安全的手术方案。

1.全脾切除术的指征

①Ⅳ型以上的脾破裂。②老年病人。③伤情危重、尽快结束手术。④保脾术仍不能有效止血。⑤术者对保脾手术操作欠熟练或缺乏经验,没有把握。

2.术前准备

正确的术前准备对于手术的疗效关系颇大。如术前无明显休克现象,脉搏不超过100/min,收缩压不低于100mmHg者,没必要过早地予以大量输血;因考虑其血压升高过多,有促使血凝块脱落致再度大出血的危险,仍应做好输血准备,在切开腹壁时较快地滴注。如术前已有休克现象,则一方面须准备紧急手术,一方面应迅速地给予输血补液,以纠正休克和改善循环,待血压恢复至80~100mmHg时随即进行手术。如病人已有休克、而输血400~800mL后仍不能使血压上升或脉搏转佳,则表示严重的内出血仍在进行;此时应采取动脉输血的办法,加压急速输血,同时应毫不迟疑地及早进行手术,不必等待休克的"好转"。因大出血病人往往只有在进腹止血以后,才能有真正转机;如一定要等到情况"好转"以后再进行手术,无异于守株待兔,徒致误事。

3.术中注意事项

手术时,在切除脾制止出血以后,尚需检查其他脏器有无损伤,以免遗漏而影响预后。如腹内无其他脏器损伤,则腹内的积血经收集过滤后,仍可输注作为自身输血之用。

(五)脾破裂合并多发伤的手术处理原则

1.合并颅脑损伤

多数病人可伴有意识障碍或病史叙述不清楚或腹部体征表达不准确,颅内高压时,血压、脉搏或呼吸变化可呈现假象,而且又不宜行腹腔镜检查等,给诊断和处理带来了难度,特别是包括脾损伤在内的腹腔内脏损伤,极易误漏诊。需指出,昏迷伴低血压或颅脑损伤处理后不能纠正的低血压或不宜纠正的休克,在单纯性颅脑损伤并不常见,应高度警惕脾破裂等腹内脏器或其他部位内出血的可能。在处理上,需结合病情全面考虑,如:①不伴脑疝者,应先处理脾破裂、腹内出血,及时行开腹探查和脾切除术,各种保脾术不宜采用,在处理腹内损伤的同时采取防治脑水肿的措施;②呈现脑疝或CT、MRI、B超等见颅内血肿或其在扩展者,应先行开颅术再行开腹术,也可开颅术和开腹术同时进行,但如能先行脑室引流、减压,颅内病变尚稳定者,可先处理腹内损伤,继之行开颅术。

2.合并胸腔内脏损伤

脾破裂合并胸腔内脏损伤,可涉及心脏、大血管、肺、气管、食管、胸导管等。这些脏器或组织损伤的后果多较严重,如可发生迅速的大出血、失血性休克,往往来不及抢救或死于现场;也可发生开放性或张力性气胸或反常呼吸或心脏压塞等,导致一系列严重危及生命的呼吸、循环功能紊乱或呼吸心搏骤停等。因此,处理严重的腹部损伤或脾破裂者应警惕可能同时存在的胸腔内脏损伤。同样,诊治胸部损伤也不可忽视存在腹部内脏损伤或脾破裂的可能性。须知,膈肌破裂伤或胸腹联合伤是不易明确诊断的;存在膈肌破裂时,确定血胸或血腹的来源也并非容易。在监测血流动力学指标中,中心静脉压(CVP)测定值易受合并胸腔内脏损伤的影响而不准确,可导致判断的失误。临床上,遇到下列情况时都应考虑同时存在腹内脏器损伤的可能性,如:①左胸部损伤位于前胸第 4 肋、侧胸第 6 肋和后胸第 8 肋以下,特别是伴膈肌破裂;②贯穿伤出入口在胸或腹部;③火器伤(子弹或弹片)从胸或腹部进入而相应停留在胸或腹部,其伤道经过膈;④左下胸部受伤伴腹内出血、失血性休克等。病情允许时,酌情选用普通 X 线、B 超、CT 等影像学检查(胸、腹部)以及胸或腹腔镜检查协助诊断。处理脾破裂合并胸腔内脏损伤时,首先要针对处理紧急而又危及生命的胸部损伤,如:①维护气道的通畅,防治窒息;②封闭开放性胸腔损伤,并控制已存在的反常呼吸,采用闭式引流缓解和治疗张力性气胸;③心脏压塞的引流以及采用人工呼吸和心脏按压术等处理呼吸、心脏骤停;④其他如采用抗休克措施等。其次,权衡胸腹部等多发伤的伤情,分清轻重缓急,确定优先施行开胸术还是开腹术抑或开胸、开腹术同时进行。一般来说,大多数胸腔内脏损伤,可首先采用胸腔闭式引流处理。当考虑手术指征时,应严格宽腹,确定手术顺序应优先处理腹腔内脏尤其是脾破裂、腹内出血等。换言之,即在及时行胸腔闭式引流处理后,应优先施行开腹术,处理腹腔内出血,切除破裂的脾。随后,如有手术指征,再确定行开胸术。但是,倘若胸腔内大出血不止(闭式引流血量＞200mL/h),尤其是肺受压＞80％时,应先行开胸术或与开腹术同时施行。在腹腔内脏损伤有怀疑,而胸腔损伤有明确的手术指征时,可优先开胸处理胸内脏伤,对腹腔可做彩色多普勒(DPL)或 CT、B 超等检查协助判断,确定开腹的指征。需指出,只有在病情允许、手术指征明确的前提下,才经胸腹联合切口或经腹切开膈肌,分别有秩序地探查胸、腹腔病变。

　　3.合并腹内脏器多发伤

　　脾损伤虽是最常见者,但统计资料表明在腹部外伤中,单独脾破裂仅占 30％,合并其他腹内脏器损伤者并不少见,如肝、腹部大血管、肠系膜、大网膜等损伤所致的腹腔内出血,腹膜后脏器或组织损伤所致的腹膜后血肿以及胃肠道等空腔脏器损伤破裂所致的腹膜炎等。处理原则是先控制出血性损伤(肝、脾、大血管等的止血),后处理胃肠道穿破性损伤;先处理污染重的消化道(如下消化道)破裂伤,再处理污染轻者(如上消化道)。需强调,实施开腹探查术应有秩序地进行,杜绝术中遗漏损伤。沿血块聚集或积血多的部位,寻找出血性损伤或以手摸确定实质脏器脾、肝等破裂伤。控制活动性出血后,再全面探查腹腔脏器。腹腔内有游离气体、胆汁、肠内容物、粪便或高淀粉酶以及炎性渗出液,提示合并空腔脏器破裂伤,应检查全部胃肠道(包括位于腹膜后的十二指肠、升、降结肠等)、胆道和泌尿系统等。沿脓苔、纤维蛋白素沉着处或脓汁多、大网膜移行的部位寻找空腔脏器破裂伤。对首先发现者可暂时夹闭,待全面探查完成后,再酌情处理。腹内探查可按顺序检查:①胃、十二指肠、空肠、回肠及其系膜,升、横结肠和其系膜、降结肠和直肠、肾;②盆腔脏器(膀胱、输尿管,女性尚有子宫、附件等);③沿胆囊、小网膜孔、肝十二指肠韧带探查肝外胆道、肝动脉和门静脉;④切开胃结肠韧带显露小网膜囊检查胃后壁、胰腺;⑤行 Kocher 切口,并切开升结肠侧腹膜,必要时另行切开降结肠侧腹膜探查腹膜后脏器和组织,如胰腺头、钩突部,十二指肠的二三四段,肾、输尿管,腹主动脉及其分支,下腔静脉及其属支等。关于合并腹膜后血肿的处理:外伤性腹膜后血肿,有 50％-60％来自骨盆和脊柱骨,折,其次为腹膜后脏器损伤(胰、十二指肠、肾、膀胱)以及肌肉和血管等组织损伤。由于缺乏典型的症状和体征,且常伴其他脏器损伤,其临床征象可被掩盖。因此,不仅诊断较为困难,而且对其处理,尤其是切开探查的抉择,有时亦非易事。腹膜后血肿本身有一定的压迫作用,在不伴需手术处理的脏器损伤时,予以切开,可引发不易控制的出血;而如果不切开探查则可能导致漏诊腹膜后脏器损伤(约占50%),造成不能及时处理的后果。临床上可根据其征象和检查结果做出判断,如:①腹部外伤后出现不易纠正的低血容量性休克,生命体征不稳定,不能用腹内脏器损伤解释,特别是腹腔渗出血较少者;②腹膜后血肿呈扩展趋势,或呈搏动性,或已破裂,或伴气体、黄染,或粪便、尿液外渗;③B超、CT、MRI显示伴腹膜后脏器损伤(胰、十二指肠等)或选择性血管造影显示腹膜后主要血管损伤等,都是需切开探查的指征。近年来,根据腹膜后血肿的分区进行处理,颇有实用价值。腹膜后间隙可分成3个区。第一区位于正中,上起食管、主动脉的膈肌裂孔,下止骶骨岬,其内容有腹主动脉、下腔静脉及其分(属)支、胰腺和十二指肠等。该区血肿常来自胰腺和(或)十二指肠及大血管损伤,对其处理需切开探查。第二区位于第一区的外侧,上起膈肌,下止髂嵴,内有肾和结肠的腹膜后部分。该区血肿常提示肾或结肠的损伤。对其处理,原则上应予以切开探查,尤其是伴有捻发音或粪便污染、尿外渗者。只有在明确诊断为肾损伤无尿外渗,血流动力学稳定者,才可不切开探查。第三区包括全部盆腔,前方位于膀胱下方,后方和侧方分别位于骶骨岬和髂嵴下方,骨盆骨折是造成该区腹膜后血肿最常见的原因。出血可来自骨折断面、髂血管及其分支损伤,多可自行停止。该区血肿极少需手术或切开探查,但需高度警惕伴有直肠或膀胱等损伤的可能。腹膜后血肿的位置不同,其手术探查的方法亦不同。第一区可采用Koeher切口,切开十二指肠侧方后腹膜,向前游离十二指肠和胰腺头部,探查下腔静脉、腹主动脉以及胰腺头部和十二指肠。经切开胃结肠韧带,伸入小网膜囊可显露胰腺、脾门。切开胰腺上或下缘后腹膜,可探查胰腺背面、肠系膜上血管和腹主动脉等。第二区探查可经左或右侧结肠的侧方,切开后腹膜游离并探查降或升结肠以及输尿管等。探查右肾可将结肠肝曲游离向下牵拉,升结肠和十二指肠牵向内侧;探查左肾可开脾肾韧带,将脾和降结肠向内牵拉显露。如需探查第三区,在切开腹膜后血肿之前,需先控制肾下方的腹主动脉、下腔静脉以及损伤远侧的髂血管,或可先结扎髂内血管。腹膜后血肿经仔细地探查未发现大血管等损伤时,对创面广泛渗出血可采用纱条填塞压迫止血,并引出腹外,术后待病情稳定,于5～7d或以后分次逐渐取出。对伴直肠或膀胱损伤的盆底腹膜外血肿行切开探查术,可切开直肠周围筋膜进行。发现膀胱裂口可行修补并留置导尿管处理。对直肠损伤,需清创损伤创面后行修补,多需加行横结肠或乙状结肠造口术,骶前间隙应放置引流。腹膜后大血管(腹主动脉、下腔静脉等)损伤,绝大多数为穿透性损伤所致。

多数伤员在现场死亡,能护送到医院者,也多处于濒死状态,需考虑采用控制损伤处理原则进行救治。抗休克同时立即剖腹压迫出血处或于胃小弯、肝左叶间阻断膈肌处主动脉,暂时控制出血,每次持续数分钟,肾动脉以下损伤可稍延长时间(10～15min)。进一步探查,必须有良好的显露。可切开右侧结肠外侧腹膜,向上沿着十二指肠外侧腹膜,在腹膜后游离,将右侧结肠、十二指肠和胰头部牵向左侧,可较充分地显露下腔静脉和腹主动脉。如受伤的腹主动脉处于胰腺后或其上方,则可切开降结肠外侧腹膜,向上切开脾肾韧带,沿左肾前方游离,将脾、胰、胃和结肠脾曲向右方翻转,必要时改为胸腹联合切开,可获得更好的显露。判明伤情后,可在破损处的远近侧用Satinsky钳夹控并酌情予修补、吻合或血管移植。血管穿透性损伤应将血管前后壁修补,可先修补后壁,再修补前壁。下腔静脉损伤不能修补,可在肾静脉平面以下予结扎处理,但高位者需行血管修补或移植术。疑有下腔静脉损伤则宜建立上肢静脉通道予以补液等处理。

实践中,腹腔或腹膜后血管出血,行结扎或缝扎是最为可靠的止血方法,但由于会影响其血供,对某些血管宜谨慎从事。如结扎肝总、胃左、脾、左结肠、痔上、胃十二指肠动脉可不致引起相应器官或组织的血供障碍;结扎右肝或左肝、肝固有动脉,其危险性<10%;结扎左或右肾动脉,则危险性>90%;结扎肠系膜上动脉>95%;结扎远侧肠系膜上动脉或结扎髂总动脉>50%;结扎肠系膜下动脉<5%,可供参考。

关于合并胰十二指肠损伤的处理:脾外伤合并胰十二指肠损伤,特别是合并胰腺尾部损伤并非少见。但胰十二指肠深居腹膜后,术前不易诊断,如何避免术中漏诊是十分关键的。剖腹探查术中发现下列情况,应考虑伴有胰十二指肠损伤:①腹膜后有胆汁染色,或脂肪坏死,或呈现捻发音,或渗液淀粉酶明显升高;②腹膜后血肿位于横结肠根部、结肠肝曲、脾曲或十二指肠空肠曲等部位;③伴肝、肾、下腔静脉损伤;④术中胰管造影或内镜检查发现胰管或十二指肠损伤。需指出,严重腹部损伤,在不能除外胰十二指肠损伤时,只要病情允许均应切开十二指肠侧腹膜和胃结肠韧带,切断屈氏韧带以及游离结肠肝曲和横结肠系膜根部等,对胰十二指肠各部做全面细致的检查。在行脾切除术时,应避免损伤胰腺,特别是胰腺尾部损伤。

手术方法的选择应根据病情(特别是血流动力学是否稳定)、伤情,并结合损伤时间和条件而确定。通常对伴胰腺或十二指肠损伤者,可采用单纯修复术、带蒂空肠管 Rouxen-Y 修补或转流术以及部分胰腺或十二指肠切除术等处理。但对伴胰腺和十二指肠多发性损伤者,病情复杂严重,常伴血流动力学不稳定,在处理上颇为困难。有时需要果断地采用控制损伤处理原则予以治疗。只在病情允许时,才可酌情选用修复术、Roux-en—Y 术、病变切除术以及十二指肠憩室化或幽门隔外术等。选用胰十二指肠切除术应谨慎。需强调,术中应加强预防胰瘘的措施,如:①规范化手术操作,妥善处理胰腺断端和十二指肠破裂伤(血供良好、无张力修补、横向缝合等);②常规放置有效的腹腔引流,并酌情行十二指肠腔内减压术、胃造口术、胆管引流术以及饲食性空肠造口术等。

4.合并颌面、颈部损伤及脊柱、骨盆、四肢骨折的处理

首先处理腹部脾破裂损伤,行开腹探查术,对骨折部位予以简单包扎、固定。妥善处理腹部损伤后,再依据病情由相关专科医生会诊处理。但有需急救处理的情况,包括维护气道通畅等,应优先抢救,如气管插管、气管切开等。

开放性损伤伴大出血者,可先行清创术,控制出血或加压包扎伤口,或用止血带临时处理。如情况紧急,又不妨碍开腹术的实施,也可与开腹术同时处理。伴截瘫或不稳定脊柱骨折等情况时,应防止造成再次损伤或导致副损伤。在需行椎管探查减压、固定术者,原则上应待开腹处理脾破裂后,由专科医生会诊处理。截瘫病人,腹部症状可受到掩盖或表现不典型,判断时应予注意。

5.合并胸腹壁损伤的处理

首要任务是行急症手术,开腹探查,处理脾损伤。只有在妥善处理脾损伤,且病情稳定后,方可处理胸腹壁损伤。但若为开放性损伤且伴伤口活动性出血,可酌情先探查并控制伤口出血或与开腹术同时进行。通常不经原外伤伤口行剖腹术,宜另行切口(上腹正中切口),或可有

助于减少腹内污染和更方便腹内探查。伴皮肤擦伤、挫伤、瘀血斑或血肿等,其处理和其他部位软组织损伤相同。以物理治疗(早期冷敷,24～48h 或以后改热敷)为主,必要时予以止痛药物或肋间神经阻滞法处理。血肿扩大或进展,应行切开探查,清除血肿,结扎出血点,缝合断裂的肌肉创面。肋骨骨折可用胶布或胸带外固定,消除反常呼吸,并鼓励排痰、扩肺,防治肺不张和肺炎。开放性外伤伤口,应行清创术,一期或延期缝合伤口,必要时置放引流。受伤短于 12h 或污染不重者,多可行一期缝合伤口。穿透性损伤,尤其是火器伤,污染较严重,易发生感染和形成窦道,且常有伤口皮肤缺损,不能直接缝合,可行转移皮瓣覆盖,若缺损过大亦可用网膜或Marlex 网片修补,待长出肉芽后再植皮。日后形成腹壁疝,可于 3～12 个月或以后行修补术。

九、并发症

脾破裂可合并各种多发性损伤。据统计,闭合性腹部或下胸部损伤,仅伤及脾者占 30%;同时伤及其他脏器或组织者较为多见。其合并多发伤可发生在腹腔内,也可发生在腹腔外,发生率依递减次序为胸部(包括肋骨骨折)、肾、脊髓、肝、肺、颅脑、小肠、大肠、胰、胃等。脾破裂合并多发性损伤误诊率为 11%～66%,且伤情多严重、复杂.并发症多,病死率高。据统计,单独脾破裂病死率为 10%;合并其他脏器伤病死率为 25%;多发伤≥4 个脏器病死率为 45.5%;多于 5 个脏器者病死率为 100%。

十、预后及预防

据统计,脾破裂的病死率,在开放性损伤<1%;闭合性损伤为 5%～15%;合并其他脏器损伤为 15%～40%。腹部火器伤及 1 个脏器损伤病死率为 5.7%;2 个脏器损伤为 13.5%;3 个脏器为 20.7%;4 个脏器为 40%。可见致伤因素和损伤脏器的数目,对预后有明显的影响,合并多发或复合伤更有较高的病死率。此外,诊断和处理是否及时、有效等,也与预后密切相关。Moore 提出的腹部穿透伤指数的概念,可作为判断其预后的参考。在脾,依伤情定其损伤的危险系数为 3,损伤严重程度分为 5 级,分别为 1～5 分,将危险系数乘以严重程度之积为其得分,分数越高,预后越差。在腹部开放性多发伤时,各脏器危险系数:胰、十二指肠为 5;大血管、肝及结肠为 4;肾、肝外胆道和脾相同为 3;胃、小肠、输尿管为 2;膀胱、骨和小血管为 1。依各脏器损伤严重程度从轻到重分别定为 1～5 分。同样,危险系数乘以严重程度得分即为该脏器评分。将所有受伤脏器的评分相加,可算出该患者的腹部穿透伤指数,总分≥25 时,其病死率和并发症发生率数倍乃至 10 数倍于 25 分以下者。单纯脾破裂者,只要抢救及时,术前准备完善,手术选择正确,操作细致,自能最大限度降低病死率。

第四节 胰 腺 损 伤

胰腺位于上腹部腹膜后器官,受到良好的保护,故损伤机会较少,仅占腹部损伤的 2%～5%,近期有增加趋势,并发症为 19%～55%,病死率为 20%～35%。胰腺是一个具有内、外分泌功能的腺体,其位置深在,前有肋弓后有脊椎的保护,因而受伤机会较少,故常易误诊。直至1952 年对胰腺损伤才有全面的报道。胰腺损伤占人群的 0.4/10 万,占腹部外伤的 0.2%～0.6%。战时胰腺损伤多为穿透伤,往往因伴有大出血,故病死率甚高。平均多由于腹部严重的闭合伤所致。有时为手术的误伤。胰腺穿透伤与闭合伤之比约 3：1。在一组 1984 例胰腺外伤中,穿透伤占 73%,闭合伤占 27%。

一、病因学

胰腺损伤分开放性和闭合性两种,常因钝性暴力例如车祸所致。Northrup 认为胰腺钝性伤发生的机制是:①当暴力来自椎体右方时,挤压胰头部引起胰头挫伤,常合并肝、胆总管和十二指肠损伤。②上腹正中的暴力作用于横跨椎体的胰腺,常引起胰体部磺断伤。③来自左方的暴力常易引起胰尾部损伤,可合并脾破裂。

开放性也即穿透性胰腺损伤,多由枪弹和锐器所致。闭合性和开放性胰腺损伤的发生率有很大的地域性差异,医源性损伤常因胃、十二指肠和脾切除等手术引起,偶可因逆行胰胆管造影所致。按照胰腺损伤的部位,胰头损伤约占 40%,胰体 15%,胰尾 30%,多发性损伤 16%。

二、病理分型

胰腺闭合伤的病理变化是进行性的。外科医生对胰腺断裂伤,往往很重视集中力量予以处理。而对胰腺局部的挫伤常不够重视。这主要是对其病理变化的特点——进行性,没有足够的认识。

胰腺损伤后开始在局部出现一般性的挫伤痕迹。但挫伤后胰液常由挫伤线外溢至胰腺间质,继而进行对胰腺的自我消化,将挫伤外消化而成为“继发性断裂”。由自我消化至继发性胰腺断裂,时间长短不一,当视胰腺挫伤的程度、范围而定。

1.单纯胰腺挫伤

胰包膜可完整亦可破裂。前者为单纯性胰腺损伤。胰腺间质有轻度损伤,所谓创伤性胰腺炎,即为此种损伤。后者(胰包膜破裂)的损伤程度较前者重笃,但胰腺内无明显血肿,亦无胰管断裂,挫伤可发生在胰腺任何部位。

2.胰腺深部撕裂

伴有胰腺实质内血肿、液化,但无胰腺导管损伤。

3.胰腺断裂

胰腺断裂的含意是:①胰腺断裂或折断,大于胰腺直径 1/2 以上;②胰腺中心贯通伤;③胰腺导管可见的损伤;④胰腺严重的挤压碎裂伤。

4.胰头部挫伤

由于其解剖部位的特殊性,应将其独立分类,不论是单纯的挫伤,以至严重的断裂伤。十二指肠的损伤指的是伴有创伤性破裂。大多数十二指肠损伤位于前内侧壁,少数病人可有十二指肠第二段后壁破裂。后壁大的破裂较易诊断,但小的破裂较易误诊。在术中凡见到十二指肠外侧腹膜后有血肿,并有时触及捻发感,应沿十二指肠旁切开后腹膜,将十二指肠向左侧翻转,仔细检查有无裂孔。一旦误诊将造成不可弥补的后果。

三、临床表现

胰腺扣伤的主要临床表现是内出血及胰液性腹膜炎,尤在严重胰腺损伤或主胰管破裂时,可出现上腹剧烈疼痛,放射至肩背部,伴恶心、呕吐和腹胀,肠鸣音减弱或消失,且因内出血和体液大量丢失而出现休克。脐周皮肤变色(Cullen)征。

四、诊断

开放性胰腺损伤的诊断并不难,上腹部或靠近脐部的枪弹伤,必须考虑到胰腺损伤的可能性,剖腹探查时,不难发现损伤部位。闭合性胰腺损伤的诊断甚难,术前获得正确诊断者不足50%,其主要原因是:①胰腺部位较深,给人以虚假的安全感,以致很少考虑到胰腺损伤;②胰腺损伤常同时合并腹内脏器及大血管损伤,其表现易被掩盖;③在胰腺损伤的早期,出血和胰液外渗常局限于腹膜后,症状和体征较轻微,且缺乏特异性,少数待假性囊肿形成才被确诊。因此,遇有任何上腹部损伤,即使是轻微的损伤,也应严密观察,以摒除胰腺损伤。

(一)胰腺外伤的诊断

首先要明确几个临床问题,才能全面正确地做出诊断。

(1)仅胰腺自身损伤,在早期常不会导致立即死亡。早期死亡者往往因合并其他实质脏器伤或大血管损伤大出血死亡。

(2)单纯胰腺损伤或有轻度合并伤时,早期往往无明显症状及特异体征,常难以诊断,延误治疗则并发症发生率增高。

(3)胰酶的消化作用引起周围组织坏死、出血,使损伤后并发症高达30%～50%。

(4)由于组织坏死及污染、失血、休克、免疫力下降,则感染扩散常易发生多器官功能衰竭,病死率甚高。

(5)中度损伤的早期,加之伤后胰液的分泌暂时受到抑制或胰酶释放尚未被激活,故早期症状不典型,甚易误诊。在术前做出正确诊断者仅占50%。

(6)胰腺损伤后合并其他脏器伤发病率甚高。开放性损伤合并其他脏器伤:肝损伤45%～47%,胃肠伤47%,十二指肠伤24%,脾损伤21%～25%,肾损伤23%,小肠损伤15%,结肠伤19%,血管伤30%。闭合性胰腺损伤合并其他脏器伤:肝损伤18%,胃损伤5%,十二指肠损伤15%;脾损伤15%,小肠伤8%,血管伤9%。

合并损伤的脏器多少与病死率成正比:合并1个脏器伤病死率为4%,合并2或3个脏器伤病死率约为15%,合并4个脏器伤以上,则病死率>40%。因此,当诊断为胰腺损伤时.必须全面地检查腹腔其他脏器。

(二)胰腺损伤诊断要点

1.不可忽视上腹部挫伤

凡上腹部的钝挫伤,不论作用力来自何方,均应考虑到有胰腺损伤的可能,当胰腺断裂伴大血管伤,多有明显的腹部体征,而胰腺损伤范围小,又在隐藏的部位则早期易忽略,可在数日以至数周后始被发现。

2.要正确判断血清淀粉酶

有时误认为胰腺损伤后淀粉酶一定要升高,忽视了淀粉酶升高的时间,以及严重的胰腺损伤淀粉酶可不升高,因而贻误诊断。胰腺损伤后,血清激粉酶大多数升高(约占90%),但损伤与升高的时间成正比。在179例胰腺钝挫伤,伤后30min内血清淀粉酶升高仅36例(20%)。因此,在胰腺损伤的初期由于胰酶分泌暂时受到抑制,故可不升高。应行反复测定做动态的观察。决不可因伤后一次的血清淀粉酶不高,而否定了胰腺损伤的存在。有人提出,当疑有胰腺损伤时,收集 2h 尿液测淀粉酶的量,比测定血清淀粉酶更为可靠。也可行腹腔穿刺或灌洗做淀粉酶测定以助诊断。胰腺损伤后的腹腔体液中,淀粉酶很快即升高,绝大部分为阳性。

3.对胰腺损伤后病程的发展,要有充分的认识

胰腺损伤轻者为挫伤,重者可断裂、破裂,有时合并十二指肠损伤。胰腺挫伤开始症状隐蔽及至胰液渗出至一定程度时,出现自我消化方呈现明显的症状。在严重挫伤而胰腺包膜又未破裂者,由于挫伤的组织肿胀,胰包膜的"紧箍"作用,则胰腺组织的损害,往往是进行性加重以至坏死。

4.胰腺损伤常与其他脏器伤相互混淆

由于胰腺周围毗邻大血管、脏器,故常合并其他脏器伤使症状混淆,给诊断带来了困难。有时只顾大血管伤或其他实质性脏器伤,而把胰腺损伤漏诊。

5.其他检查

(1)B 型超声及 CT 检查:对胰腺损伤有一定的诊断价值,阳性率较高。

(2)纤维十二指肠镜逆行胆胰管造影(ERCP):对胰腺损伤诊断的阳性率甚高,特别是确定有无胰腺导管损伤更有意义。

(3)腹腔灌洗或腹腔穿刺:此法的诊断价值大,阳性率几乎可达 100%(腹腔积血抽出液淀粉酶升高)。

6.术中诊断要点

严重的胰腺挫伤或断裂,开腹后即可做出明确地诊断:腹腔内积血及腹膜后血肿、小网膜囊内积血等,一般诊断多无困难。而损伤较轻微者则易于遗漏。因此,当疑及胰腺损伤时,必须进行全面的检查。

剖腹检查的切口要够大。提起横结肠,将小肠向下推移,触摸结肠系膜根部、胰腺下缘及邻近组织。切开胃结肠韧带,将胃向上提,结肠拉向下方。再切开十二指肠外侧的后腹膜,游离十二指肠,以探查胰头的背侧,并借此了解有无合并十二指肠损伤。并将胰腺上下缘的后腹膜切开,根据需要再行游离胰腺背面。在探查过程中,发现胰腺上有血肿者,应予以切开检查,即使是小血肿亦不能忽视,往往损伤的胰腺组织即在血肿之下。有人曾强调:凡上腹部腹膜后血肿,均应考虑有胰腺损伤的可能。我们治疗的病例中,后腹膜几乎均有血肿。轻度胰腺损伤,包膜通常完整,仅局部水肿,胰腺周围有瘀斑及不同程度的出血。

为证实胰管有无断裂,有人主张将胰尾切除一小部分逆行插管造影。亦可切开十二指肠,经十二指肠乳头插管造影。这种检查方法仅用于胰腺挫伤较严重、范围较广、难以证实胰管是否断裂者。若为单纯挫伤,一般仅予以充分引流即可治愈,若贸然切除胰尾,或切开十二指肠插管造影,将会加重创伤并造成胰瘘或十二指肠瘘,增加了治疗的困难。为此则可采用亚甲蓝注入法:即用 1mL 亚甲蓝加入 4mL 水(盐水),注入损伤远端正常胰腺组织内,则亚甲蓝可经损伤的主胰管溢出。

(三)辅助检查

1.实验室检查

血清磷脂酶 A2(SPLA2)、C 反应蛋白、α_1-抗胰蛋白酶、α_2-巨球蛋白多聚胞嘧啶核糖核酸〔poly-(c)-specifi RNAase〕、血清正铁血红蛋白、血浆纤维蛋白原等,这些项目的检查均有较好的参考价值。但尚未普及使用。

2.B型超声及CT检查

可见小网膜囊积液、胰腺水肿等。因胰腺的损伤病理变化是进行性的,因此,影像检查亦应做动态观察。但有时与腹膜后血肿易于混淆。

3.腹腔灌洗或腹腔穿刺

胰腺损伤的早期,腹腔内液体可能很少,穿刺往往阴性。因此,除掌握好腹腔穿刺时间外,多次穿刺方能达到明确诊断。

4.腹腔穿刺或灌洗术

一般在损伤后短期内,腹腔液体较少,穿刺往往阴性,待主胰管断裂时,可得到阳性结果。腹腔液测淀粉酶对诊断有一定价值。

5.胰淀粉酶测定

在胰腺损伤病人中,约50%有血清淀粉酶水平升高,但其升高程度与胰腺损伤的严重性并不一致,20%胰腺横断伤病人的血清淀粉酶值正常,可见血清淀粉酶测定的敏感性不高。

6.特殊检查

腹部X线平片可显示腹膜后肿块,十二指肠襻增宽以及胃和横结肠异常移位。其他检查如B型超声波和CT检查、选择性腹腔动脉造影、逆行胰胆管造影,胰腺同位素扫描,虽可确定胰实质损伤,腹内血管破裂,胰管损伤和假性囊肿形成等,但在紧急情况下难以做到,且无必要。

7.剖腹探查

是最简单的早期诊断方法。凡有腹腔内出血或腹膜炎者,就有剖腹探查的指征。术中探查确定胰腺损伤至关重要,遗漏诊断则引起严重后果。术中如发现腹膜有皂化斑、上腹区腹膜后血肿、横结肠系膜根部血肿,均应切开胃结肠韧带探查胰腺,并用Kocher切口显露胰头和十二指肠第一二部,然后显露胰体、尾部。脾损伤时,不可忽略胰尾的检查;十二指肠损伤时,不要忽略同时存在的胰头损伤。

术中确定胰腺损伤的部位和程度后,还需正确判断胰管是否损伤。胰腺中央穿透伤,严重碾碎和深部裂伤常并发胰管损伤。不能明确胰头损伤时有无胰管损伤可切开十二指肠经乳头注入造影剂或染料,是发现胰管损伤一个简单的又实用方法。

五、治疗

胰腺损伤的治疗方法主要取决于胰腺损伤的部位和程度,特别是主胰管的完整性以及有无十二指肠及其他脏器合并伤。

彻底止血,处理合并的脏器伤,切除失活的胰腺组织和充分引流,是治疗胰腺损伤的主要原则。手术的目的是止血、清创、控制胰腺外分泌及处理合并伤。

胰腺损伤的急诊处理

胰腺损伤后主要表现为腹腔内出及酸碱平衡失调。因而必须立即抗休克、积极扩充血容量,并适量输入白蛋白以减少渗出。在积极抗休克下不论血压稳定与否,不应等待,应立即手术。若伤情重笃出血量大,应边抗休血、急性胰腺源性腹膜炎,继而水、电解质克边进行手术,不可等待血压回升再手术。

1.胰腺损伤治疗难度大、并发症多、病死率高

在治疗过程中常易忽视下列原则,从而导致治疗失败。

(1)胰腺损伤伴周围大血管伤,伤情凶险。剖腹后应先迅速探查这些损伤的大血管,予以相应处理。出血的胰腺组织不能钳夹止血,亦不可缝扎(特别是深部缝扎),以免损伤大的胰管。

(2)正确估计损伤的程度、范围、有无胰管断裂。

(3)合理切除损伤的部位,减少对内、外分泌功能的影响。

(4)防止胰液外溢的胰酶被激活。

(5)正确地应用内、外引流。

(6)防止并发症,如胰瘘、胰腺囊肿形成。

胰腺,为横行的长条状,自十二指肠直达脾门,故手术切口不当将给手术探查带来极大不便,有时因显露不良,而遗漏损伤部位。

胰腺手术切口甚多,若系探查,则以上腹正中切口为宜。诊断明确者,则可选用胰腺投影切口或上腹部弧形切口,可将胰腺的头、体、尾完全显露,显然这两种切口显露良好,但腹壁破坏大,手术时间长。因而在急诊情况下做一个正中切口,亦可完成对整个胰腺探查要求。

2.不同类型胰腺创伤的急诊处理

(1)胰腺挫伤:可分为包膜完整与包膜破坏两种。前者是单纯的胰腺损伤,所谓"创伤性胰腺炎"多为此种损伤。对包膜破裂的胰腺挫伤,可采用卷烟引流加双套管引流,若引流管无胰液渗出,几日后即可拔管,即使仅有少量的胰液流出亦不应拔管。为了减少胆汁逆流至胰管内,亦可加胆管造口。对包膜完整的胰腺损伤,不予以引流是不妥的,因小的包膜破裂,即使是经过细致的探查也可遗漏,特别是胰腺背面的包膜破裂更易遗漏。

(2)胰腺断裂:胰尾部断裂多无争议,将远端切除,近端残面缝合即可。胰颈、体部断裂若行胰管吻合是不妥的,因胰管的吻合不易正确,常易发生胰瘘、狭窄等并发症,故应采取远端的胰腺切除。这样不仅可减少胰瘘发生,亦不会因切除远端的胰腺而发生内分泌不足,又因不做肠道吻合,从而避免了带入胰酶激活素而导致胰腺炎。虽然胰岛的数量(密度)胰尾多于胰头、胰体部,但切除80%～90%的胰腺,一般不会发生胰腺内分泌功能不全。若切除范围再增加(至肠系膜动脉右侧),则将发生胰腺功能不全。当切除胰组织过多时,术后应给适当的胰岛素,以防因剩余的少量胰腺细胞(胰岛)大量分泌胰岛素而致变性。

胰腺部分切除后,残留胰腺有无再生能力,结论与肝不同,其自发性再生能力有限。Parekh报道一组大白鼠实验的结果,用一种人工合成的胰蛋白酶抑制药(FOY-305),它能通过增加内源性缩胆囊素(CCK)的释放机制,刺激大白鼠正常胰腺生长。实验结果表明胰腺切除后(66%远端切除),经管饲FOY-305刺激,胰腺可出现明显的再生能力,其再生过程随处理时间的增加先肥大后增生。胰腺团块的增生程度仅在处理后27d,即超过正常未切除的胰腺团块。此结果虽为研究阶段,但它对胰腺次全切除后,急性坏死胰腺炎后的胰腺功能不全的治疗,提出了一个新领域的启示。

(3)胰头部损伤:胰头部损伤处理困难,仅行引流则将失败,若将断裂的尾侧段切除,将发生胰腺功能不全,故这两种处理方式均为不妥。其正确的处理原则是①仅系挫裂伤,可将该处与空肠吻合;②已断裂,应将十二指肠侧断裂闭合,远段胰腺残面与空肠吻合,以保留胰腺功能,亦可用一段空肠插入胰腺两断端之间,行双断端空肠吻合,保留胰腺功能;③损伤距十二指肠甚近,或并有十二指肠破裂,应连用十二指肠一并切除,远端胰腺断面与空肠吻合。

(4)胰头合并伤:胰头损伤合并十二指肠破裂较为常见,亦可合并下腔静脉、门静脉、肠系膜上血管伤。合并大血管伤者往往立即死亡。胰头合并十二指肠伤的死亡率甚高。

胰头挫伤及十二指肠破裂,可采用胃窦部分切除、端侧胃空肠吻合、十二指肠造口、十二指肠破裂处缝合、迷走神经切断、胆总管造口,即将十二指肠"憩室化",并加以乳胶管引流及双套管引流。为防止反流,胃空肠吻合距损伤的十二指肠处不得少于60cm。但亦有人持不同看法,认为只将损伤处修补,并用空肠造瘘及深静脉高价营养(全胃肠道外营养 TPN)即可。

胰头损伤常合并胆道损伤,尤其是紧靠十二指肠处的胰管损伤者,要做术中胆道造影,以了解胆总管的情况。对胆总管十二指肠交接处尤需仔细检查,以免遗漏。

胰头、十二指肠切除,是破坏性较大的手术,不可轻易使用,一般应在下列情况下方可施行:①胰头严重损伤或胰管断裂,不可能与肠道吻合者;②十二指肠严重挫裂伤、边缘不整齐,或破裂较长,或已波及肝胰壶腹而难以修复者;③胰头损伤合并门静脉破裂者;④胰腺从十二指肠撕脱者。

关于胰头部挫裂伤行胰十二指肠切除后,残留胰腺是否需要做胰腺断端与空肠吻合问题,有人与常规的 Whipple 手术进行了比较。笔者认为胰十二指肠切除后行胃空肠、胆道空肠重建,而不做胰腺管与空肠吻合,将残留胰腺的断面胰管结扎,在其周围放置外引流即可。经过两组比较,笔者认为在病死率及并发症上,无明显统计学的意义,而且在病人严重创伤时,仅行胰管结扎而不行胰管空肠吻合,手术较简便,病人易于接受。

临床上经常遇到胰头轻度挫伤而以十二指肠第二段破裂为主的病例。在处理过程中仍要两者兼顾。胰头挫伤处在其周围放置引流即可,应着重处理损伤的十二指肠,若十二指肠系单纯破裂,则可采取下列几种方法处理:①单纯缝合加胃和高位空肠造口;②单纯缝合加胃空肠吻合;③空肠浆膜层补合;④带蒂开放回肠修补破裂的十二指肠等。术武的选择当视十二指肠破裂的程度而定。

值得指出,对合并多脏器损伤的手术步骤,胰腺损伤应放在最后处理。胰床引流乃是最重要的措施。

六、胰腺损伤常见并发症的治疗

胰腺损伤后,虽然做了较为合理的处理,病死率仍然很高,因伴发的大血管或周围脏器的损伤所造成的死亡,往往超过胰腺损伤本身所引起的死亡。在幸存者中有30%以上出现并发症:如大出血、胰腺脓肿、假性胰腺囊肿、胰瘘等。

(一)胰腺损伤并发症类型

1.大出血

是胰腺损伤后十分凶险的并发症之一,往往因难以救治而死亡。

2.胰腺脓肿

较少见,往往继发于较严重的胰腺挫伤区、挫伤的胰腺组织发生坏死,进一步形成脓肿。

3.胰瘘

是胰腺创伤最常见的并发症。可高达 20％～40％,以胰头挫伤发生率最多。

(二)胰腺损伤并发症治疗

1.大出血

大出血多因胰腺损伤后,外溢的胰液未能及时引出体外,则胰酶消化腐蚀其周围的大血管,致使血管管壁溃烂发生大出血,往往难以处理,手术止血亦甚困难。因整个胰周均处于"消化性腐烂"状态,不易结扎,即使暂时缝扎将血止住,若不能彻底地将胰液引出体外,仍将继续糜烂出血。唯一的好办法是防患于未然——加强引流,使胰腺周围处于"干"的环境。

2.胰腺脓肿

防止的办法仍然是加强有效的引流,将坏死组织引至体外。胰腺脓肿是胰腺挫伤的结果。有的病例术后仍有腹部症状,并有不同程度的体温升高,此时应注意观察胰腺有无区域性坏死的脓肿形成。通过胰腺血流动力学造影,以预测胰腺有无坏死。方法是静脉内给人造影剂,测胰腺内造影剂的密度,并同时测定每张主动脉摄片中的密度作为胰腺对比的参考。无胰腺坏死的平均造影剂密度,胰头、体、尾切面造影剂的密度基本一致,密度＞50HU。当胰腺有坏死时密度均＜50HU。另外,注入造影剂后主动脉密度增加 3 倍,而胰腺仅增大 2 倍,坏死区尤低,两者之比＜30％。

3.胰瘘

其治疗方法可分为局部与全身治疗。局部治疗主要是加强引流。全身治疗:一方面是补充水、电解质及各种营养物质,并通过体液途径减少胰液分泌。

TPN 给外瘘病人提供了禁食时体内代谢所需的热量和营养物质,维持体内的平衡。TPN 中的高渗葡萄糖可以通过提高血浆渗透压而抑制胰腺外分泌。氨基酸输入 30min 后胰蛋白、HCO_3^- 浓度均明显下降,胰液量可减少 60％。输入脂肪乳以往认为可以提高(促进)胰液外分泌,但近年研究发现输入脂肪乳对胰腺外分泌无何影响。给以 TPN 时胃肠道处于"休息"状态,减少肠道饮食对胰腺外分泌的刺激作用。

生长抑制素八肽是一种肽类激素,它广泛分布于中枢神经系统、胃肠道和神经内分泌器官,具有多种抑制功能。生长抑制素能显著减少胰腺外分泌量。其机制可能是直接(或间接)抑制胰外分泌。经研究发现,胰腺细胞膜表面存在生长抑制素受体,此受体与生长抑制素有强的亲和力,两者直接结合从而抑制细胞腺苷酸环化酶的活性,养活细胞内的 cAMP 的合成,减低胰腺外分泌。生长抑制素反可通过抑制分泌素和缩胆囊素,从而抑制胰腺外分泌。生长抑制素又可减低迷走神经的活性,减少乙酰胆碱的释放,继而抑制神经性胰腺外分泌。

胰酶的反馈作用:口服胰酶治疗胰腺外瘘已有成功的报道。Garcla 等报道 5 例使用胰酶合剂后,胰液量和胰蛋白酶浓度迅速下降,治疗后 1～12d 胰液停止流出,窦道愈合。胰腺外瘘通过 TPN、生长抑制素、胰酶反馈作用以及局部加强引流,绝大部分可愈合。若遇到持久不愈的外瘘,通过造影发现瘘是来自胰腺管,其近端又有明显狭窄或不通畅者,经过 3～4 个月的姑息治疗,待周围水肿、炎症消退后行手术治疗。术式当视情而定。

第五节 胃 损 伤

一、概述

由于胃活动度大,且受肋弓保护,单纯胃损伤的发生率在腹部钝性伤中仅占腹内脏器伤的 1%～5%;但在穿透性腹部伤中(尤其枪弹伤),胃损伤率就较高,占 10%～13%,居内脏伤第 4 位。由于解剖关系,胃损伤常合并其他内脏伤,腹部穿透伤尤其如此,合并肝损伤占 34%、脾损伤占 30%、小肠损伤占 31%、大肠损伤占 32%、胰损伤占 11%。单纯胃损伤的病死率为 7.3%,有合并伤的病死率高达 40% 以上。

二、临床表现

胃损伤的临床表现取决于损伤的范围、程度以及有无其他的脏器损伤。胃壁部分损伤可无明显症状。胃壁全层破裂,胃内容物具有很强的化学性刺激,进入腹腔后引起剧烈腹痛和腹膜刺激征象,可呕吐血性物,肝浊音界消失,膈下有游离气体。

三、诊断

胃后壁或不全性胃壁破裂,症状和体征可不典型,早期不易诊断。可放置胃管吸引,以了解胃内有无血液,还可注入适量气体或水溶性造影剂进行摄片,可协助诊断。

四、治疗措施

一旦确诊应及时手术,手术时应注意有无其他脏器合并伤,防止漏诊以免贻误治疗。胃前壁伤容易发现,但胃后壁、胃底及贲门部不完全性胃壁损伤可能被遗漏,探查应详尽。1/3 病例的胃前、后壁都有穿孔,应切开胃结肠韧带,显露胃后壁,特别注意大小网膜附着处,谨防遗漏小的穿孔。虽经胃管注入气体或亚甲蓝溶液,有助于术中定位诊断,但有加重腹腔污染之虞,需慎用。

胃损伤按其损伤部位、程度和性质分别加以处理。

1. 非手术治疗

胃损伤仅涉及黏膜层,并于治疗前获得确诊,出血量小,又无其他脏器合并伤,可经非手术治疗。如发生失血性休克,以手术治疗为宜。单纯胃黏膜撕裂伤,出血量也可多达 2L,需手术切开胃壁在直视下寻找撕裂部位的出血点,缝合胃黏膜血管或加用鱼肝油酸钠、吸收性明胶海绵压迫止血,然后缝合撕裂的胃黏膜。

2. 手术修补

胃壁血肿可能伴有透壁性穿孔,应切开血肿边缘浆膜层,清除血肿、止血,并根据胃壁损伤的深浅,采用胃壁全层或浆肌层缝合修补。整齐的裂口,止血后可直接缝合,边缘组织有挫伤或已失去生机者,宜修整后缝合。除非胃壁毁损广泛、严重,一般不采用胃切除术。对其他合并伤应根据其损伤情况给予相应的处理。

关腹前,应彻底吸净腹腔内的胃内容物,并用大量盐水冲洗。单纯胃损伤无须置引流。术后继续应用抗生素,维持营养和水、电解质平衡。

第六节　十二指肠损伤

一、概述

十二指肠损伤是一种严重的腹内伤,占腹内脏器伤的 3％～5％。十二指肠与肝、胆、胰及大血管毗邻,因此,十二指肠损伤常合并一个或多个脏器损伤。

二、发病机制

十二指肠损伤分为穿透性、钝性和医源性损伤三种。国外以穿透伤居多,国内主要是钝性损伤。钝性损伤引起十二指肠破裂的机制或是直接暴力将十二指肠挤向脊柱;或因暴力而致幽门和十二指肠空肠曲突然关闭,使十二指肠形成闭襻性肠段,腔内压力骤增,以致发生破裂,引起腹膜后严重感染。损伤部位以十二指肠第二三部最为多见,中山医院所见 83％位于该处。其中 1 例上腹部挤压伤引起十二指肠在幽门远侧及十二指肠第二三部交界处完全断裂和十二指肠水平部坏死的特殊类型,可见其损伤的严重性。倘若十二指肠损伤只限于黏膜下层的血管破裂则形成十二指肠壁内血肿,比较罕见。

三、诊断

上腹部穿透性损伤,应考虑十二指肠损伤的可能性。钝性十二指肠损伤术前诊断极难,究其原因:①十二指肠损伤发生率低,外科医生对其缺乏警惕。②十二指肠除第一部外均位于腹膜后,损伤后症状和体征不明显,有些病人受伤后无特殊不适,数日后发生延迟性破裂,才出现明显症状和体征。虽然十二指肠破裂后,多立即出现剧烈的腹痛和腹膜刺激征,实属腹内脏器伤的共同表现,并非十二指肠损伤所特有,而合并腹内多脏器损伤更增加诊断的困难。因此术前确诊的关键在于应考虑到十二指肠损伤的可能,尤其对于下胸部或上腹部钝性伤后,出现剧烈腹痛和腹膜炎,或病人在上腹部疼痛缓解数小时后又出现右上腹或腰背部痛,放射至右肩部、大腿内侧。由于肠内溢出液刺激腹膜后睾丸神经和伴随精索动脉的交感神经,可伴有睾丸痛和阴茎勃起的症状。伴低血压、呕吐血性胃内容物,直肠窝触及捻发音时,应怀疑有十二指肠损伤。

腹腔穿刺和灌洗:是一种可靠的辅助诊断方法,倘若抽得肠液、胆汁样液体、血液,表明有脏器伤,但非十二指肠损伤的特征,腹穿阴性也不能摒除十二指肠损伤,笔者曾遇 1 例反复穿刺 5 次均阴性。

X 线检查:腹部 X 线平片如发现右膈下或右肾周围有空气积聚、腰大肌阴影消失或模糊、脊柱侧凸,则有助于诊断。口服水溶性造影剂后摄片,如见造影剂外渗就可确诊。

四、治疗措施

腹部损伤只要有剖腹探查指征就应立即手术。重要的是术中详尽探查,避免漏诊。

十二指肠损伤的治疗方法,主要取决于诊断的早晚、损伤的部位及其严重程度。Lucos (1977)将十二指肠损伤分为 4 级。Ⅰ级:十二指肠挫伤,有十二指肠壁血肿,但无穿孔和胰腺损伤;Ⅱ级:十二指肠破裂,无胰腺损伤;Ⅲ级:十二指肠损伤伴轻度胰腺挫裂伤;Ⅳ级:十二指肠损伤合并严重胰腺损伤。十二指肠撕裂伤按其大小可分为①穿孔伤;②透壁损伤小于20%周径;③透壁损伤占20%～70%周径;④透壁损伤＞70%周径。

十二指肠损伤局部的处理方法如下。

1.非手术治疗

十二指肠壁内血肿而无破裂者,可行非手术治疗,包括胃肠减压、静脉输液和营养、注射抗生素预防感染等。多数血肿可吸收,经机化而自愈。若2周以上仍不吸收而致梗阻者,可考虑切开肠壁,清除血肿后缝合或做胃空肠吻合。

2.手术修补

十二指肠裂口较小,边缘整齐可单纯缝合修补,为避免狭窄,以横向缝合为宜,80%的十二指肠裂伤,可用这种方法治疗。损伤严重不宜缝合修补时,可切除损伤肠段行端端吻合,若张力过大无法吻合,可半远端关闭,近端与空肠做端侧吻合。

3.转流术

对于十二指肠缺损较大,裂伤边缘有严重挫伤和水肿时可采用转流术:目的在于转流十二指肠液,肠腔减压以利愈合。转流方法分两种:一种是空肠十二指肠吻合,即利用十二指肠破口与空肠做端-侧或侧-侧Roux-en-Y吻合术,为最简便和可靠的方法;另一种方法是十二指肠憩室化,即在修补十二指肠破口后,切除胃窦,切断迷走神经,做胃空肠吻合和十二指肠造口减压,使十二指肠旷置,以利愈合。适用于十二指肠严重损伤或伴有胰腺损伤者。有的作者提出不切除胃窦,而切开胃窦大弯侧,用肠线吸收前食物暂时不能进入十二指肠,肠线吸收后幽门功能重新恢复,故称暂时性十二指肠憩室化。对于十二指肠缺损较大,也可用带蒂空肠片修复其缺损,称之为贴补法。

4.十二指肠造口术

对于诊断较晚,损伤周围严重感染或脓肿形成者,不宜缝合修补,可利用破口做十二指肠造口术,经治疗可自行愈合。如不愈合,待炎症消退后可行瘘管切除术。

5.十二指肠憩室化或胰十二指肠切除术

十二指肠、胰腺严重合并伤的处理最为棘手。一般采用十二指肠憩室化或胰十二指肠切除术,后者的病死率高达30%～60%,只有在十二指肠和胰头部广泛损伤,无法修复时采用。

6.十二指肠减压

无论选用何种手术,有效的十二指肠减压,对伤口的愈合极为重要。Stone报道237例十二指肠损伤在修复裂伤后常规应用十二指肠减压者,仅1例发生十二指肠瘘。而23例未做十二指肠减压者,7例发生十二指肠口,可见十二指肠减压的重要性。十二指肠减压的方法主要有鼻胃管减压或用胃造口或通过十二指肠修复处造口和经空肠造口逆行插管等。近年来主张三管减压,即经胃造口插管和经空肠上段造口插2根导管,一根导管逆行插入十二指肠内减压,另一根导管插入空肠远端供营养支持。手术后最常见的并发症为十二指肠瘘、腹腔及膈下脓肿、十二指肠狭窄等。

第七节　小肠损伤

一、概述

小肠及其系膜在腹腔内所占体积大、分布广、又缺乏坚强的保护,易受损伤,约占腹部脏器伤的 1/4,在战时居腹内脏器伤之首位。

二、发病机制

钝性伤由暴力将小肠挤压于腰椎体造成,经挤压肠管内容物急骤向上下移动,上至屈氏韧带,下到回盲瓣,形成高压闭襻性肠段。穿孔多在小肠上、下端的 70cm 范围内。偶因间接暴力(高处坠落、快速行进中突然骤停),由于惯性,肠管在腹腔内剧烈震动,肠管内气体和液体突然传导到某段肠襻,腔内压力骤增,致肠管破裂。少数因腹肌过度收缩或医源性原因所致。

三、临床表现

小肠损伤的临床表现主要取决于损伤的程度以及有无脏器伤。主要表现为腹膜炎,休克和中毒现象可不明显。部分病人可表现为内出血,尤在系膜血管断裂可发生失血性休克。

四、诊断

诊断性腹腔穿刺可得消化液或血性液,诊断多无困难。腹部 X 线检查价值有限,仅少数病例可见膈下游离气体。部分小肠钝性损伤,早期(伤后 6h 内)常无明显症状和体征,诊断困难,应严密观察,腹腔穿刺可提供有力的证据。

五、治疗措施

确诊后应立即手术。发现腹腔内出血,应首先探查实质性脏器及肠系膜血管,寻找出血病灶,酌情处理,尔后探查肠管,从屈氏韧带开始逐段检查。位于系膜缘的小穿孔有时难以发现,小肠起始部、终末端、有粘连的肠段和进入疝囊的肠襻易受损伤,应特别注意。对穿孔处可先轻轻夹住,阻止肠内容物继续外溢,待完成全部小肠探查,再根据发现酌情处理。

小肠外伤的处理取决于其程度及范围。创缘新鲜的穿孔或线形裂口可以缝合修补。肠壁缺损大、严重挫伤致肠壁活力丧失或某一肠段有多处穿孔宜行小肠部分切除吻合术。

肠系膜挫裂伤,常导致严重出血或血肿形成。处理包括妥善止血,切除由此造成循环不良的肠段。修复系膜裂孔,防止内疝发生。偶有肠系膜动脉主干损伤,需行血管修补或吻合等重建术,应避免广泛小肠切除,酿成短肠综合征。系膜静脉侧支循环较丰富,较大静脉损伤结扎后一般虽不导致循环障碍,仍应审慎。

第八节　结直肠损伤

一、概述

结肠直肠损伤平时多因工农业生产外伤、交通事故、生活意外及殴斗所致,以腹部闭合性损伤为多见。发生率在腹部内脏伤中次于小肠、脾、肝、肾损伤而居第 5 位。结肠、直肠伤的危险性在于伤后肠内容物流入腹腔引起严重的细菌性腹膜炎,时间较久或肠内容较多者会发生中毒性休克。

二、病因学

1.钝性伤

腹部遭受重物撞击,如工伤、车祸、坠落、摔跌、殴斗、拳击等钝性暴力打击,大肠位于后腹壁与前腹撞击力之间,致使肠壁受伤,穿孔或断裂。

2.刀刺伤

战时见于刺刀伤,平时多见于殴斗、凶杀、抢劫等治安事故。

3.火器伤

战时弹片、枪弹伤,常有合并小肠或腹腔、全身其他器官损伤。

4.医源性损伤

乙状结肠镜、纤维结肠镜检查致结肠穿孔,目前并不罕见。

三、临床表现

(一)临床分型

1.挫伤

(血肿)

2.撕裂伤

①未穿孔(非全层或浆膜撕裂);②穿孔(全层,但未完全横断);③大块毁损(撕脱、复杂性、破裂、组织丢失、明显粪便污染)。

(二)临床表现

1.腹痛与呕吐

结肠、直肠穿孔或大块毁损,肠腔内粪便溢入腹腔后即有腹痛、呕吐。疼痛先局限于穿孔部,随之扩散至全腹部而呈弥漫性腹膜炎,有全腹部疼痛。

2.腹膜刺激征

腹部压痛、肌紧张及反跳痛。穿孔或破裂部位疼痛最明显。

3.肠鸣音减弱甚至消失。

4.直肠指检

直肠低位损伤可触及损伤部位呈空洞感觉,指套上并有血迹,结肠损伤仅少数有血迹。

四、诊断

1.外伤史

有腹部或其他附近部位遭受外伤病史或有肠镜检查病史,伤后出现腹部疼痛或其他不适症状。

2.临床表现

腹痛与呕吐;腹膜刺激征,肠鸣音减弱甚至消失;直肠指检可触及损伤部位,指套上有血迹。

3.直肠指检

直肠低位损伤可触及损伤部位呈空洞感觉,指套上并有血迹,结肠损伤仅少数有血迹。

4.辅助检查

(1)血常规检查白细胞计数及中性粒细胞增多。

(2)X线摄片对闭合性损伤,病人情况允许立位摄片时,大都可发现膈下游离气体。

(3)B超、CT、MRI有以上检查不能明确诊断,可选择性地用任何一两项检查以助诊断。

五、治疗措施

(一)一期缝合修补穿孔或肠切除吻合术

随着抗生素、手术、围术期处理,全静脉营养的进步,结肠、直肠创伤处理近年国内外均有向一期手术方面的改变。优点是一期缝合住院时间短、治愈时间缩短,一次完成治疗,避免了人工肛门给病人带来的精神上、生理上和再次还纳手术的痛苦。

1.适应证

①受伤距手术时间在 6h 以内;②粪便外溢少,污染腹腔较轻;③单一结肠、直肠伤,无合并其他内脏伤或合并伤不重;④病人全身情况较好;⑤年轻;⑥右半结肠损伤;⑦平时创伤或战时战线稳定。伤员手术后能留在手术单位观察 1 周以上者。

2.手术方法

(1)穿孔缝合修补术:适于游离肠段如横结肠、降结肠穿孔;在固定的升、降结肠穿孔缝合修补之前,必须充分游离该段结肠,必要时断肝结肠韧带或脾结肠韧带,并切开同侧腹膜,检查穿孔前后壁。穿孔部先做全层缝合,再做浆肌层缝合。

(2)结肠切除对端吻合术:适于结肠近距离内多个穿孔或完全横断伤,大块毁损伤,在清创后,断端修剪整齐后行端对端吻合术,第一层做全层连续缝合,再做浆肌层间断缝合。

(3)右半结肠切除、回肠末端与横结肠吻合术:适于升结肠、盲肠严重毁损伤。切开右侧侧腹膜,将盲肠上升结肠游离,切断肝结肠韧带,切除右半结肠与回肠末端,做回肠与横结肠对端吻合术。第一层做全层连续缝合,第二层用丝线做间断伦勃缝合。

3.并发症的防治结

直肠损伤行手术治疗后最常见的并发症为吻合口裂漏。

(1)原因:结肠本身血循环差、壁薄、肠腔内含有大量细菌和很多粪便,如术后结肠胀气,吻合口张力大,缝合不够细致,就容易发生吻合口裂漏。

(2)诊断:一期缝(吻)合后,如术后 10 分钟内突然发生腹痛、呕吐、有腹膜刺激征、脉快、体温升高、血压下降、肠鸣音减弱或腹内引流物内有粪便样物溢出,白细胞增高,超声检查有腹内积液,即可确诊。

(3)治疗:再次手术。进腹后用大量等渗盐水清洗腹腔,将缝(吻)合处结肠处置,将一期缝(吻)合改二期手术,腹内置双套管引流,术后持续负压吸引。

(二)分期手术

在第一次世界大战时,因当时手术技术操作受限,抗感染药缺少,围手术期处理欠妥,当时大肠伤用一期缝(吻)合方式进行,病死率 55%～60%。第二次世界大战时改为分二期手术,病死率降至 35%,在朝鲜战争中,分期手术病死率降至 15%。故分期手术沿用至今仍为许多外科医师所推荐。

1.适应证

①受伤距手术时间超过 6h;②腹腔内粪便污染较重;③合并全身多发性伤或腹内多器官伤;④病人全身情况较差,不能耐受较长时间手术;⑤年龄较大;⑥左半结肠损伤;⑦战时大量伤员,处理后不能留治在该救护站继续留治观察 1 周以上者。

2.手术方法

(1)结肠外置术:适于结肠的游离部分如横结肠、乙状结肠多处破裂伤。探查后另做切口将损伤肠襻提于腹壁外,并在其系膜血管弓下戳一小孔,用肠线玻璃管作为支撑管,将损伤肠襻固定于腹壁外,以防回缩入腹腔。

(2)损伤肠襻缝合加近端外置术:适于升、降结肠和直肠等固定肠襻损伤。术中必须切开其旁的侧腹膜,损伤肠襻游离,伤口清创,探查有无多个穿孔后,将伤口一期双层缝合后放入原位,再在其近端游离结肠做造口术。如直肠伤缝合后取乙状结肠造口,降结肠伤缝合后做横结肠造口。以达到粪流改道,促使伤处愈合。

(3)缝合加外置术:在游离的结肠襻如横结肠、乙状结肠伤,将损伤肠襻伤口清创、缝合后外置于腹壁外,术后可从腹壁外观察到伤口愈合情况,如愈合良好,10d 左右放回腹腔,如不愈合,拆除缝线,则仍为一肠襻式造口术,待二期还纳。

(4)直肠损伤缝合加乙状结肠造口术:直处清创、伤口缝合,其近端乙状结肠造口以使粪流改道。乙状结肠造口远端用生理盐水充分清洗,并放入甲硝唑溶液,骶骨前直肠后放置烟卷引流。术后 3~4d 拔出引流。伤口愈合后 4 周再做二期手术,将外置乙状结肠切除后吻合。

3.结肠造口或外置术后并发症

(1)造口近端扭转:因造口处结肠方位放的不恰当,发生扭转,术后粪便排出困难引起梗阻。预防①手术中必须将结肠带置于腹壁侧;②造口的结肠襻必须充分游离,外置应无张力。处理,轻度扭转,可用手指扩张后在造口处放一粗软橡皮管于近端支撑使其排出粪便;严重扭转致血循环障碍,发生结肠坏死或腹膜炎者应即再次手术重做造口。

(2)造口回缩:原因①造口或处置的结肠上下端游离不够充分;②造口在皮肤外短于 3cm;③造口外露虽然较长,但血循环差,术后发生坏死回缩;④造口与腹壁各层缝合固定不牢,缝线脱落;⑤用肠襻式造口,结肠尚未与周围形成粘连即拔除了支撑的玻璃棒致造口退缩。治疗,轻度回缩,周围已形成粘连,粪便可能会污染伤口,先可观察,如回缩到腹腔内引起腹膜炎,应紧急手术,切除坏死肠襻后在近端活动段结肠上另做造口。

(3)造口旁小肠脱出:造口处如周围肌肉分离过多,结肠未能与腹膜,腹外斜肌腱膜逐层严密缝合,术后肠功能恢复后,小肠不规则蠕动有时会从造口旁脱出,此种多见于乙状结肠外置或造口。发生后应立即将小肠还纳于腹腔,重新缝合固定结肠。

(4)乙状结肠内疝:如乙状结肠外置或造口时,未将乙状结肠与其旁的壁腹膜缝合固定,遗留一腔隙,术后小肠蠕动恢复后,小肠从乙状结肠外侧间隙脱入盆腔引起内疝,甚至会发生肠梗阻或绞窄性肠坏死。明确诊断后应尽快手术将小肠复位,小肠如嵌顿坏死者行肠切除吻合术,术中应缝补结肠旁间隙,防止再次形成内疝。

(5)造口黏膜脱出:原因①造口的结肠露于腹壁外过长;②造口处狭窄,术后部分梗阻,或术后有便秘以致常要用力排便,时间久后即发生黏膜松弛脱出,少数脱出长达 10cm 以上。这种并发症是逐渐发生的,久后伤员已成习惯,可在便后用手自行还纳。

(6)造口狭窄:原因①造口处皮肤或腱膜开口过小;②造口旁切口感染愈合后瘢痕收缩狭窄;③造口术后忽视了定时手指扩肛。如为轻度狭窄,粪便尚可流出,尽早做二期手术闭合造口,如狭窄引起梗阻,则需手术切开造口处结肠及周围瘢痕组织,扩大造口。

(7)切口感染及切口裂开:结肠伤多有腹腔污染,手术后切口感染率都较高,如手术距受伤时间较长,造口或外置结肠方法不当,特别是在剖腹探查的切口上造口或外置,手术后粪便流入切口后,更易发生切口感染,一旦感染易发生全层裂开,小肠外露,增加后期处理的困难甚至威胁生命。预防,造口或外置结肠时不要放在原切口上,应另做切口,手术完在关腹前用大量等渗盐水冲洗腹腔,并放置抗生素溶液。已发生全腹壁切口裂开,粪便流入腹腔,必须及时手术,在原造口近端另做造口使粪流改道,不再污染切口与腹腔。

4.结肠造口闭合术

(1)闭合条件:结肠造口闭合时间早晚,取决于①伤员的全身情况是否恢复;②局部炎症有无控制,如局部有感染,应延迟到感染控制后进行;③造口远端的结肠缝(吻)合口肯定愈合;④腹部多脏器损伤时,其他伤部都已痊愈;⑤X 线钡灌肠确知远端通畅;⑥闭合前做好肠道的消毒准备。

(2)闭合时机:一般造口后 4～6 周,但如伤员全身情况未恢复或腹腔伤口感染未愈可延期进行。

(3)闭合方法:取决于造口或外置的部位与方法,主要目的是恢复肠道正常的连续性和功能。将原造口处结肠及其周围组织切除,游离造口上下端结肠,在完全无张力情况下做端对端吻合,在吻合口附近置双套管引流,术后持续吸引。然后缝合腹壁各层组织,并严密观察,每天扩肛 1 次,防止吻合口瘘。必须指出,此手术病死率为 0.5%～1%,因而也不要认为手术无危险。

(4)闭合术并发症:常见有吻合口裂漏,发生原因为闭合手术时两断端游离不充分,吻合口张力较大,或吻合口血循环不良,加上术后结肠如胀气,因而发生吻合口裂开,吻合口瘘致腹膜炎。此时应即时确诊,手术引流,并重做造口。

其次为切口感染,多因术前全身、局部及肠道准备不充分,细菌污染,全身情况差,致切口感染,切口裂开。积极对症治疗,多可痊愈。

第三章 常见的呼吸系统的急危重症

第一节 哮喘持续状态

支气管哮喘是由于机体反应、自主神经功能失调所引起的气管、支气管反应过度增高所导致的广泛性、可逆性小支气管炎症及痉挛性疾病,其临床特点为发作性伴有哮鸣音的呼气性呼吸困难,可自行或经治疗后缓解。哮喘严重发作持续 12h 以上未能控制者,称哮喘持续状态。

一、病因与发病机制

1.气道炎症

哮喘不论早期、晚期、病情轻重,气道均有炎症改变,如炎症细胞浸润、微血管充血与渗出、气道上皮损伤。并发呼吸道感染而未能及时有效地控制,由于发热、黏痰阻塞,导致缺氧加重,使病情难以好转。

2.气道高压反应性

哮喘病人对环境中的特异性抗原和非特异性刺激的反应增强,致平滑肌收缩,支气管管腔狭窄,起哮喘发作。常于幼年发病,好发于春秋季节,有家族史或个人病史,如食入鱼虾、吸入花粉、螨类等特异性抗原引起发病。非特异性刺激有普萘洛尔,或运动过度通气等。

3.神经机制

肾上腺素能神经,胆碱能神经和非肾上腺素能、非胆碱能神经对气道平滑肌的张力、气道黏液腺分泌、微血管通透性、炎症细胞反应和介质的释放起调节作用。哮喘的神经功能障碍主要表现为胆碱能神经功能亢进,肾上腺素能受体的敏感性降低。

4.其他因素

(1)严重脱水未及时补液,哮喘发作时病人张口呼吸、多汗,加之氨茶碱、高渗糖的应用,使尿量增多,均可引起严重脱水,形成痰栓阻塞周围小气道而使哮喘加重。

(2)对平喘药物耐药。

(3)继发气胸、纵隔气肿、肺不张等严重并发症使病情加重,难以缓解。

二、临床表现、诊断与鉴别诊断

(一)临床表现及诊断要点

(1)有反复发作的支气管哮喘病史,本次发作严重,持续 12h 以上,应用一般治疗不能缓解。

(2)病人极度呼吸困难,呈张口呼吸,伴咳嗽不畅、大汗淋漓,听诊呼气延长、哮喘音和肺气肿体征。

(3)循环障碍,心率增快常大于 100 次/分钟或出现奇脉。若循环障碍进一步加重,胸腔压力增高,静脉回心血量减少,可使血压降低。

(4)心电图可出现肺动脉高压,如电轴右偏,P 波高尖等,胸部 X 线检查常有肺气肿征。

(5)病人有以下特点常为病情严重的征象：①意识障碍；②血液气体分析 $PaO_2 <$ 60mmHg、$PaCO_2 > 50$mmHg 表示病人除有严重缺氧外，还有二氧化碳潴留；③并发气胸或纵隔气肿。

(二)鉴别诊断

(1)心源性哮喘有左心病变史，常并有心源性肺水肿，常在夜间睡眠中惊醒，发生呼吸困难，胸片及心电图符合左心疾患，强心利尿剂效果好。

(2)气胸常因咳嗽或在剧烈运动的情况下，突然出现剧烈的胸痛后呼吸困难，叩诊为鼓音，听诊呼吸音减弱，胸片示有气胸征象。

(3)上呼吸道梗阻因异物、肿瘤、炎症等引起的上呼吸道梗阻，可听到局限性哮鸣，但与哮喘时两肺广泛哮鸣不同，支气管扩张剂无明显效果。喉部或纤维支气管镜检查可明确诊断。

三、救治措施

哮喘持续状态的救治原则是：①解除支气管痉挛；②纠正缺氧状态；③积极控制感染；④及时对症处理。

1.吸氧

哮喘持续状态时，呼吸困难、心动过速、缺氧均危及生命，应立即给予氧气吸入，用鼻导管或面罩吸氧，鼻导管氧流量 1.5~2L/min，面罩氧流量 >5L/min。根据缺氧情况可适当加大每分钟氧流量，严重缺氧或 $PaCO_2$ 升高时应给予气管插管和机械通气。

2.应用支气管扩张剂

哮喘持续时应立即使用支气管扩张剂。

(1)氨茶碱：对哮喘持续状态的病人首先用 5~6mg/kg 加入 5% 葡萄糖注射液 20mL 稀释后缓慢静注(15~30min 注射完)，继之以 0.6mg/(kg·h) 静脉滴注，24h 不超过 1.0g。吸烟者所需剂量较大，可达每小时 0.9mg/kg，有充血性心力衰竭、肺炎与肝病的病人，则适当减量，每小时 0.5mg/kg。如病人同时应用西咪替丁、红霉素，也必须减少用量，因它们干扰肝脏微粒体酶。对伴有心动过速的病人宜选用二羟丙茶碱(喘定)注射液。

(2)糖皮质激素：糖皮质激素主要作用有：①抑制炎症细胞释放炎症介质；②抑制细胞因子的产生；③抑制嗜酸细胞的活化与聚集；④减轻微血管渗出；⑤增强气道平滑肌对 P2 受体的反应。糖皮质激素可以吸入、口服或静脉滴注，在哮喘持续状态时以静脉给药为宜，待症状减轻后可改为口服。一般首次以地塞米松 5~10mg 静注或加入 250mL 液中静滴，临床主张短疗程(3~5d)。停药要逐渐减量，同时要注意糖皮质激素可引起骨质疏松等副作用，儿童、绝经期妇女慎用。

(3)色甘酸钠：是一种非激素抗炎药，可部分抑制炎症细胞释放炎症介质，可以预防抗原和运动引起的气道收缩，能抑制嗜酸细胞反应。用量为 5mg 雾化吸入或 20mg 喷雾吸入。

3.纠正酸碱和电解质失衡

哮喘持续状态者血钾、钠、氯化物一般正常，但在入量不足或大量应用肾上腺皮质激素，产生低钾血症时，应口服或静脉补充氯化钾。根据血气分析及酸碱度测定，调整酸碱失衡，常见的包括呼吸性碱中毒，代谢性酸中毒，代谢性碱中毒及呼吸性酸中毒。为纠正明显代谢性酸中毒，并部分代偿呼吸性酸中毒，可小量应用碳酸氢钠。碳酸氢钠也可使支气管 β 受体对 β 受体兴奋药的敏感性增加,但使用碳酸氢钠时必须有有效的通气状态,且应用量宜从小剂量开始。

4.补液

哮喘持续状态因呼吸用力和大量出汗,易发生脱水,痰不易咳出,应适当补液,每日补液2000～3000mL,补液时注意心脏的功能。

5.积极控制感染

哮喘持续状态时感染机会较多,应酌情加用抗生素,有呼吸道感染时应积极控制感染。可按痰培养和药效试验结果,及时选用有效抗生素。一般可首选青霉素,可与庆大霉素联用。

6.处理并发症

哮喘持续状态时可并发自发性气胸、纵隔气肿、肺不张、肺炎等,应严密观察,及时发现并积极处理。

7.综合救治

经一般救治后症状在 12h 内不能控制,可加用下列药物:多巴胺 10mg、山莨菪碱 10～20mg、雷尼替丁 0.2g、10%硫酸镁 5～10mL,加入 5%～10%葡萄糖注射液 250mL,静脉滴注,20～30 滴/分钟。

第二节　呼吸衰竭

呼吸衰竭是由各种原因引起的肺通气或换气功能严重障碍,不能进行正常的气体交换,导致严重的低氧血症,伴(或不伴)二氧化碳潴留,从而引起一系列生理功能和代谢紊乱的综合征。临床上以海平面大气压下静息呼吸室内空气时,当动脉血氧分压(PaO$_2$<60mmHg,或伴有二氧化碳分压(PaCO$_2$)>50mmHg 作为诊断呼吸衰竭的依据。若 PaO$_2$<60mmHg,PaCO$_2$ 正常或低于正常时为Ⅰ型呼吸衰竭;若 PaO$_2$<60mmHg 且 PaCO$_2$>50mmHg 时为Ⅱ型呼吸衰竭。

一、病因与发病机制

(一)病因

1.通气功能障碍

(1)阻塞性通气功能障碍:慢性支气管炎、阻塞性肺气肿、支气管哮喘等。

(2)限制性通气功能障碍:①胸廓膨胀受限:如脊椎胸廓畸形、肋骨骨折。②肺膨胀不全:如胸腔积液、气胸。③横膈运动受限:如腹部外科术后、大量腹水。④神经肌肉疾病:如多发性神经炎、重症肌无力。⑤呼吸中枢抑制:如吗啡、巴比妥盐类药物。⑥其他:如脑出血、脑外伤。

2.换气功能障碍

肺水肿、肺间质纤维化、肺栓塞、急性呼吸窘迫综合征(ARDS)等。

(二)发病机制

1.通气功能障碍

指单位时间内新鲜空气到达肺泡的气量减少,临床上造成Ⅱ型呼吸衰竭。

（1）阻塞性通气功能障碍：多发生于慢性肺部疾病，由于气道炎症致使分泌物增加、黏膜水肿、充血、痉挛、增厚等因素，导致气道阻力增加，肺泡通气不足，引起缺氧和 CO_2 潴留。

（2）限制性通气功能障碍：由于胸廓或膈肌机械运动力下降、神经传导障碍、呼吸肌无力等原因导致胸廓或肺的顺应性降低，肺容量减少，肺泡通气不足而引起缺氧和 CO_2 潴留。

2.通气血流（V/Q）比例失调

正常人在安静状态下 V/Q 为 0.8。如果 V/Q 低于 0.8，由于血流量超过通气量，部分血流就不能充分获得 O_2 和排出 CO_2 而进入动脉，此种情况多见于通气功能障碍性疾病。如果 V/Q 比例大于 0.8，由于通气量超过血流量，进入肺泡的部分气体就无机会与血流进行充分换气，造成无效通气，多见于换气功能障碍性疾病，如肺水肿、肺栓塞等。

3.肺内分流增加

当炎症渗出液或水肿液充满肺泡腔或因肺不张肺泡完全萎陷时，吸入气不能进入病变区肺泡内，血液虽然仍在灌注，却不能进行气体交换，静脉血直接进入左心，就像存在右至左的分流。当肺内分流占心排出量成分过大时，即引起低氧血症。临床上最典型的代表是 ARDS。这种情况下，一般的吸氧方法并不能因吸入氧浓度增高而得到改善。

4.弥散功能障碍

进行氧和二氧化碳气体交换的功能单位是肺泡-毛细血管膜，当该膜发生障碍如增厚、弥散面积缩小、弥散系数降低等，即可引起弥散功能障碍。此时主要引起Ⅰ型呼吸衰竭。

二、临床表现

1.呼吸异常表现

如呼气性或吸气性呼吸困难、潮式呼吸、点头样呼吸、间歇呼吸等。

2.缺氧的临床表现

（1）中枢神经系统：中枢神经对缺氧十分敏感，轻度缺氧即引起注意力不集中、头痛、兴奋等症状。重度缺氧出现烦躁不安、谵妄、惊厥，甚至引起脑水肿、呼吸节律改变和昏迷。

（2）心血管系统：开始时出现代偿性心率增快，心搏量增加，血压增高。当缺氧严重时，则出现心率减慢，血压降低，心律失常，同时还可引起肺小动脉收缩，肺动脉高压，导致肺心病的出现。

（3）呼吸系统：缺氧可通过刺激颈动脉窦和主动脉体的化学感受器，反射性地增加通气量，但其对呼吸的影响远较 CO_2 为小。

（4）其他：缺氧可损害肝细胞，使转氨酶增高。轻度缺氧使肾血流量、肾小球滤过率增加，但当 PaO_2 下降至 40mmHg 时，肾血流量开始减少，肾功能受到抑制，出现蛋白尿、血尿和氮质血症。慢性缺氧通过肾小球旁细胞产生促红细胞生成素因子，刺激骨髓，引起继发性红细胞增多。

3.二氧化碳潴留的临床表现

（1）中枢神经系统：CO_2 潴留使血管扩张，脑血流量增加，早期起到代偿作用，如果病情持续或加重时，出现脑水肿，颅内压增高。由于 pH 值下降，引起细胞内酸中毒，初期抑制大脑皮层，表现为嗜睡，随后皮层下刺激增强，间接引起皮层兴奋，表现为躁动不安、兴奋、肌肉抽搐、失眠等。晚期则皮层和皮层下均受到抑制而出现"二氧化碳麻醉"，病人表现为肺性脑病的症状。

（2）心血管系统：早期使血管运动中枢和交感神经兴奋，回心血量增加，使心率增快，血压升高，脉搏有力，也可引起肺小动脉收缩，导致肺心病。

（3）呼吸系统：CO_2 潴留可兴奋呼吸中枢，使呼吸加深加快。但随着 CO_2 浓度的增加，呼吸中枢反而受到抑制。

4.酸碱平衡失调与电解质紊乱

在 Ⅱ 型呼吸衰竭中呼吸性酸中毒最为常见，主要是因为肺泡通气不足，导致 CO_2 在体内潴留引起。病情较重者可合并代谢性酸中毒，多由于无氧代谢引起乳酸增加和无机盐积聚所致。另外，由于利尿剂的使用、大量葡萄糖的输入、皮质激素的应用等，可导致低钾、低氯血症，以及肾功能障碍等，都可引起代谢性碱中毒。少数病人可因机械过度通气导致呼吸性碱中毒，甚至还可出现三重酸碱失衡。酸碱失调时，又与电解质紊乱密切相关，如酸中毒时，细胞外 H^+、Na^+ 进入细胞内，而 K^+ 自细胞内移到细胞外，产生高钾血症；碱中毒时则相反。其他尚有低氯血症，低钠、低钙和低镁血症等。

5.肺性脑病

发生的原因主要是呼吸性酸中毒使脑细胞内 H^+ 浓度增加，pH 值下降导致脑组织酸中毒所致。低氧血症对于肺性脑病的发生居次要地位。临床表现为头痛、淡漠不语、多汗、嗜睡，随着 $PaCO_2$ 增加而出现兴奋、躁动不安、抽搐及无意识动作和行为、幻听等精神症状，最后昏迷、死亡。

6.其他表现

其他尚可出现肺心病、心力衰竭、胃肠道出血、肾功能不全、DIC 等。

三、诊断

临床上根据血气分析的结果，以 $PaO_2 < 60mmHg$ 和（或）伴有 $PaCO_2 > 50mmHg$ 作为诊断呼吸衰竭的标准。若仅 $PaO_2 < 60mmHg$，$PaCO_2$ 正常或低于正常时，即为 Ⅰ 型呼吸衰竭，若 $PaO_2 < 60mmHg$，$PaCO_2 > 50mmHg$ 时，即为 Ⅱ 型呼吸衰竭。

四、救治措施

呼吸衰竭的急救原则是迅速改善通气，积极控制感染，纠正缺氧和二氧化碳潴留，为基础疾病的治疗争取时间和创造条件。

1.保持呼吸道通畅

（1）清除呼吸道异物：清除堵塞于呼吸道的分泌物、血液、误吸的呕吐物或其他异物，解除梗阻，改善通气。对痰液黏稠者，可用祛痰药，如溴己新、祛痰合剂、氯化铵、氨溴索等，无效者注意增加水分，多饮水和静脉补液（不少于 $1000 \sim 1500mL/d$），并用药物雾化吸入或超声蒸气雾化吸入。常用吸入药物：①庆大霉素 4 万单位＋地塞米松 5mg＋氨茶碱 0.25g＋生理盐水 20mL；②糜蛋白酶 $5 \sim 10mg$＋生理盐水 20mL；③青霉素 G40 万单位＋链霉素 0.5g＋氨茶碱 0.25g＋α-糜蛋白酶 5mg＋生理盐水 20mL。对咳痰无力者，可采用翻身、拍背、体位引流等措施帮助排痰。病情严重者，可用纤维支气管镜进入气管、支气管进行冲洗、抽吸。

（2）解除支气管痉挛：①避免诱发因素，引起支气管痉挛的因素很多，除疾病本身外，吸痰操作不当，吸入高浓度干燥氧过久、吸入气过冷、气管内给药浓度过高或药量过多等均可加重气管痉挛。②氨茶碱是最常用的药物，剂量 $0.25 \sim 0.5g$，加入 5% 葡萄糖液 250mL 缓慢静滴，一般每日不超过 1.0g,也可用 0.25g 溶入 25％葡萄糖液 40mL 内缓慢静注。该药直接舒张支气管平滑肌,而且还有兴奋延髓呼吸中枢、提高膈肌收缩力、降低肺动脉阻力及利尿、强心的作用。但剂量过大会引起恶心、呕吐等症状,严重时有心悸、兴奋、心律失常等。老年人、心肾功能减退者应减量,或改用副作用较少的二羟丙茶碱,用量为 0.25～0.5g 加入 5％葡萄糖液 250mL 静滴。③β_2 受体兴奋药,常用的有沙丁胺醇、特布他林、沙美特罗(强力安喘通)、丙卡特罗(美喘清)等,气雾剂有沙丁胺醇(喘乐宁、舒喘宁)、特布他林(喘康速)等。④肾上腺皮质激素多用于重症支气管痉挛者,地塞米松 10～20mg/d 或氢化可的松 200～400mg/d,一般3～5d 后减量。

(3)机械通气:当上述方法仍不能改善通气时,应立即建立人工气道。病情变化急剧,危及生命,意识障碍者,应立即行气管插管;其他如肺性脑病或其早期,经氧疗、呼吸兴奋药等积极治疗后,PaO_2 继续下降,$PaCO_2$ 继续升高,自主呼吸微弱、痰液不易排出等情况下也应建立人工气道。应急时可行气管插管,但不宜久置。估计病情不能短期恢复者,应行气管切开,长时间的切开时,要加强消毒隔离等护理手段和抗感染治疗,注意继发感染的发生。过分干燥的气体长期吸入将损伤呼吸道上皮细胞,使痰液不易排出,细菌容易侵入而发生感染。因此,保证病人有足够液体摄入,保持气道的湿化是相当重要的,气道滴入的量以 250mL/d 左右为宜。目前已有多种提供气道湿化作用的湿化器或雾化器装置,可以直接使用或与呼吸机连接应用。湿化是否充分的标志就是观察痰液是否容易咳出或吸出。

2.氧气疗法

氧疗的指证:低氧血症(PaO_2<80mmHg),即是氧疗的指证。一般根据 PaO_2 的不同,将低氧血症分为 3 种类型,轻度 PaO_2 为 60～80mmHg,40～60mmHg 为中度,<40mmHg 为重度低氧血症。吸氧浓度亦分为低浓度(<35％)、中浓度(35％～50％)、高浓度(>50％)。轻度低氧血症一般不需要氧疗。

(1)Ⅰ型呼吸衰竭病人,多为急性病,以缺氧为主,因不伴有 CO_2 潴留,氧浓度可以提高到50％,流量 4～5L/min,将 PaO_2 提高到 70～80mmHg。待病情稳定后,逐渐减低氧浓度。吸氧浓度可按下列公式推算:实际吸氧浓度(％)＝21＋4×O_2 流量(L/min)。

(2)Ⅱ型呼吸衰竭病人既有缺氧,又有 CO_2 潴留,宜用低流量(1～2L/min)、低浓度(24％～28％)持续吸氧。力争在短期内将 PaO_2 提高到 60mmHg 或以上,将 $PaCO_2$ 降至55mmHg 以下。若在氧疗过程中 PaO_2 仍低于 60mmHg,$PaCO_2$＞70mmHg,应考虑机械通气。

(3)吸氧途径:常规有鼻塞法、鼻导管法、面罩法等 6 对危重病人常规吸氧无效时,应考虑气管插管或气管切开进行机械通气治疗。吸入氧温度应保持在 37℃,湿度 80％左右。

(4)氧疗有效的指证:发绀减轻或基本消失,呼吸改善、平稳,神志好转,心率减慢,瞳孔恢复正常,出汗减少等。实验室检查:无 $PaCO_2$ 增高时,PaO_2＞60mmHg,有 $PaCO_2$ 增高时,PaO_2 应达到 50～60mmHg。

3.呼吸兴奋药的使用

呼吸衰竭经常规治疗无效,PaO_2 过低,$PaCO_2$ 过高,或出现肺性脑病表现或呼吸节律、频率异常时,均可考虑使用。常用药物如下。

（1）尼可刹米（可拉明）：直接兴奋呼吸中枢，使呼吸加深加快，改善通气。0.375～0.75g 静脉缓慢推注，随即以 3.0～3.75g 溶于 5％葡萄糖液 500mL 内静脉滴注。总量＜5.0g/d。一般 3d 为一疗程，无效即停用。副作用有恶心、呕吐、颜面潮红、肌肉抽动等。

（2）洛贝林（山梗菜碱）：3～9mg 静脉推注，2～4h 一次，或 9～15mg 加入液体静滴，可与尼可刹米交替使用。

（3）二甲弗林（回苏林）：8～16mg 加入液体静滴，起效快，维持时间长。

（4）多沙普仑（吗乙苯吡酮）：除具有兴奋呼吸中枢作用外，还可通过颈动脉体化学感受器反射性地兴奋呼吸中枢。该药特点是呼吸兴奋作用强，安全范围大，对改善低氧血症和高碳酸血症优于其他呼吸兴奋药。剂量：100mg 加入液体 500mL 中以 1.5～3mg/min 静滴。

4.纠正酸碱失衡与电解质紊乱

（1）呼吸性酸中毒：治疗原则是改善通气，增加肺泡通气量，促使二氧化碳排出。当 pH 值＜7.30 时应用氨丁三醇（THAM）进行纠正，它与二氧化碳结合后形成 HCO_3^-，使 $PaCO_2$ 下降，提高 pH 值。用法：3.64％THAM"溶液 200mL 加 5％葡萄糖 300mL 静脉滴注，每日 1～2 次。快速大量滴注可致低血糖、低血压、恶心、呕吐、低血钙和呼吸抑制。值得注意的是，如果呼吸性酸中毒病人的 HCO_3^- 增高或正常时，不要急于使 $PaCO_2$ 下降过快，否则当 $PaCO_2$ 突然降至正常时，而 HCO_3^- 不能及时降低，导致呼吸性酸中毒过度代偿，出现碱中毒。

（2）代谢性酸中毒：如果合并有呼吸性酸中毒，$PaCO_2$ 增高，缺氧纠正后即可恢复，可不给碱性药，尤其不宜使用碳酸氢钠，因碳酸氢钠分解后形成更多的二氧化碳，使 $PaCO_2$ 更加增高。但如果 HCO_3^- 明显降低，pH 减低严重者可少量补碱，选用 THAM 为宜。单纯 HCO_3^- 减低，$PaCO_2$ 正常时，当 pH＜7.20 时可予补碱。

（3）代谢性碱中毒：多由于利尿剂、皮质激素等药物的使用，导致低钾、低氯性碱中毒，所以要积极补充氯化钾、谷氨酸钾、氯化铵等，严重者可补酸性药物如盐酸精氨酸。

（4）电解质紊乱：常见有低钾血症、低氯血症、低钠血症等，其原因与摄入不足或排出过多有关，尤其是与利尿剂的使用不当有关，治疗措施是找出原因，补充相应电解质。

5.控制感染

呼吸道感染是引起呼吸衰竭或诱发慢性呼吸衰竭急性加重的主要原因，迅速有效地控制感染是抢救呼吸衰竭的重要措施。应在保持呼吸道引流通畅的情况下，根据细菌及药物敏感试验的结果选择有效的抗生素。而且应该注意：①如果没有痰培养的条件，应联合使用抗生素；②以大剂量、静脉滴注为主；③不可停药过早，以免复发；④一般在急性发作缓解后仍巩固治疗 3～5d，如用药 2～3d 无效时可更换或加用抗生素；⑤对广谱抗生素使用时间长、剂量大、又同时使用糖皮质激素的病人，要注意有继发真菌感染的可能。

6.其他疗法

（1）营养支持：由于呼吸衰竭病人的呼吸做功增加，且多伴有发热，导致能量消耗增加，加上感染不易控制，呼吸肌容易疲劳，因此，应给病人补充营养，以满足机体的需要。常用鼻饲高蛋白、高脂肪和低碳水化合物饮食以及多种维生素。必要时补充血浆、人血白蛋白、脂肪乳、氨基酸等。

（2）脱水疗法：缺氧和二氧化碳潴留均可导致脑水肿，肺性脑病病人更是如此，故应进行脱水疗法。但过多的脱水又可引起血液黏度增加，痰不易咳出，所以脱水以轻或中度为宜。

（3）糖皮质激素：激素具有减轻脑水肿、抗支气管痉挛、稳定细胞溶酶体膜和促进利尿等作用，常用于严重支气管痉挛、肺性脑病、休克和顽固性右心衰竭病人的治疗。用量为泼尼松10mg口服，3次/天，或氢化可的松100～300mg/d、地塞米松10～20mg/d静脉滴注，减量时注意逐步递减。

（4）防治并发症：对于出现心律失常、心力衰竭、休克、消化道出血、DIC等并发症，要予以相应的治疗和防治措施。

第三节　误吸性肺炎

误吸性肺炎系误吸入胃液、颗粒性物质或分泌物以及其他刺激性液体和碳氢化合物，引起的肺部损伤，严重者可发生呼吸衰竭或ARDS。

一、病因

正常人由于喉保护性反射和吞咽的协同作用，一般食物或异物不易进入下呼吸道，即使误吸入少量液体亦可通过咳嗽等正常防御机制被清除。但在下述情况时，则可能发生误吸性肺炎。

1.意识障碍

如全身麻醉、脑卒中、癫痫发作、麻醉剂、镇静剂或乙醇过量等，机体防御功能减弱或消失。

2.食管病变

如贲门失弛缓症、食管癌肿、Zenker食管憩室，食物下咽受阻。

3.医源性因素

如胃管刺激咽部引起呕吐，洗胃操作不当返流，气管插管或气管切开影响喉功能，可将呕吐物吸入气道，老年人因反应性差更易误吸。

4.其他因素

许多因素可引起油脂吸入，如长期使用油性滴鼻剂或服用液状石蜡作为缓泻剂，婴幼儿和老年卧床病人可不慎吸入牛奶或鱼肝油。健康人可因操作不慎，误吸入挥发性碳氢化合物（汽油、煤油）和矿物油等。

二、发病机制

由于吸入物的性质不同而表现为化学性肺炎、下呼吸道细菌感染及下呼吸道机械性梗阻。

1.化学性肺炎

系吸入的物质对肺脏的直接损害引起。最常见的类型是吸入胃分泌物之后的胃酸性肺炎（Mendelson综合征）。其严重程度与胃液中盐酸浓度、吸入量以及在肺内分布情况有关。吸入液体量达50mL即能引起损害，吸入胃酸的pH＜3时可直接损伤肺组织，发生出血、坏死、瘀血、中性粒细胞浸润等病理改变。

胃液吸入后其酸度可立即被中和。尽管肺泡在强酸下暴露的时间极短,但肺泡上皮的通透性立即持续亢进,产生继发性肺损害。其机制是通过补体、细胞因子如肿瘤坏死因子($TNF-\alpha$)及白介素-8($IL-8$)的激活、白三烯 B_4(LTB_4)及血栓素 B_2(TXB_2)的产生等,使中性粒细胞激活,释放氧自由基、弹性蛋白酶损害血管内皮细胞、肺泡上皮细胞等引起肺水肿。误吸后还可引起肺以外脏器的损害,其机制与继发性肺损害一样,在酸刺激下,血小板释放 TXB_2,TXB_2 可引起肺泡巨噬细胞及中性粒细胞产生 LTB_4。TXB_2,LTB_4 引起中性粒细胞激活的结果,导致继发性脏器损害。已明确内毒素引发的多脏器功能衰竭与 $TNF-\alpha$、$IL-1$、$IL-8$ 等炎症性细胞因子相关,特别是 $TNF-\alpha$ 起到重要作用。胃酸吸入后还可产生一氧化氮(NO),NO 具有消除活性氧及过氧化脂质的作用,其与活性氧反应后生成强力的氧化活性物质,可能具有细胞毒性损害。

此外,胃酸破坏上皮和内皮的连接产生逸漏,形成肺水肿和表面活性物质活性降低,使肺顺应性降低,肺内分流增加,通气血流比和弥散减少,造成血 PaO_2、$PaCO_2$ 降低,形成呼吸性碱中毒。

吸入碳氢化合物的病理过程与胃酸吸入相仿,因其表面张力低,吸入后即在肺部大面积扩散,并致表面活性物质失活,更易产生肺不张、肺水肿导致严重低氧血症。

吸入不同植物油、矿物油、动物油则形成类脂性肺炎。

2.下呼吸道细菌感染

为吸入性肺炎的最常见类型,主要由齿龈缝内的厌氧菌引起,常有需氧菌与其形成协同作用,故混合感染多见。

3.下呼吸道机械性阻塞

可因吸入中性液体或颗粒性物质而引起(如溺水者、严重意识障碍病人可能吸入非酸性胃内容物或喂进的食物)。颗粒性物质(如花生米)也可能停留在下呼吸道内,一般见于儿童,成人也可发生。

三、临床表现

1.化学性肺炎

在吸入胃内容物后 1~2h,出现急性呼吸困难。呼吸急促,可有支气管痉挛,常见发绀、心动过速、低热或早期出现高热,往往咳粉红色泡沫状痰。可出现血压下降,早期为反射性引起,后期则为血容量不足所致,肺动脉压也可下降,严重者出现 ARDS 表现。

胸部 X 线示两肺散在不规则片状边缘模糊阴影,肺内病变分布与吸入时体位有关,常见于中下肺野,以右肺多见。发生肺水肿时,则两肺出现的片状、云絮状阴影融合成大片状,从肺门向外扩散,以两肺中内带为明显,与心源性急性肺水肿的 X 线表现相似,但心脏大小和外形正常,无肺静脉高压征象。动脉血气分析可见 PaO_2、$PaCO_2$ 降低,呈呼吸性碱中毒。

根据吸入量、吸入物 pH 和病人状态,有不同的转归。其中误吸后需要接受人工呼吸的病人演变为 ARDS 者死亡率高,约 10% 病人吸入后不久可致死亡。多数病人在 24~36h 后,临床趋向稳定,X 线示 4~7d 后病变吸收,部分病人在好转后又可出现肺内继发感染。如为误吸入汽油和煤油,则出现呼吸道刺激症状,如咳嗽、呼吸困难、胸痛。导致化学性肺炎者有剧烈咳嗽、咯血痰或血性泡沫痰、发绀。对中枢神经系统作用为先兴奋、后抑制,可表现乏力、恍惚、酒醉状态,肌肉纤维颤动、运动失调,严重者烦躁不安、谵妄、惊厥、昏迷。

2.下呼吸道细菌感染

病情进展比胃酸性肺炎缓慢。常见的症状即细菌性感染的症状,出现咳嗽、发热和脓性痰。肺部 X 线检查显示受累的肺段浸润,在一定程度上由病人吸入时的体位所决定。当有厌氧菌感染时常见的后果为肺坏死并由于有支气管胸膜瘘或空腔(即肺脓肿)而出现脓胸。由于咳痰对检查厌氧菌无意义,所以一般用气管内抽出物作为标本。在医院以外发生吸入性肺炎,一般有厌氧菌感染;医院内的吸入性肺炎除涉及厌氧菌以外,还涉及其他细菌,包括革兰阴性杆菌和金黄色葡萄球菌感染。这种差别对药物选择非常重要。

3.下呼吸道机械性阻塞

症状取决于阻塞体大小及阻塞气道的直径。气管高位阻塞可产生急性窒息,往往出现失音和迅速死亡。较远端的气道阻塞会造成刺激性咳嗽,往往伴有阻塞远端的反复感染。胸部 X 线检查在呼气时可清楚看到患侧肺膨胀不全或膨胀过度,部分阻塞使心脏阴影在呼气时向健侧移动。另一诊断线索是同样的肺段有反复肺实质感染。

四、诊断

根据临床病史及 X 线表现,诊断不难。通常病人在吸入胃内容物后 1~2h 出现气促,进展快,伴发绀、心动过速,随之 X 线见肺部渗出阴影,多数在 1~2d 后病情趋向稳定,肺部阴影逐渐消散。由于支气管分泌液和肺水肿液的中和作用,气管吸引物 pH 值测定并无价值。

五、治疗和预防

预防误吸性肺炎的主要措施为防止食物或胃内容物吸入,如手术麻醉前应充分让胃排空,围麻醉期特别是麻醉诱导期间可应用 H_2 受体拮抗剂预防呕吐,对昏迷病人尽早置胃管,根据病情采取头低或侧卧位,必要时作气管插管或气管切开,加强护理,严格无菌操作与严密消毒。

1.化学性肺炎

紧急情况下立即给高浓度氧吸入,及早应用纤维支气管镜或气管插管反复气道吸引、冲洗,保持呼吸道通畅,加用呼气末正压通气治疗。纠正血容量不足可用白蛋白或低分子右旋糖酐等。为避免左心室负担过重和胶体渗漏入肺间质,可使用利尿剂。对肺损害尚无特效疗法。因为损伤是突然发生的,而且酸性物质很快被肺分泌物中和,所以恢复化学性损伤的机会很小。

肾上腺糖皮质激素可能有减少炎症反应、缓解支气管痉挛、稳定溶酶体膜等作用,但效果尚未证实,有时反而导致继发感染。抗生素只用于控制继发感染。有抽搐及精神不安时可给镇静剂,有脑水肿、肺水肿者及时对症处理。

2.下呼吸道细菌感染

主要治疗办法是针对病原体使用抗生素。在开始使用或更换抗生素治疗之前应作细菌培养和药敏试验,但有时在未获检验结果之前即需根据临床细菌学拟诊和对药物敏感性的判断开始用药。需氧菌感染一般对亚胺培南和头孢哌酮敏感,对头孢他啶、头孢噻肟和阿米卡星敏感性较低;厌氧菌感染首选替硝唑,其次为甲硝唑和氯霉素,对林可霉素的敏感性较差;有腐败性肺脓肿者有时克林霉素效果较好。因混合性感染多见,故应联合应用抗厌氧菌和需氧菌的药物。在治疗误吸感染时皮质类固醇和免疫抑制剂的药量应减少。对严重粒细胞异常的病人确已发生感染者输以粒细胞可能会有好处。

3.下呼吸道机械性阻塞

主要治疗为吸出阻塞物,经常借助于支气管镜。如合并感染,及时处理。

第四节　肺　栓　塞

一、概述

1.概念

肺检塞(pulmonary embolism)是指栓子进入肺动脉及其分支,阻断组织血液供应所引起的病理和临床状态。常见的栓子是血栓,其余为少见的新生物细胞、脂肪滴、气泡、静脉输入的药物颗粒甚至导管头端引起的肺血管阻断。由于肺组织受支气管动脉和肺动脉双重血供,而且肺组织和肺泡间也可直接进行气体交换,所以大多数肺栓塞不一定引起肺梗死。

2.流行病学

肺动脉栓塞(pulmonary embolism,PE)是欧美发达国家最常见致死性急症。在美国的肺栓塞病死率排在第3位(前2位是恶性肿瘤和心肌梗死)。也有报道近年来随着成年人接受抗凝治疗的增加,发病率呈减少趋势。美国尸体解剖研究表明在不明死亡的住院病人中,大约有60%死于肺栓塞,其误诊率高达70%。肺栓塞在我国一直被认为是少见病,近10年来有关临床流行病学调查,发现病例数呈稳步上升趋势。我国尚无确切的流行病学资料,但阜外医院报道的900余例心肺血管疾病尸检资料中,肺段以上大血栓堵塞者达100例(11%),占风湿性心脏病尸检的29%,心肌病的26%,肺心病的19%,说明心肺血管疾病也常并发肺栓塞。

二、病因分类及发病机制

1.血栓形成

肺栓塞常是静脉血栓形成的并发症。栓子通常来源于下肢和骨盆的深静脉,通过循环到肺动脉引起栓塞。但很少来源于上肢、头和颈部静脉。血流淤滞,血液凝固性增高和静脉内皮损伤是血栓形成的促进因素。因此,创伤、长期卧床、静脉曲张、静脉插管、盆腔和髋部手术、肥胖、糖尿病、避孕药或其他原因的凝血机制亢进等,容易诱发静脉血栓形成。早期血栓松脆,加上纤溶系统的作用,故在血栓形成的最初数天发生肺栓塞的危险性最高。

2.心脏病

为我国肺栓塞的最常见原因,占40%。几乎遍及各类心脏病,合并房颤、心力衰竭和亚急性细菌性心内膜炎者发病率较高。以右心室血栓最多见,少数亦源于静脉系统。细菌性栓子除见于亚急性细菌性心内膜炎外,亦可由于起搏器感染引起。前者感染性栓子主要来自三尖瓣,偶尔先天性心脏病人二尖瓣赘生物可自左心经缺损分流进入右心而到达肺动脉。

3.肿瘤

在我国为第2位原因,占35%,远较国外6%为高。以肺癌、消化系统肿瘤、绒癌、白血病等较常见。恶性肿瘤并发肺栓塞仅约1/3为瘤栓,其余均为血栓。据推测肿瘤病人血液中可能存在凝血激酶(thromoboplastin)以及其他能激活凝血系统的物质如组蛋白、组织蛋白酶和蛋白水解酶等,故肿瘤病人肺栓塞发生率高,甚至可以是其首现症状。

4.妊娠和分娩

肺栓塞在孕妇数倍于年龄配对的非孕妇,产后和剖宫产术后发生率最高。妊娠时腹腔内压增加和激素松弛血管平滑肌及盆静脉受压可引起静脉血流缓慢,改变血液流变学特性,加重静脉血栓形成。此外伴凝血因子和血小板增加,血浆素原-血浆素蛋白溶解系统活性降低。但这些改变与无血栓栓塞的孕妇相比并无绝对差异。羊水栓塞也是分娩期的严重并发症。

5.其他

少见的病因有长骨骨折致脂肪栓塞,意外事故和减压病造成空气栓塞,寄生虫和异物栓塞。没有明显的促发因素时,还应考虑到遗传性抗凝因素减少或纤维蛋白溶酶原激活抑制药的增加。

三、病理生理

大多数急性肺栓塞可累及多支肺动脉,栓塞的部位为右肺多于左肺,下叶多于上叶,但少见栓塞在右或左肺动脉主干或骑跨在肺动脉分叉处。血栓栓子机化差时,通过心脏途径中易形成碎片栓塞在小血管。若纤溶机制不能完全溶解血栓,24h后栓子表面即逐渐为内皮样细胞被覆,2～3周后牢固贴于动脉壁,血管重建。早期栓子退缩,血流再通的冲刷作用,覆盖于栓子表面的纤维素、血小板凝集物及溶栓过程,都可以产生新栓子进一步栓塞小的血管分支。栓子是否引起肺梗死由受累血管大小、阻塞范围、支气管动脉供给血流的能力及阻塞区通气适当与否决定。肺梗死的组织学特征为肺泡内出血和肺泡壁坏死,但很少发现炎症,原来没有肺部感染或栓子为非感染性时,极少产生空洞。梗死区肺表面活性物质丧失可导致肺不张,胸膜表面常见渗出,1/3为血性。若能存活,梗死区最后形成瘢痕。

肺栓塞后引起生理无效腔增加,通气效率降低,但由于急性肺栓塞可刺激通气,增加呼吸频率和每分通气量,通常抵消了生理无效腔的增加,保持 $PaCO_2$ 不升高甚至降低。肺泡过度通气与低氧血症无关,甚至不能由吸氧消除。其机制尚不清楚,推测与血管栓塞区域肺实质的反射有关。虽然 $PaCO_2$ 通常降低,但神经肌肉疾患,胸膜剧烈疼痛和肺栓塞严重病人不能相应增加通气代偿增加的生理无效腔时,可出现 CO_2 潴留。急性肺栓塞时常见 PaO_2 降低,通气/血流比值失调可能是其主要机制,局部支气管收缩,肺不张和肺水肿为其解剖基础。如果心排血量不能与代谢需要保持一致,混合静脉血氧分压将降低,可进一步加重通气/血流比值失调和低氧血症。

肺栓塞的机械性直接作用和栓塞后化学性与反射性机制引起的血流动力学反应是比较复杂的。数目少和栓子小的栓塞不引起肺血流动力学改变。一般说肺血管床阻塞＞30％时,平均肺动脉压开始升高,＞35％时右心房压升高,肺血管床丧失＞50％时,可引起肺动脉压、肺血管阻力显著增加,心脏指数降低和急性肺心病。反复肺栓塞产生持久性肺动脉高压和慢性肺心病。在原有心肺功能受损病人,肺栓塞的血流动力学影响较通常病人远为突出。

四、临床表现

1.症状

肺栓塞的临床表现可从无症状到突然死亡。常见的症状为呼吸困难和胸痛,发生率均达

80%以上。典型症状:呼吸困难、胸痛和咯血称为肺栓塞三联征。胸膜性疼痛为邻近的胸膜纤维素炎症所致,突然发生者常提示肺梗死。膈胸膜受累可向肩或腹部放射。如有胸骨后疼痛,颇似心肌梗死。慢性肺梗死可有咯血。其他症状为焦虑,可能为疼痛或低氧血症所致。晕厥常是肺梗死的征兆,当大块肺栓塞或重症肺动脉高压时,可引起一过性脑缺血,表现为晕厥,可为肺栓塞的首发症状。应特别强调的是,临床表现为典型肺栓塞三联征的病人不足 20%。

2.体征

常见的体征为呼吸增快、发绀、肺部湿啰音或哮鸣音,肺血管杂音,胸膜摩擦音或胸腔积液体征。循环系统体征有心动过速,P_2 亢进及休克或急慢性肺心病相应表现。约40%病人有低至中等度发热,少数病人早期有高热。心动过速和血压下降通常提示肺动脉主干栓塞,大块肺栓塞,发绀提示病情严重。胸部检查可无任何异常体征。重症慢性栓塞性肺动脉高压可并发心包积液。

栓子主要来源于急性血栓性静脉炎病人的下肢静脉。因此,下肢深静脉血栓形成(deep venous thrombosis,DVT)对诊断肺栓塞有重要意义。

五、诊断

任何呼吸困难、胸痛、咳嗽和咯血的病人都要考虑急性肺栓塞。

(1)对于被怀疑急性肺栓塞的病人,都要根据其病史、症状和体征,进行临床可能性评分(PTP)(表 3-1)。

表 3-1　肺栓塞临床可能性测评表(PTP)

肺栓塞临床可能性 (低度<2.0 单位;中度 2.0~6.0 单位;高度>6.0 单位)	分值	病人得分
深静脉血栓的临床症状和体征	3.0	
不能以其他疾病解释 (alternativediagnosis less likely than PE)	3.0	
心率>100	1.5	
四周内有制动或外科手术史	1.5	
既往深静脉血栓或肺栓塞病史	1.5	
咯血	1.0	
恶性肿瘤	1.0	
合计		
临床可能性		

(2)怀疑肺栓塞应立即行 D-二聚体检查。D-二聚体(D-Dimer)是纤维蛋白单体经活化因子交联后,再经纤溶酶水解所产生的一种特异性降解产物,是一个特异性的纤溶过程标记物。D-二聚体来源于纤溶酶溶解的交联纤维蛋白凝块。急性肺栓塞时血浆含量增加,敏感性高,但特异性不强,应排除手术、外伤和急性心肌梗死。如 D-二聚体低于 500ng/mL,可排除急性肺

栓塞诊断,不必做肺动脉造影。

（3）70％以上的 PE 病人表现为心电图异常,但无特异性,多在发病后即刻出现,并呈动态变化。约 50％的病人表现为 V1-V4 的 ST-T 改变,其他有右束支传导阻滞、肺性 P 波、电轴右偏、顺钟向转位等,典型的 SIQⅢTⅢ较少出现。

（4）80％PE 病人 X 线胸片有异常,其中 65％表现为肺实变或肺不张,48％表现为胸膜渗出。最典型的征象为横膈上方外周楔形致密影（Hampton 征）,但较少见。

（5）肺动脉造影（CTPA）可明确诊断肺栓塞,对急性非大面积肺栓塞可疑病例可列为首选,并在就诊 24h 内完成。CTPA 不仅能证实肺栓塞,而且还能观察到受累肺动脉内栓子的大小、具体部位、分布、与管壁的关系,以及右心房、右心室内有无血栓,心功能状态、肺组织灌注情况、肺梗死病灶及胸腔积液等。另外 CTPA 也有可能识别肺血管堵塞还是血管梗死引起的充盈缺失。

（6）肺动脉造影是诊断肺栓塞的"金标准",敏感性 98％,特异性 95％～98％,但它属于有创检查,应严格掌握适应证。

（7）通气-血流灌注比值显像（ventilationperfusionratio,V/Q）典型的征象是呈肺段分布的肺灌注缺损,但特异性不高,V/Q 对诊断亚段及以下的肺栓塞和慢性肺栓塞性肺动脉高压有独到价值。

（8）超声心动图（UCG）能发现 PE 引起的右心室负荷过重和改变,在提示诊断和排除其他心血管病方面具有重要价值。但在肺动脉近端发现栓子才能确诊 PE。

经食管超声检查对 PE 的诊断具有重要价值,经食管超声较前者显像清晰,在约 80％PE 病人中可见到心内或中心肺动脉的栓子以及右心室负荷过重的征象。

六、鉴别诊断

肺栓塞易与肺炎、胸膜炎、气胸、慢阻肺、肺肿瘤、冠心病、急性心肌梗死、充血性心力衰竭、胆囊炎、胰腺炎等多种疾病相混淆,需仔细鉴别。

1.呼吸困难、咳嗽、咯血、呼吸频率增快等呼吸系统表现为主的病人

多被诊断为其他的胸肺疾病如肺炎、胸膜炎、支气管哮喘、支气管扩张、肺不张、肺间质病等。

2.以胸痛、心悸、心脏杂音、肺动脉高压等循环系统表现为主的病人

易被诊断为其他的心脏疾病如冠心病（心肌缺血、心肌梗死）、风湿性心脏病、先天性心脏病、高血压病、肺源性心脏病、心肌炎、主动脉夹层等和内分泌疾病如甲状腺功能亢进。

3.以晕厥、惊恐等表现为主的病人

有时被诊断为其他心脏或神经及精神系统疾病如心律失常、脑血管病、痫病等。

七、治疗

(一)治疗原则

1.目标

抢救生命,稳定病情,使肺血管再通。

2.策略

主要是抗凝和溶栓,只有少数急危而又不适合药物治疗的病人,可采用介入或手术治疗。

(二)急救措施

发病后前 2d 最危险,病人应收入 ICU 连续监测血压、呼吸、心率、ECG、中心血压、血气。

1.一般处理

包括安静、吸氧、镇静、镇痛。

2.缓解迷走神经张力过高引起的肺血管痉挛和冠状动脉痉挛

阿托品 0.5～1.0mg,必要时追加罂粟碱 30mg,皮下或肌注。

3.呼吸循环功能支持

(1)合并有严重呼衰时,可采用机械通气(无创)、避免气管切开。

(2)右心功能不全、心排量↓在维持血压的前提下,可应用一些血管扩张药及正性肌力的作用。

(3)控制进液量,以免加重右心扩张,进一步影响心排出血。

(三)溶栓治疗

溶栓治疗主要用于血流动力学不稳定者的急性大面积肺栓塞。

1.溶栓药物

(1)纤维蛋白特异性:常用药物如重组组织型纤溶酶原激活物(rt-PA),具有纤维蛋白特异性,溶栓作用强,半衰期短,减少了出血的不良反应,用药后不会发生过敏反应。

(2)非纤维蛋白特异性:链激酶(SK)、尿激酶(UK),其特征是溶栓作用较强,但缺乏溶栓特异性,即在溶解纤维蛋白同时也降解纤维蛋白原,易导致严重的出血反应。

2.静脉溶栓疗法

(1)组织型纤溶酶原激活剂突变体 ReteplaSe(r-PA)10U 静脉注射 2 次,给药间隔时间在 30 分钟以上。

(2)重组组织型纤溶酶原激活物(rt-PA,Activase)100mg 静脉滴注,持续时间 2h 以上。

(3)尿激酶 2 万 U/kg 加入 250mL 液体中 2h 静脉滴注。

3.溶栓治疗有效的指征

(1)症状减轻,特别是呼吸困难好转。

(2)呼吸频率和心率减慢,血压升高,脉压增宽。

(3)动脉血气分析,PaO_2 上升,$PaCO_2$ 回升,pH 下降,合并代谢性酸中毒者 pH 回升。

(4)心电图示急性右心室扩张的表现减轻,如电轴左移,不完全性或完全性右束支传导阻滞。

(5)胸部 X 线平片显示,肺血管纹理减少或稀疏区血流变多,肺血分布不匀改善。

(6)超声心动图表现:室间隔左移减轻;右心房室内径变小;右心室运动功能改善。

(四)抗凝治疗

对高度可疑肺栓塞者包括高龄病人应即开始抗凝治疗,防止血栓蔓延和复发。肺栓塞 UK 或 SK 溶栓同时不用抗凝治疗,rt-PA 溶栓同时可用抗凝治疗。不论应用何种溶栓药物,溶栓后常规应用抗凝治疗,多采用肝素和华法林(warfarin)。溶栓后即刻测定 APTT,当 APTT 小于正常对照基础值的 2.0 倍时开始应用抗凝治疗。

1.精制肝素

首先给予 5000U 静脉注射,随后 30 000U 加入 48mL 生理盐水中于 24h 滴完(2mL/h)。

2.低分子肝素

低分子肝素(LMWH)副作用小,疗效好,适应证广。

3.华法林

5～15mg/d PO qd 起效慢,抗凝疗程应足够长。

4.抗血小板药物

如阿司匹林不适合单独作为静脉血栓栓塞症的抗凝治疗。

(五)介入治疗

1.适应证

1998 年 Sors 提出导管介入治疗肺栓塞的适应证:急性大面积 PE、血流动力学不稳定者、溶栓疗效不佳或有禁忌者、经皮心肺支持(PCPS)禁忌或不能实施者并需要有经验丰富的导管操作组。我国国内在肺栓塞的治疗方面也做了许多工作,几家大医院已开展了急性肺栓塞的介入治疗,我们认为肺栓塞介入治疗的适应证包括:急性大面积肺栓塞伴进展性低血压、严重呼吸困难、休克、晕厥、心搏骤停;溶栓禁忌证者;开胸禁忌证者和(或)伴有极易脱落的下腔静脉及下肢静脉血栓者。

2.治疗方法

肺栓塞介入治疗主要包括以下几个方面。

(1)导管内溶栓:肺动脉内局部用药特别是小剂量时可减少出血并发症,但局部治疗的不利方面是需要通过肺动脉导管,故现已多采用外周静脉给药方法。

(2)导丝引导下导管血栓捣碎术:Thomas SR 报道可用旋转猪尾导管进行碎栓。Zwaan M 进行了一组体外实验包括 4 种装置:猪尾导管、clot buster 导管、Hydrolyser 导管以及改良的 hydrolyser 导管,结果发现在肺栓塞的治疗中,这 4 种装置均有效。猪尾导管虽然较简便,但同其他三种装置比较而言,它相对费时、粉碎栓子的效果弱而且 MiUer 积分也下降的不多。该作者认为在 4 种装置中 hydrolyser 导管是最有希望的。

(3)局部机械消散术(amplatzthrombecto-mydevice,ATD):是一种机械性的血栓切除装置,利用再循环式装置可以将血栓块溶解成 13pm 的微粒。应用 ATD 进行的肺动脉血栓切除术适用于致命性 PE、循环低血压者、不伴低血压的急性右心扩张者、有溶栓禁忌证者,其最适于中心型栓子,对新鲜血栓有较好疗效且无须完全溶解血栓。北京安贞医院已成功进行数例,疗效佳,该方法是很有前景的。

(4)球囊血管成形术:通过球囊扩张挤压血栓使得血栓碎裂成细小血栓,利于吸栓或溶栓。若急性肺栓塞合并肺动脉狭窄,球囊扩张还可使管腔扩大,必要时行支架置入术。

(5)导管碎栓和局部溶栓的联合应用:Thomas SR 报道用旋转猪尾导管破碎巨大血栓同时局部应用溶栓剂,48h 后肺动脉平均压明显下降,有效率为 60%,病死率为 20%。

此外还有一些介入治疗的方法如电解取栓术、负压吸引取栓术等。

急性肺栓塞的介入治疗安全性较高、技术难度不大,是一种有效方法,有着广阔的研究前景,但仍有待于进一步的补充与完善,特别是碎栓、吸栓的导管装置还有待于改进和创新。

（6）深静脉血栓的介入治疗：永久性腔静脉滤器置入术（IVC）。

主要适应证：虽经充分抗凝治疗仍再发静脉血栓者、下肢静脉近端反复血栓形成者和预防有绝对抗凝禁忌证者的 PE 的发生。

此外大面积肺栓塞或近端深静脉血栓溶栓前、慢性血栓栓塞性肺动脉高压外科手术前、高危病人骨科手术前等也可考虑应用滤器，但这种预防性的治疗方式的价值仍有待于进一步的评价，而且此类病人更适合应用临时性滤器。

应严格掌握 IVC 的适应证和禁忌证，目前的研究表明 IVC 并未延长首次出现静脉血栓栓塞病人的生存率，而且虽然 IVC 可以减少肺栓塞的发生率，但并未降低 DVT 的复发率，因此安置滤器后应长期口服华法林，维持 INR 在 2.0～3.0。

随访并发症和远期疗效。安置滤器后可能出现下肢静脉淤滞、阻塞以及滤器移行、脱落和静脉穿孔等并发症。

（六）外科治疗

1.急性肺栓塞的外科治疗

肺动脉血栓摘除术：早在 1961 年 Cooley 在体外循环下行肺动脉血栓摘除术就获得了成功。但直到现在，对于其适应证和手术时机的认识仍不统一。与慢性血栓栓塞性肺动脉高压不同，一般术中仅去除血栓，而不剥脱内膜。

主要用于伴有休克的大块 PE、收缩压低于 100mmHg，中心静脉压增高、肾衰竭、内科治疗失败或有溶栓禁忌证不宜内科治疗者。

急性肺栓塞的手术死亡率较高，国外一些资料报道可高达 80%。

2.慢性血栓栓塞性肺动脉高压的外科治疗

到目前为止，全世界文献可查的肺动脉血栓内膜剥脱术不足 1 500 例，大部分病例由美国圣地亚哥加州大学医院完成，手术死亡率降至 6.6%。

（1）手术适应证①HYHA 心功能Ⅲ或Ⅳ级者；②肺血管阻力＞30kPa/（L·s）；③肺动脉造影显示，病变起始于肺叶动脉起始处或近端；在支气管肺段也可以手术，但有肺血管阻塞解除不全的可能。

（2）术后处理：肺动脉血栓内膜剥脱术后主要生理变化是右心室后负荷减低和肺血重分布。

（3）手术危险因素：肺动脉血栓内膜剥脱术后主要死亡原因是肺再灌注损伤和肺动脉压力持续不降。

（4）远期疗效：肺动脉血栓内膜剥脱术通过减低右心后负荷，增加心排血量，改善通气血流比例失调等方面改善病人的症状。

八、预 防

肺栓塞的是可以导致病人死亡的严重并发症，预防发生非常重要。手术中及手术后要避免静脉受压，避免下肢静脉输液，术后病人采取头低脚高位有利于下肢静脉血充分回流，术后要间歇性下肢按摩，并鼓励病人做伸屈小腿的动作。隔日一次输注低分子右旋糖酐以及中药复方丹参可以有效预防肺栓塞的发生。

第五节　呼吸窘迫综合征

急性呼吸窘迫综合征(acute respiratorydistress syndrome，ARDS)是指肺内、外严重疾病导致以肺毛细血管弥漫性损伤、通透性增强为基础，以肺水肿、透明膜形成和肺不张为主要病理变化，以进行性呼吸窘迫和难治性低氧血症为临床特征的急性呼吸衰竭综合征。ARDS 是急性肺损伤发展到后期的典型表现。该病起病急骤，发展迅猛，预后极差，病死率高达 50％ 以上。ARDS 曾有许多名称，如休克肺、弥漫性肺泡损伤、创伤性湿肺、成人呼吸窘迫综合征(adult respiratorydis- tress syndrome，ARDS) 。其临床特征呼吸频速和窘迫，进行性低氧血症，X 线呈现弥漫性肺泡浸润。本症与婴儿呼吸窘迫综合征颇为相似，但其病因和发病机制不尽相同，为示区别，1972 年 Ashbanth 提出成人呼吸窘迫综合征(adult respiratorydistress syn-drome)的命名。现在注意到本征亦发生儿童，故欧美学者协同讨论达成共识，以急性(acute)代替成人(adult)，称为急性呼吸窘迫综合征，缩写仍是 ARDS。

一、病　因

诱发 ARDS 的原发病或基础疾病或始 动致病因子很多归纳起来大致有以下几 方面。

1.休克

各种类型休克，如感染性、出血 性心源性和过敏性等，特别是革兰阴性杆菌 败血症所致的感染性休克。

2.创伤

多发性创伤、肺挫伤、颅脑外 伤、烧伤、电击伤、脂肪栓塞等。

3.感染

肺脏或全身性的细菌、病毒、真 菌原虫等的严重感染。

4.吸入有毒气体

如高浓度氧、臭氧、氨 氟、氯、二氧化氮光气、醛类、烟雾等。

5.误吸

胃液(特别是 pH＜2.5)、溺水、羊水等。

6.药物过量

巴比妥类、水杨酸、氢氯噻 嗪、秋水仙碱、阿孢糖苷、海洛因、美沙酮、硫 酸镁、特布他林链激酶、荧光素等。毒麻药品 中毒所致的 ADRS 在我国已有报道，值得注意。

7.代谢紊乱

肝衰竭尿毒症、糖尿病酮症酸中毒。急性胰腺炎 2％～18％并发急性呼吸窘迫综合征。

8.血液系统疾病

大量输入库存血和错误血型输血、DIC 等。

9.其他

子痫或先兆子痫、肺淋巴管癌。肺出血-肾炎综合征系统性红斑狼疮、心肺复苏后，放射治疗器官移植等。

综上所述创伤、感染、休克是发生 ADRS 的三大诱因占 70％～85％,多种致病因子或直接作用于肺,或作用于远离肺的组织造成肺组织的急性损伤,而引起相同的临床表现。直接作用于肺的致病因子如胸部创伤、误吸、吸入有毒气体各种病原微生物引起的严重肺部感染和放射性肺损伤等;间接的因素有败血症。休克、肺外创伤药物中毒、输血、出血坏死型胰腺炎体外循环等。

二、发病机制

ARDS 的病因各异,但是病理生理和临床过程基本上并不依赖于特定病因,共同基础是肺泡-毛细血管的急性损伤。肺损伤可以是直接的,如胃酸或毒气的吸入,胸腔创伤等导致内皮或上细胞物理化学性损伤。而更多见的则是间接性肺损伤。虽然肺损伤的机制迄今未完全阐明,但已经确认它是系统性炎症反应综合征的一部分。在肺泡毛细血管水平由细胞和体液介导的急性炎症反应,涉及两个主要过程即炎症细胞的迁移与聚集,以及炎症介质的释放,它们相辅相成,作用于肺泡毛细血管膜的特定成分,从而导致通透性增高。

1.炎症细胞的迁移与聚集

几乎所有肺内细胞都不同程度地参与 ARDS 的发病,而作为 ARDS 急性炎症最重要的效应细胞之一的则是多形核白细胞(PMNs)。分离人且间质中仅有少量 PMNs,约占 1.6％。在创伤、脓毒血症、急性胰腺炎、理化刺激或体外循环等情况,由于内毒素脂多糖(LPS)、C5a、白细胞介素-8(IL-8)等因子作用,PMNs 在肺毛细血管内大量聚集,首先是附壁流动并黏附于内皮细胞,再经跨内皮移行到肺间质,然后藉肺泡上皮脱屑而移至肺泡腔。这一过程有多种黏附分子的参与和调控。PMNs 呼吸暴发和释放其产物是肺损伤的重要环节。肺泡巨噬细胞(Ams)除作为吞噬细胞和免疫反应的抗原递呈细胞外,也是炎症反应的重要效应细胞,参与ARDS 的发病,经刺激而激活的 AMS 释放 IL-1、肿瘤坏死因子(TNF-a)和 IL-87 等促使PMNs 在肺趋化和聚集很可能是 AU 的启动因子。血小板聚集和微栓塞是 ARDS 常见病理改变,推测血小板聚集和微栓塞是 ARDS 常见病理改变,推测血小板及其产物在 ARDS 病机制中也起着重要作用。近年发现肺毛细血管和肺泡上皮细胞等结构细胞不单是靶细胞,也能参与炎症免疫反应,在 ARDS 在次级炎症反应中具有特殊意义。

2.炎症介质释放炎症细胞激活和释放

介质是同炎症反应伴随存在的,密不可分,这里仅为叙述方便而分开讨论。以细菌 LPS刺激为例,它与巨噬细胞表面受体结合,引起细胞脱落和细胞小释放众多介质,包括:①脂类介质如花生四烯酸代谢产物、血小板活化因子(PAF);②反应性氧代谢物有超氧阴离子($O_{\overline{2}}$)、过氧化氢(H_2O_2)、羟根($OH\cdot$)和单体氧(IO_2),除 H_2O_2 外,对称氧自身虚夸。③肽类物质如 PMNs/Ams 蛋白酶、补体底物、参与凝血与纤溶过程的各种成分、细胞因子,甚至有人将属于黏附分子家族的整合素也列如此类介质。前些年对前两类介质研究甚多,而近年对肽类介质尤其是炎前细胞因子和黏附分子更为关注,它们可能是启动和推动 ARDS"炎症瀑布"、细胞趋化、跨膜迁移和聚集、炎症反应和次级介质释放的重要介导物质。

3.肺泡毛细血管损伤和通透性增高

维持和调节毛细血管结构完整性和通透性的成分包括细胞外基质、细胞间连接、细胞骨架以及胞饮运输与细胞底物的相互作用。ARDS 的直接和间接损伤对上述每个环节都可以产生影响。氧自身基、蛋白酶、细胞因子、花生四烯酸代谢产物以及高荷电产物(如中性粒细胞主要阳离子蛋白)等可以通过下列途径改变膜屏障的通透性:①裂解基底膜蛋白和(或)细胞黏附因子;②改变细胞外系纤维基质网结构;③影响细胞骨架的纤丝系统,导致细胞变形和连接撕裂。

三、病理生理

1.基本病理生理

需要指出的是,一般都认为ARDS的损伤及其病理改变是弥漫性的,而近年来从影像学和应用惰性气体测定气体交换的研究表明,肺损伤并非过去理解的那样弥漫和均一,因此提出一个"两室模型":一室为接近正常的肺,对于所施加于它的压力和通气反应并无异序;二室为病肺,其扩张和通气减少,但接受不成比例的血流。在早期两室中许多可开放的肺单位可以随着所施压力的增加或体位的改变而互换,因此表态压力—窘曲线显著滞后和呈双相形态。早期肺水肿使肺泡容量减少,从某种意义上说只是充盈气量减少,而非肺容量本身降低,在功能残气位总的肺和胸廓容量均在正常范围,特异性肺顺应性(specific compliance)即顺应性/肺容量也属正常。

2.氧耗-氧供的病理性依赖和多器官功能衰竭

近年来一些研究发现在 ARDS 存在氧耗-氧供(VO_2QO_2)关系异常,并认为这上 ARDS 和多器官功能衰竭的共同病理生理基础。健康人氧供可以有变化,即使减少,而器官的氧摄取和消耗维持相对稳定,即在临界阈值以上器官氧耗并不依赖氧供。乃是因为局部代偿作用和灌注毛细血管扩张增加和氧摄取增加所致。在 ARDS 这种代偿机制耗竭,在所有氧供水平都出现氧耗对氧供的绝对依赖或病理性依赖。这种病理现象在肺表现为 VA/Q 比例失调,在肺外器官则为组织与毛细血管间氧交换障碍。V_{O_2}/QO_2 关系异常导致细胞氧合和代谢障碍,引起损伤。氧供求失衡源于局部代偿机制耗竭,其解释一说是血流重新分布,流向低拉耗器官如骨骼肌,引起重要脏器氧供不敷需要;另一种学说是重要器官毛细血管内皮损伤,组织水肿,弥散距离增大以及毛细胞截面积减少。引起损伤的基本原因是炎症细胞的普遍激活和介质释放。目前比较倾向于后一观点,并认为 ARDS 和多器官功能衰竭具共同的发病机制,由于肺毛细血管床特别丰富,往往成为炎症损伤的最先靶器官。ARDS 早期抢救有效或引起系统性炎症反应的病因被自限或控制,则病程仅表现为 ARDS 而不出现多器官功能衰竭。ARDS 发展或演变为多器官衰竭,感染可能是最重要的触发或推动因素。

四、病理改变

各种病因所致的 ARDS 病理变化基本相同,可以分为渗出、增生和纤维化三个相互关联和部分重叠的阶段。

1.渗出期

见于发病后第 1 周。肺呈暗红或暗紫的肝样变,可见水肿、出血。重量明显增加。24h 内镜检见肺微血管充血、出血、微血栓,肺间质和肺泡内有蛋白质水肿液及炎症细胞浸润。若为感性病因引起者,肺泡腔 PMNs 聚集和浸润更为明显。72h 后由血浆蛋白凝结、细胞碎化、纤维素形成透明膜,灶性或大片肺泡萎陷不张。在急性渗出期 I 型细胞受损坏死。

2.增生期

损伤后 1～3 周,肺 Ⅱ 型上皮细胞增生覆盖剥落的基底膜,肺泡囊和肺泡管可见纤维化,肌性小动脉出现纤维细胞性内膜增生,导致血管腔截面积减少。

3.纤维化期

生存超过3～4周的 ARDS 患者肺泡隔和气腔壁广泛增厚,散在分隔的胶原结缔组织增生致弥漫性不规则纤维化。肺血管床发生广泛管壁纤维增厚,动脉变形扭曲,肺行血管扩张。即使非感染性病因引起的 ARDS,在后期亦不避免地合并肺部感染,常见有组织坏死和微小脓肿。

五、临床表现

除与有关相应的发病征象外,当肺刚受损的数小时内,患者可无呼吸系统症状。随后呼吸频率加快,气促逐渐加重,肺部体征无异常发现,或可听到吸气时细小湿啰音。X 线胸片显示清晰肺野,或仅有肺纹理增多模糊,提示血管周围液体聚集。动脉血气分析示 PaO_2 和 $PaCO_2$ 偏低。随着病情进展,患者呼吸窘迫,感胸部紧束,吸气费力、发绀,常伴有烦躁、焦虑不安,两肺广泛间质浸润,可伴奇静脉扩张,胸膜反应或有少量积液。由于明显低氧血症引起过度通气,$PaCO_2$ 降低,出现呼吸性碱中毒。呼吸窘迫不能用通常的氧疗使之改善。如上述病情继续恶化,呼吸窘迫和发绀继续加重,X 线胸片示肺部浸润阴囊大片融合,乃至发展成"白肺"。呼吸肌疲劳导致通气不足,二氧化碳潴留,产生混合性酸中毒。心脏停搏。部分患者出现多器官衰竭。

六、辅助检查

(一)肺功能测定

1.肺量计测定

肺容量和肺活量,残气,功能残气均减少。呼吸无效腔增加,若无效腔量/潮气量(VD/VT)＞0.6,提示需机械通气。

2.肺顺应性测定

在床旁测定的常为胸肺总顺应性,应用呼气末正压通气的患者,可按下述公式计算动态顺应性(Cdyn),顺应性检测不仅对诊断、判断疗效,而且对监测有无气胸或肺不张等并发症均有实用价值。

Cdyn＝潮气量/最大气道-呼气末正压

3.动脉血气分析

PaO_2 降低,是 ARDS 诊断和监测的常用指标。根据动脉血氧分析可以计算出肺泡动脉氧分压差 $P(A-a)O_2$、静动脉血分流(Qs/Qt)、呼吸指数($P(A-a)O_2/PaO_2$),氧合指数(PaO_2/FiO_2)等派生指标,对诊断和评价病情严重程度十分有帮助。如 Qs/Qt 曾被提倡用于病情分级,以高于15％,25％和35％分别划分为轻、中、重不同严重程度。呼吸指数参照范围0.1～0.37,＞1表明氧合功能明显减退。＞2常需机械通气。氧合指数参照范围为53.2～66.7kPa(400～500mmHg),ARDS 时降至 26.7kPa(20mmHg)。

(二)肺血管通透性和血流动力学测定

1.肺水肿液蛋白质测定

ARDS 时,肺毛细血管通透性增加,水分和大分子蛋白质进入间质或肺泡,使水肿液蛋白质含量与血浆蛋白含量之比增加,若比值＞0.7,考虑 ARDS,＜0.5 为心源性肺水肿。

2.肺泡-毛细血管膜通透性(ACMP)测定

应用双核素体内标记技术,以^{113}铟(^{113}In)自体标记转铁蛋白,用以测定肺的蛋白质积聚量,同时以^{99m}锝(^{99m}Tc)自体标记红细胞,校正胸内血流分布的影响。分别算出^{113}铟、^{99m}锝的肺心放射计数比值,观察 2h 的变化得出血浆蛋白积聚指数。健康人参考值为 0.138×10.3/min。

3.血流动力学监测

通过通入四腔漂浮导管,可同时测定并计算肺动脉压(PAP)、肺动脉毛细血管楔压(PC-WP)、肺循环阻力(PVR),PVO_2,XVO_2,Qs/Qt 及热稀法测定心排血量(CO)等,不仅对诊断、鉴别诊断有价值,而且对机械通气治疗,特别是 PEEP 对循环功能影响,亦为重要的监测指标。ARDS 患者平均脉动脉压增高>2.67kPa,肺动脉压与肺毛细血管楔压差(PAP-PCWP)增加(>0.67kPa),PCWP 一般<1.18kPa(12cmH$_2$O),若>1.57kPa(16cmH$_2$O),则为急性左心衰竭,可排除 ARDS。

4.肺血管外含水量测定

目前用染料双示踪稀释法测定,由中心静脉或右心导管注入 5cm 靛氰绿染料葡萄糖液10mL,然后在股动脉通过与热敏电阻连接的导管记录热稀释曲线,并用密度计检测染料稀释曲线,再通过微机处理计算肺水量,可用来判断肺水肿的程度,转归和疗效,但需一定设备条件。

七、诊断

至今由于缺乏特异的检测指标,给诊断早期带来困难。凡有可能引起 ARDS 的各种基础疾病或诱因,一旦出现呼吸改变或血气异常,均应警惕有本征发生的可能。建立诊断综合临床、实验室及辅助检查,必要的动态随访观察,并排除类似表现的其他疾病。为疾病统计和科研需要,必须依据确定的诊断标准。历年来曾有各家提出的各种诊断标准,差别甚大。欧美学者在 1992 年分别在美国和欧洲的学术会议上商讨、1992 年同提出、并在 1994 年各种杂志发表的关于 ALI 和 ARDS 定义和诊断标准,最近在我国被广泛介绍和推荐。

(一)1995 年全国危重急救学学术会议(庐山)提出我国 ARDS 分期诊断标准

1.有诱发 ARDS 的原发病因。

2.先兆期 ARDS 的诊断应具备下述 5 项中的三项。

(1)呼吸频率 20～25/min。

(2)(FiO$_2$0.21)PaO$_2$<9.31kPa(<70mmHg),>7.8kPa(60mmHg)。

(3)PaO$_2$/FiO$_2$<39.9kPa(300mmHg)。

(4)P(A-a)O$_2$(FiO$_2$O.21)3.32～65kPa(25～50mmHg)。

(5)胸片正常。

3.早期 ARDS 的诊断应具备 6 项中 3 项。

(1)呼吸频率>28/min。

(2)(FiO$_2$0.21)PaO$_2$<7.90kPa(60mmHg)>6.60kPa(50mmHg)。

(3)PaCO$_2$<4.65kPa(35mmHg)。

(4)PaO$_2$/FiO$_2$≤39.90kPa(≥300mmHg)>26.60kPa(>200mmHg)。

(5)（FiO$_2$1.0）P（A-a）O$_2$＞13.30kPa（＞100mmHg）＜26.60kPa（200mmHg）。

(6)X线胸片示肺泡无实变或实变＜1/2肺野。

4.晚期ARDS的诊断应具备下述6项中3项：

(1)呼吸窘迫,频率＞28次/min；

(2)（FiO$_2$0.21）PaO$_2$＜6.60kPa（＜50mmHg）；

(3)PaCO$_2$＞5.98kPa（＞45mmHg）；

(4)PaO$_2$/FiO$_2$≤26.6kPa（≤200mmHg）；

(5)（FiO$_2$1.0）P（A-a）O$_2$＞26.6kPa（＞200mmHg）；

(6)X线胸片示肺泡实变≥1/2肺野。

(二)中华医学会呼吸病学分会1999年制定的诊断标准

(1)有ALI/ARDS的高危因素。

(2)急性起病、呼吸频数和（或）呼吸窘迫。

(3)低氧血症:ALI时动脉血氧分压（PaO$_2$）/吸入氧分数值（FiO$_2$×300；ARDS时PaO$_2$/FiO$_2$ 200。

(4)胸部X线检查显示两肺浸润阴影。

(5)PAWP＜18mmHg,或临床上能除外心源性肺水肿。

同时符合以上5项条件者,可以诊断ALI或ARDS。

八、鉴别诊断

本病须与大片肺不张、自发性气胸、上呼吸气道阻塞、急性肺栓塞和心源性肺水肿相鉴别,通过询问病史、体检和胸部X线检查等可做出鉴别。心源件肺水肿患者卧位时呼吸困难加重。咳粉红色泡沫样痰,双肺底有湿啰音,对强心、利尿等治疗效果较好;若有困难,可通过测定PAwP、超声心动图检查来鉴别。

九、治疗措施

ARDS治疗的关键在于原发病及其病因,如处理好创伤,迟早找到感染灶,针对病的菌应用敏感的抗生素,制止炎症反应进一步对肺的损伤;更紧迫的是要及时纠正患者严重缺氧,赢得治疗基础疾病的宝贵时间。在呼吸支持治疗中,要防止拟压伤,呼吸道继发感染和氧中毒等并发症的发生。根据肺损伤的发病机制,探索新的药理治疗也是研究的重要方向。

(一)呼吸支持治疗

1.氧疗

纠正缺氧刻不容缓,可采用经面罩持续气道正压（CPAP）吸氧,但大多需要借助机械通气吸入氧气。一般认为FiO$_2$＞0.6,PaO$_2$仍＜8kPa（60mmHg）,SaO$_2$＜90%时,应对患者采用呼气末正压通气PEEP为主的综合治疗。

2.机械通气

(1)呼气末正压通气（PEEP）:1969年Ashbaugh首先报道使用PEEP治疗5例ARDS患者,3例存活。经多年的临床实践,已将PEEP作为抢救ARDS的重要措施。PEEP改善ARDS的呼吸功能,主要通过其吸气末正压使陷闭的支气管和闭合的肺泡张开,提高功能残气（FRC）。

PEEP 为 $0.49kPa(5cmH_2O)$ 时，FRC 可增加 500mL。随着陷闭的肺泡复张，肺内静动血分流降低，通气/血流比例和弥散功能亦得到改善，并对肺血管外水肿产生有利影响，提高肺顺应性，降低呼吸功。PaO_2 和 SaO_2 随 PEEP 的增加不断提高，在心排血量不受影响下，则全身氧运输量增加；经动物实验证明，PEEP 从零增至 $0.98kPa(10cmH_2O)$，肺泡直径成正比例增加，而胸腔压力变化不大，当 $PEEP > 0.98kPa$，肺泡直径变化趋小，$PEEP > 1.47kPa$ $(15cmH_2O)$，肺泡容量很少增加，反使胸腔压力随肺泡压增加而增加，影响静脉血回流，尤其在血容量不足，血管收缩调节功能差的情况下，将会减少心排血量，所以过高的 PEEP 虽能提高 PaO_2 和 SaO_2，往往因心排血量减少，反而影响组织供氧。过高 PEEP 亦会增加气胸和纵隔水肿的发生率。最佳 PEEP 应是 SaO_2 达 90% 以上，而 FiO_2 降到安全限度的 PEEP 水平〔一般为 $1.47kPa(15cmH_2O)$〕。患者在维持有效血容量、保证组织灌注条件下，PEEP 宜在低水平 $0.29 \sim 0.49kPa(3 \sim 5cmH_2O)$ 开始，逐渐增加至最适 PEEP，如 $PEEP > 1.47kPa15cmH_2O$、$SaO_2 < 90\%$ 时，可能短期内(不超过 6h 为宜)增加 FiO_2，使 SaO_2 达 90% 以上。应当进一步寻找低氧血症难以纠正的原因加以克服。当病情稳定后，逐步降低 FiO_2 至50% 以下，然后再降 PEEP 至 $<0.49kPa(ScmH_2O)$，以巩固疗效。

(2)反比通气(IRV)：即机械通气呼(I)与呼(E)的时间比 $\geq 1:1$。延长正压吸气时间，有利气体进入阻塞所致时间常数较长的肺泡使之复张，恢复换气，并使快速充气的肺泡发生通气再分布，进入通气较慢的肺泡，改善气体分布、通气与血流之比，增加弥散面积；缩短呼气时间，使肺泡容积保持在小气道闭合的肺泡容积之上，具有类似 PEEP 的作用；IRV 可降低气道峰压的 PEEP，升高气道平均压(MAP)，并使 PaO_2/FiO_2 随 MAP 的增加而增加。同样延长吸气末的停顿时间有利血红蛋白的氧合。所以当 ARDS 患者在 PEEP 疗效差时，可加试 IRV。要注意 MAP 过高仍有发生气压伤和影响循环功能、减少心排血量的副作用，故 MAP 以上不超过 $1.37kPa(14cmH_2O)$ 为宜。应用 IRV，时，患者感觉不适，可加用镇静药或麻醉药。

(3)机械通气并发症的防治：机械气本身最常见和致命性的并发症为气压伤。由于 ARDS 广泛炎症、充血水肿、肺泡萎陷，机械通气往往需要较高吸气峰压，加上高水平 PEEP，增加 MAP 将会使病变较轻、顺应性较高的肺单位过度膨胀，肺泡破裂。据报道当 $PEEP > 2.45kPa$ $(25cmH_2O)$，并发气胸和纵隔气肿的发生率达 14%，病死率为 100%。现在一些学者主张低潮气量、低通气量，甚至允许有一定通气不足和轻度的二氧化碳潴留，使吸气峰压(PIP) $< 3.92kPa(40cmH_2O) < 1.47kPa(15cmH_2O)$，必要时用压力调节容积控制(PRVCV)或压力控制反比通气压力调节容积控制 $[PIP, < 2.94 \sim 3.43kPa(30 \sim 35cmH_2O)]$。国外也有采用吸入一氧化氮(NO)、R 氧合膜肺或高频通气，可减少或防止机械通气的气压伤。

3.膜式氧合器

ARDS 经人工气道机械通气、氧疗效果差，呼吸功能在短期内又无法纠正的场合下，有人应用体外膜肺模式，经双侧大隐静脉根部用扩张管扩张扣分别插入导管深达下腔静脉。现发展了血管内氧合器/排除 CO_2 装置 IVOX)，以具有氧合和 CO_2 排除功能的中空纤维膜经导管从股静脉插至下腔静脉，用负压吸引使氮通过 IVOX，能改善气体交换。配合机械通气可以降低机械通气治疗的一些参数，减少机械通气并发症。

(二)维持适宜的血容量

创伤出血过多,必须输血。输血切忌过量,滴速不宜过快,最好输入新鲜血。库存 1 周以上血液含微型颗粒,可引起微栓塞,损害肺毛细血管内皮细胞,必须加用微过滤器。在保证血容量、稳定血压前提下,要求出入液.量轻度负平衡($-500\sim1000\text{mL/d}$)。为促进水肿液的消退可使用呋塞米,每日 $40\sim60\text{mg}$。在内皮细胞通透性增加时,胶体可渗至间质内,加重肺水肿,故在 ARDS 的早期不宜给胶体液。若有血清蛋白浓度低则当别论。

(三)肾上腺皮质激素的应用

它有保护毛细血管内皮细胞、防止白细胞、血小板聚集和黏附管壁形成微血栓;稳定溶酶体膜,降低补体活性,抑制细胞膜上磷脂代谢,减少花生四烯酸的合成,阻止前列腺素及血栓素 A_2 的生命;保护肺 II 型细胞分泌表面活性物质;具抗炎和促使肺间质液吸收;缓解支气管痉挛;抑制后期肺纤维化作用。目前认为对刺激性气体吸入、外伤骨折所致的脂肪栓塞等非感染性引起的 ARDS,早期可以应用激素。地塞米松 $60\sim80\text{mg/d}$,或氢化可的松 $1000\sim2000\text{mg/d}$,每 6h1 次,连用 2d,有效者继续使用 $1\sim2$ 天停药,无效者及早停用。ARDS 伴有败血症或严重呼吸道感染忌用激素。

(四)纠正酸碱和电解质紊乱

与呼吸衰竭时的一般原则相同。重在预防。

(五)营养支持

ARDS 患者处于高代谢状态,应及时补补充热量和高蛋白、高脂肪营养物质。应尽早给予强有力的营养支持,鼻饲或静脉补给,保持总热量摄取 $83.7\sim167.4\text{kJ}$($20\sim40\text{kcal/kg}$)。

(六)其他治疗

1.肺表面活性物质替代疗法

目前国内外有自然提取和人工制剂的表面活性物质,治疗婴儿呼吸窘迫综合征有较好效果,外源性表面活性物质在 ARDS 仅暂时使 PaO_2 升高。

2.吸 NO

NO 即血管内皮细胞衍生舒张因子,具有广泛生理学活性,参与许多疾病的病理生理过程。在 ARDS 中的生理学作用和可能的临床应用前景已有广泛研究。一般认为 NO 进入通气较好的肺组织,扩张该区肺血管,使通气与血流比例低的血流向扩张的血管,改善通气与血流之比,降低肺内分流,以降低吸氧浓度。另外 NO 能降低肺动脉压和肺血管阻力,而不影响体循环血管扩张和心排血量。有学者报道,将吸入 NO 与静脉应用阿米替林甲酰酸(almitrine bismyslate)联合应用,对改善气体交换和降低平均肺动脉压升高有协同作用。后者能使通气不良的肺区血管收缩,血流向通气较好的肺区;

并能刺激周围化学感受器,增强呼吸驱动,增加通气;其可能产生的肺动脉压升高可被 NO 所抵消。目前 NO 应用于临床尚待深入研究,并有许多具体操作问题需要解决。

3.氧自由基清除剂、抗氧化药以及免疫治

疗根据 ARDS 发病机制,针对发病主要环节,研究相应的药物给予干预,减轻肺和其他脏器损害,是目前研究热点之一。

过氧化物歧化酶(SOD)、过氧化氢酶(CAT),可防止 O_2 和 H_2O_2 氧化作用所引起的急性肺损伤;尿酸可抑制 O_2、OH 的产生和 PMNs 呼吸暴发;维生素 E 具有一定抗氧化剂效能,但会增加医院内感染的危险。

脂氧化酶和环氧化酶途径抑制药,如布洛芬等可使血栓素 A2 和前列腺素减少,抑制补体与 PMNs 结合,防止 PMNs 在肺内聚集。

免疫治疗是通过中和致病因子,对抗炎性介质和抑制效应细胞来治疗 ARDS。目前研究较多的有抗内毒素抗体,抗 TNF、IL-1、IL-6、IL-8,以及抗细胞黏附分子的抗体或药物。

十、并发症

急性呼吸窘迫综合征患者病后不久,数天或数周后病情未得缓解时,可由于氧供不足引起出现其他器官的并发症。缺氧时间过长可引起严重的并发症如肾衰竭,如未获及时治疗,可因严重缺氧而死亡。由于急性呼吸窘迫综合征患者防御肺部感染的能力低下,在其患病过程中常常出现细菌性肺炎。

十一、预防

对高危的患者应严密观察,加强监护,一旦发现呼吸频速,PaO_2 降低等肺损伤表现在治疗原发病时,应早期给予呼吸支持和其他有效的预防及干预措施,防止 ARDS 进一步发展和重要脏器损伤。

十二、预后

ARDS 的预后除与抢救措施是否得当有关外,常与患者原发病、并发症以及对治疗的反应有关。如严重感染所致的败血症得不到控制,则预后极差。骨髓移植并发 ARDS 病死率几乎100%。若并发多脏器功能衰竭预后极差,且与受累器官的数目和速度有关,如 3 个脏器功能衰竭持续 1 周以上,病死率可高达 98%。经积极治疗后,若持续肺血管阻力增加,示预后不良。脂肪栓塞引起的 ARDS,经积极处理,机械通气治疗可获得 90% 存活。刺激性气体所致的急性肺水肿和 ARDS,一般脱离现场,治疗及时,亦能取得较好的疗效。另 ARDS 患者若经PEEP0.98(10cmH_2O)治疗后,PaO_2 明显上升,预后较好。ARDS 能迅速得到缓解的病人,大部分能恢复正常。在 40% 肺功能异常的 ARDS 恢复者中,20% 示阻塞性通气损害、30% 弥散量降低,25% 运动时 PaO_2 下降。

十三、护理

急性呼吸窘迫综合征(ARDS)是急性呼吸衰竭的一种类型。病人原来心肺功能正常,但由于肺外或肺内的原因引起急性渗透性肺水肿和进行性缺氧性呼吸衰竭。临床表现为突发性、进行性呼吸窘迫,气促、发绀,常伴有烦躁、焦虑表情、出汗等。ARDS 的治疗包括改善换气功能及氧疗、纠正缺氧、及时去除病因、控制原发病等。常见护理问题有:①低效型呼吸形态;②气体交换受损;③心排血量减少;④潜在并发症——气压伤;⑤有皮肤完整性受损的危险;⑥有口腔黏膜改变的危险;⑦潜在并发症——水、电解质平衡紊乱;⑧焦虑。

第四章　常见神经系统急危重症

第一节　颅脑损伤

一、颅脑损伤判定与早期处理

(一)颅脑损伤判定

意识状态、生命体征、神经定位体征和神经影像学检查是颅脑振伤程度判定的主要依据，此外：(1)了解受伤时间、致伤原因、受伤机制及经过、既往病史及年龄等因素对于综合分析判定伤情很有帮助；(2)了解病情：受伤部位和范围、意识障碍程度，有无呕吐，呼吸及心血管功能状况、瞳孔大小、对光反射、眼球位置、肢体活动及生命体征，迅速判断疾病的严重程度。有无并发创伤，如颈椎骨折脊髓损伤，血气胸和腹腔脏器出血和穿孔，骨盆骨折合并尿道损伤等。

(二)现场急救处理与转送

现场急救的目的是：要在有限的时间内使重度颅脑损伤者获救治，为进一步深层次的路径治疗、抢救赢得时间，求得最佳治疗效果，维持生命，再送至有条件的医院继续治疗。

1.脱离事故现场

迅速将患者从险境中救出，但要避免不适或不必要的搬动患者。

2.维持呼吸

昏迷患者伴呼吸道不畅或呕吐时，宜采用侧卧或侧俯卧位，防止误吸，要及时清除呼吸道分泌物、异物；有舌后口咽部肿胀时，可置入口咽或鼻咽通气道。

3.心肺复苏

伤员出现发绀、意识丧失、瞳孔散大、呼吸停止动脉搏动消失，应立即进行人工呼吸和同步胸外心脏按压。

4.止血

妥善处理伤口，头部损伤伴有活动性出血时，应立即加压包扎止血或暂时缝合；开放性脑损伤合并脑组织膨出应用无菌纱布覆盖；合并骨折要给予临时固定。

5.维持血循环

维持收缩压在 100mmHg。

6.神经功能评估

①意识障碍程度；②瞳孔反应；③GCS 评分。

7.转送注意事项

(1)昏迷患者需维持呼吸道通畅并保证充分通气，合并休克患者应补液，纠正低血压后，方能转送。

(2)密切监护途中病情变化：生命体征、意识状态、瞳孔大小及对光反射等。

（3）及时处理途中发生的神经症状：躁动时给予适当的镇痛镇静药物；控制癫痫。

（三）急诊室救治处置

急诊室救治颅脑损伤的任务是进行迅速简要的全身检查和专科检查，给予必要的抢救处置。明确颅脑损伤的部位、程度、类型和脑的功能状态；判断复合伤的存在及严重程度，分秒必争地明确诊断，是否具有紧急手术指征。

1.急诊神经系统检查

①生命体征的变化；②意识障碍判定；③瞳孔大小、形状及对光反射；④肌力、肌张力及各种反射。

2.纠正低氧血症

严重意识障碍呼吸功能不全应及时给予气管插管正压通气，吸氧。

3.抗休克治疗

一般情况下颅脑损伤患者很少出现严重面；持续性的低血压，一旦出现低血压应首先考虑出血性休克的可能并应先按低血容量休克处理。

急诊室评估与处置可总结为 ABCDE 各项：

（1）A（气道）：保持气道通畅，必要时插管。

（2）B（呼吸）：血氧监测，是否有足够的氧并顺利排出二氧化碳。

（3）C（循环及控制出血）：桡动脉有搏动说明收缩压大 80mmHg，有活动性出血可简单压迫止血，同时建立 2 个以上静脉通道。

（4）D（神经功能评估）：①意识障碍程度；②瞳孔反应；③GCS 评分。

（5）E（暴露和环境控制）：全面检查身体，同时注意保暖；进行胸部、腹部及四肢的检查，放置胃管、尿管等。

（四）影像学检查

除了必要的询问病史及查体外，CT 检查应作为颅脑创伤的常规检查，动态 CT 检查是确诊颅脑损伤的首选方法。

（1）轻型颅脑损伤：有以下临床表现时需做 CT 检查（表 4-1），出现临床表现越大，CT 阳性率越大，CT 检查的意义也就越大。

表 4-1　轻型颅脑损伤 CT 检查指征

1	短期记忆丧失
2	药物或乙醇中毒
3	锁骨以上有明显的受伤体征
4	年龄大于 60 岁
5	抽搐发作
6	头痛
7	呕吐

（2）重型颅脑损伤的 CT 检查：对 GCS 评分低，颅内压持续升高的重型颅脑损伤，CT 检查

可见有较大颅内血肿、脑室受压、环池封闭、中线移位明显。

（3）CT 对脑室、脑池出血的诊断有重要价值，并与患者的预后密切相关。

（4）对颅脑创伤患者进行 CT 检查并跟踪观察中脑周围池的变化，可很好地反映病情和治疗效果，预后预测。

（5）伤后 72 小时出现以下情况时（表 4-2），应密切观察，必要时动态 CT 检查，以排除迟发性颅内血肿的发生。

表 4-2　提示出现迟发颅内血肿的征象

1	意识障碍无明显好转甚至逐渐加重
2	血肿清除后一度好转后又逐渐加重
3	颅内压监护提示颅内压持续增高者
4	神经系统出现新的阳性体征，特别是一侧瞳孔散大时，甚至出现急性脑疝征象者
5	对冲性脑挫裂伤、减速性脑损伤或者经保守治疗无明显好转甚至逐渐加重者
6	已经采用过度换气、行去骨瓣减压和强力脱水剂的患者

二、重度颅脑损伤的诊断要点

1.按损伤部位、组织种类和损伤机制，颅脑损伤简要的分类（表 4-3）

表 4-3　闭合性颅脑损伤分类

	CNS 轴外损伤	CNS 轴内损伤
原发	原发头皮（挫、裂、撕脱伤，各层血肿）	脑实质
	颅骨骨折：颅盖（线状、凹陷、粉碎），颅底（前、中、后颅窝）	局灶性：脑挫裂伤，原发脑干损伤，原发下丘脑损伤等
	脑血管（动脉、静脉、静脉窦）	弥漫性·弥漫性轴索损伤
	脑神经原发损伤	
继发	颅内继发损伤	由原发颅脑损伤引起的轴内继发损伤
	颅内出血、血肿（急性、慢性、迟发性）：硬脑膜外，硬脑膜间，蛛网膜下隙，脑室内	脑内出血（血肿）
	硬脑膜间积液（水瘤）	脑疝
	脑神经继发损伤	脑肿胀和脑水肿
	脑血管痉挛、闭塞，自动调节麻痹（充血和瘀血）	脑缺氧（缺血）、梗死
	静脉窦瘘（颈动脉海绵窦瘘），狭窄、闭塞	外伤性癫痫
	脑积水	外伤性神经、精神、智能障碍
	脑脊液漏	

气颅	
颅内感染	
CNS 轴外损伤	CNS 轴内损伤
颅外系统继发于颅脑损伤的损害:神经元性肺水肿,肾衰竭,应激性溃疡,DIC,水电解质紊乱(尿崩症,SIADH,CWS)	由于颅外创伤引起的轴内继发性损伤:创伤性窒息,脑脂肪栓塞

目前学界对颅脑损伤尚无统一分类。上述分类有利于全面掌控颅脑损伤的颅内外变化的复杂病情,指导临床治疗。关于颅脑损伤程度的分类,可参考 GCS 评分分级(表 4-4)。

2.按 GCS 评分进行颅脑损伤伤情判定

表 4-4　GCS 颅脑损伤程度判定标准

损伤程度	GCS
轻型	13～15
中型	9～12
重型	6～8
特重型	3～5

3.重度颅脑损伤诊断(表 4-5)

表 4-5　重度颅脑损伤的诊断要点

1	GCS3～8 分(3～5 分为特重型病例)
2	广泛颅骨骨折、广泛脑挫裂伤、脑干损伤或急性颅内血肿
3	患者呈深昏迷或昏迷在 12 小时以上,或再次出现昏迷
4	有明显神经病理体征:体温、脉搏、呼吸和血压有明显改变

三、颅脑损伤的鉴别诊断

基于神经系统查体及 CT 检查,重度颅脑损伤的诊断不难,注明区分损伤的层次,此外要注意是否合并有多脏器、多部位的外伤。

四、颅脑损伤的治疗

(一)重度颅脑损伤监护

除神经功能状态的监测外,最重要的是颅内压的监测与治疗。

颅内压监测的适应证:受伤后 GCS<9 分,CT 检查正常。

GCS<9 分,CT 检查有高颅压征,但无明显占位效应,年龄>40 岁,收缩压<90mmHg,有不利因素存在者。

CT 示基底池消失 70％以上。

颅内压监测的禁忌证:有严重凝血功能障碍者。

颅内压监测指标判定:颅内压正常＜10mmHg,异常＞20mmHg,中度颅高压 20～40mmHg,重度颅高压＞40mmHg。颞叶占位性病变 ICP＜20mmHg,也可发生脑疝。

美国颅脑外伤指南指出,颅内压＞20～25mmHg 应及时处理,即使是小的病灶也应手术。

脑室内置管颅内压力监测,距钻孔部位 3～5cm,皮下潜行引出压力监测管,一般置管 3～5 天(必要时 5 天重置);主要并发症为脑室感染或出血。

(二)颅内压增高与脑疝

急性颅内压增高综合征:表现为躁动和进行性意识障碍加重,血压升高＞20.0/12.0kPa (150/90mmHg);脉搏缓慢有力＜60 次/分呼吸深慢＜12 次/分。提示已进入颅内压增高失代偿期,为急性颅内血肿或严重外伤性脑水肿所致,是脑干缺血缺氧的表现,脑疝发生的先兆,为紧急手术的指征。

1.一般治疗(表 4-6)

表 4-6　颅内压增高的一般治疗原则

Ⅰ	降低静脉流出阻力,如:头部抬高 15°～30°
Ⅱ	镇静和止痛,如:静脉应用丙泊酚(血容量不足易发生低血压)
Ⅲ	升高收缩压,收缩压＞160mmHg,使用拉贝洛尔(降低血压 HlmL 内压没有影响),不要轻易降血压
Ⅳ	保持呼吸道通畅和控制呼吸,必要时过度通气(降低 ICP 迅速,效果短暂)
Ⅴ	脑脊液外引流
Ⅵ	脱水及高渗疗法:呋塞米与甘露醇联合降低颅内压更持久 7.5％NaCl 可以显著降低脑组织含水量
Ⅶ	巴比妥昏迷疗法
Ⅷ	亚低温

2.针对脑容积控制的非手术治疗方案(Lund 方案)

表 4-7　脑的容积控制(Limd 方案)

Ⅰ	维持 PaO_2,$PaCO_2$ 和体温在正常范围
Ⅱ	维持血容量在正常范围
Ⅲ	维持血红蛋白在正常范围(12～14g/dl,酌情输注红细胞、血浆成消蛋白)
Ⅳ	维持血浆渗透压在正常范围
Ⅴ	水分代谢维持适度的负平衡
Ⅵ	镇静、止痛,减轻应激反应:单独或联合应用异丙酚、咪达唑仑,硫喷妥钠(2～3mg/kg,小剂量避免巴比妥类不良反应)

Ⅶ	颅内压:通过调节血浆渗透压和血压控制。血压控制可应用 a-2 体激动剂(如可乐定,右旋美托咪唑)或(5-1 受体阻滞剂(如文托咪尔,血管紧张素Ⅱ抑制剂)
Ⅷ	应用前列腺环素改善脑挫伤组织周围的微循环
Ⅸ	术前应用双双氢麦角碱减少脑血管床容积,降低高颅压

3.脱水药物的使用

甘露醇的使用:

单侧瞳孔散大,或由单侧瞳孔散大发展至双侧瞳孔散大,需紧急给予。

剂量:0.5g/kg(约 20％甘露醇 200mL)10～15 分钟静脉滴注;可 1～2 小时重复一次,直至血浆渗透压达 320mOsm/L 或 Na^+>160mmol/L

注意:低血压或灌注不足的患者禁止使用甘露醇。

所有患者留置导尿

(三)颅盖骨折

1.线性骨折

骨折本身无须特殊处置,但它是形成硬模肿的一个危险因素,要提高警惕。

2.凹陷性骨折

(1)位于功能区、骨折片刺入颅内、凹陷深度大于 1cm 以上骨折范围广泛致颅内压增高或影响美容者均需手术复位或去除碎骨片。

(2)开放性凹陷性骨折或由于骨折压迫静脉窦引起颅内压增高者均需手术治疗。

(3)骨折凹陷深度小于 1cm 或婴儿期凹陷性骨折无须处理,需观察经过。

(4)位于静脉窦区的单纯凹陷性骨折,无颅内压增高及进展性肢体瘫痪者,可暂缓手术。

(5)功能区部位的骨折或由此有发生癫痫的病例需手术治疗。

3.粉碎性骨折

(1)无错位或凹陷者无须手术。

(2)有明显凹陷者按凹陷性骨折处理,通常采用骨折片切除复位。

4.开放性骨折

按清创术原则一并处理。

(四)颅底骨折(表 4-8)

表 4-8　各类颅底骨折的临床表现

| 颅前窝骨折 | 鼻出血或脑脊液鼻漏,多见额窦后壁及筛板骨折,偶见颅中窝、颅后窝骨折,脑脊液经蝶窦,或漏到中耳的 CSF 经耳咽管流入鼻腔。视神经或嗅神经损伤可效视力丧失,嗅觉丧失;眶周皮下或球结膜瘀血可致"熊猫眼征",部分颅内可见积气 |

颅中窝骨折	耳出血或脑脊液耳漏,部分鼓膜未破者可见鼓膜张力高呈紫色。面神经或前庭蜗神经损伤可致周围性面瘫及听力损害;第Ⅳ,Ⅵ及Ⅴ脑神经损害可致眼球固定,瞳孔散大,光反应消失,及前额部皮肤感觉丧失
颅后窝骨折	耳后乳突部皮下瘀血,枕下皮下瘀血或咽后壁黏膜下瘀血;少数可有舌咽,迷走神经损伤所致饮水呛咳,吞咽困难
鞍区骨折损伤颈内动脉或海绵窦	血液经蝶窦流入鼻腔,口鼻大出血,易发生休克和窒息

颅底骨折的诊断主要依靠临床症状或体征,治疗重点是预防感染颅底骨折本身无须特殊处理。

相关注意事项:

(1)脑脊液耳漏或鼻漏者禁忌填塞,擤鼻,咳嗽,喷嚏,保持外耳道清,减少逆行感染,预防脑膜炎发生;

(2)颅后窝骨折,CSF 可以经内耳道-鼓室-耳咽管途径流入鼻腔,形成 CSF 鼻漏,注意鉴别。

(3)脑脊液漏者应预防性应用抗生素治疗。

(4)当发生大量脑脊液漏和张力性气颅时,应及时手术。

(5)多数脑脊液漏者 2 周自行停止,治愈;持续 2 周以上或伴颅内积气经久不愈时需行脑脊液漏修补术。

(6)对口鼻出血休克病例,应在输血、抗休克同时,查找原因,必要时血管内介入治疗。

(7)脑神经损伤可用扩血管药、B 族维生素及神经营养剂治疗。

(8)视神经管骨折压迫视神经,应在 12 小时以内行视神经管减压术。

(9)严重的面神经损伤,可暂缝合眼睑,预防角膜炎及溃疡。

(10)吞咽呛咳时可置入鼻饲管。

(五)硬膜外血肿

硬膜外血肿的发生率占颅脑损伤的 1.5% 左右,占颅内血肿的 25%～30%,仅次于硬膜下血肿,出血来源于脑膜血管,静脉窦和樟静脉。

CT 显示:颅骨内板与脑表面之间呈双凸透镜形或弓形高密度影。硬膜外血肿分手术治疗或保守治疗,处理原则如下:①临床症状呈进行性加重,幕上血肿大于 30mL,颞部血肿大于20mL,幕上大于 10mL,中线移位大于 1cm,有急性颅内压增高和占位效应者,均应开颅手术。②对于意识清醒,无进行性意识障碍,幕上血肿小于 30mL,幕下小 10mL,中线移位小于0.5cm,无明显占位效应者,非颅后窝或非颞部血肿者,均可严密观察保守治疗。③部分病情相对稳定,血肿量 30～50mL 之间,中线移位 0.5～1cm,无继续续出血者,可考虑钻孔加尿激酶冲洗引流。

（六）硬膜下血肿

1.急性硬膜下血肿

急性硬膜下血肿：在硬膜下血肿中占 68%，多发生在减速性损伤。出血来源于脑皮质挫裂伤灶中的动静脉，血肿常发生在着力部位脑凸面及对冲部位，如额叶底部，颞极或颞叶底部——来源为脑表面桥静脉，多见于流入上矢状窦的大脑上静脉、流入蝶顶窦的大脑中静脉和颞极静脉，流入横窦的颞后下吻合静脉。

临床特点及处理：

（1）临床表现为原发意识障碍较重，昏迷进行性加深，早期即可出现颅内压增高、脑受压和脑疝症状，生命体征变化显著。

（2）CT 显示：颅骨内板与脑表面之间呈新月形高密度影。

（3）血肿量大于 20mL，中线有移位，均应积极手术治疗，开颅血肿清除视术中脑组织肿胀程度决定是否行去骨瓣减压术。

意识情况稳定，生命体征平稳，血肿量较少可暂行保守治疗，应密切观察病情变化，同时辅以动态 CT 检查。

2.亚急性硬膜下血肿

在伤后 3 日至 3 周出现症状，占硬膜血肿5%。血肿量超过 20mL 或有中线移位应采取骨瓣开颅消除血肿。

3.慢性硬膜下血肿

在伤后 3 周以上出现症状，占硬膜下血肿的 15.6%。颅脑外伤史占 65%～75%，酒精成瘾史以及抗凝药物治疗史占 34%。

临床特点及处理：

常见于老年人和婴儿，有轻微头部外伤史，起病隐袭，呈慢性颅内压增高症状（头痛、恶心、呕吐）及局灶性神经损害症状偏瘫、失语或精神症状。

要注意鉴别低颅压综合征的慢性硬膜下血肿（或积液）。

（1）CT 表现血肿密度的直接征象（等 0 密度和低密度）和脑室沟受压的间接征象。

（2）MRI 平扫后期 T_1WI 低信号高于脑脊液，T_2Wl 为高信号，MRI 增强显示硬脑膜弥漫性增强。明确诊断可采用钻孔引流术。

（七）脑内出血/血肿

脑内出血在颅脑损伤中占 4%～23%。当出血直径大于 3cm 或血量超过 20mL 时称为血肿。

临床特点及处理：

（1）脑内出血在颞叶、额叶白质内，常并发于脑挫裂伤和脑干损伤。

（2）50% 的脑内出血的患者有意识丧失，19% 有中间清醒期，另 30% 左右没有意识障碍。

（3）其中 2/3 患者在 48 小时之内需手术治疗，84% 脑内出血患者血肿在 12 小时之内达最大，80% 以上脑内出血在外伤后 48 小时之内出现，而只有 1.7%～7% 颅脑损伤患者可出现迟发性脑内出血。

（4）脑内出血治疗原则与急性硬膜下血肿治疗类同。

(八)脑挫裂伤

受暴力作用、头部冲击点及对冲部位均可出现脑组织挫裂伤,常伴有外伤性蛛网膜下隙出血。脑皮质或软脑膜保持完整为脑挫伤,脑实质断裂及软脑膜撕裂为脑挫裂伤。

临床特点及处理:

(1)多数挫裂伤都有局灶性神经功能缺失症状,如偏瘫、失语及癫痫等。

(2)意识障碍逐渐恶化,通常由于挫裂伤病灶出血量的增加或水肿而引起占位效应所致。

(3)颞叶脑挫裂伤容易形成颞叶钩回疝。

(4)脑挫裂伤死亡率为 25%～60%。

(5)CT 检查显示脑组织内有点片状高密度或混杂密度灶,多位于底颞极等部位。

(6)轻度脑挫裂伤可保守治疗。广泛性脑挫裂伤、脑水肿保守治疗无效,可行挫裂伤灶清除、去骨瓣减压术。

(九)弥漫性轴索损伤

弥漫性轴索损伤(diffuse axonal injury,DAI)是指在特殊生物力学作用下,以脑内神经轴索肿胀、断裂及轴索球形成为病理特征,以意识障碍为临床特点的综合征。常见于交通事故、坠落伤、打击伤等,致伤机制复杂,瞬间旋转、成角及弥漫剪应力是导致 DAI 的关键因素。

临床特点及处理:伤后持续昏迷 6 小时以上的广泛性小灶性脑损伤,MRI 可显示胼胝体、脑干、基底节及皮质白质交界处小灶性损伤,T_1 低信号,T_2 高信号。CT 也可以显示小出血灶及脑室脑池缩小变窄。

弥漫性轴索损伤共分 4 型(表 4-9):

表 4-9　弥漫性轴索损伤的分型及表现

轻型(DAI-Ⅰ型)	伤后昏迷 6～24 小时,3 日可按吩咐动作点	CT 正常,MRI 可见出血
中型(DAI-Ⅱ型)	昏迷较Ⅰ型深,昏迷 24～72 小时,18 日可按吩咐动作	CT 可见脑区出血灶,MRI 显示与神经纤维平行的椭圆形出血灶
重型(DAI-Ⅲ型)	深昏迷,去脑强直状态发作频繁	常伴弥漫性脑肿胀、蛛网膜下隙出血或脑室、脑干出血
特重(DAI-Ⅳ型)	深昏迷和持续去脑强直,常见双瞳孔异常,脑干反射消失	

弥漫性轴索损伤治疗上等同重型颅脑损伤,监测:血压、脉搏呼吸、体温、颅内压、血气分析、液体出入量和电解质变化。弥漫性轴索损伤死亡率随病情程度递增,Ⅱ型死亡率 13.5%Ⅲ型 34%～63%,Ⅳ型高达 96%。

(十)开放性颅脑损伤

火器和非火器伤造成颅脑各层组织开放性损伤的总称,包括头皮裂伤,开放性颅骨骨折及开放性脑损伤。硬脑膜是区分闭合性和开放性的分界线。颅底骨折常引起颅底硬脑膜撕裂,脑脊液漏,故又称内开放性颅脑损伤。开放性颅脑损伤大致划分为非火器伤和火器伤两类,各有其特点。

1.非火器性颅脑损伤

因致伤因素、部位、有无颅内继发出血或感染而不同,神经功能障碍类似闭合性颅脑损伤,头皮局部裂伤或颅内静脉窦附近骨折,往往容易导致休克。颅腔与外界相通,破碎脑组织、血块、脑脊液渗出破裂口,局部泥沙、骨折片易进入颅内,易并发感染及继发性癫痫。

临床特点及处置:

(1)创伤多位于前额、额眶部;对儿童与老年人注意发生早期休克。

(2)开放性颅脑伤可引起低热,若伤口感染可引起高热甚至脑膜刺激征;患者常有不同程度意识障碍及脑损害表现。

(3)如伤及脑室,大量脑脊液流失时,可出现低颅压状态;并发症表现:颅骨骨髓炎、脑膜脑炎、脑脓肿与癫痫等。

(4)根据受伤史,头部、颌面、颅底旁创口检查,伤口内流出脑脊液或脑组织,即可诊断为开放性颅脑损伤;X线颅骨正位与侧位片十分必要,有助于了解颅骨骨折的范围、碎骨片与异物颅内存留的情况。

(5)清创处理为脑损伤的修复、预防感染、减轻脑水肿与脑血液循环障碍创造有利条件:①在保证生命体征稳定的情况下,尽早清创处理。②通常在伤后 6 小时内进行,伤口相对污染不严重时可延长至 48 小时内。③清楚伤道内的异物、毛发、血块、骨折碎片和失去生机的脑组织等,一期缝合硬脑膜,将开放性转化为闭合性。④已发生创口和颅内感染,应充分引流创口,及时更换敷料,进行细菌培养,改善营养状态,待感染控抑制后再行处理。

(6)脑挫裂伤、脑水肿以及感染的综合治疗。

2.火器性颅脑损伤

弹片或枪弹击中头部导致的严重损伤,有切线伤、非贯通伤和贯通伤。

临床特点及处置:

(1)火器性颅脑损伤表现较一般开放性颅脑损伤严重。

(2)临床上多出现昏迷,如伤后无昏迷随后转入昏迷及出现中间清醒期或意识障碍进行加重,应考虑合并急性颅内血肿可能。

(3)长期昏迷者是广泛脑损伤或脑干损伤表现。

(4)伤后出现颅内高压表现时,应考虑继发颅内血肿、脑水肿及颅内内感染等因素。

(5)着重于头部创伤、意识情况、瞳孔、生命体征、运动、反射和合并等检查。

(6)头颅正侧位片可以帮助确定颅脑穿透伤程度,异物位置、数量、大小、形态及分布,可指导清创术。而 CT 检查显示创伤范围、程度、颅内血肿、水肿、骨折碎片、异物等。

(7)治疗原则:与非火器性开放性颅脑损伤相同。①现场急救;②患者分级、医院护理;③早期进行清创术。

(十一)颅内多发血肿

颅脑损伤后颅内同时形成两个以上不同部位或类型的血肿称为多发血肿,发生率约占颅内血肿的 14%～21.4%,其中居不同部位者占 60%左右,同一部位不同类型血肿,约占 40%。有相当一部分病例初为单个血肿,数小时或数天后演变成多发血肿。

临床特点及处理:外伤性多发颅内血肿没有独特的临床征象,虽然可以根据致伤机制和神经功能受损表现做出初步估计,但因各种外伤性多发颅内血肿之间,症状和体征往往混淆,难以确诊。临床一般分为三种情况。

1.同一部位不同类型多发颅内血肿

多为对冲性脑挫裂伤伴急性硬膜下血肿及脑内血肿,属混合性同一部位的血肿,往往彼此相连,故可在同一手术野内一并清除。

2.不同部位同一类型的多发性颅内血肿

常为双侧硬膜下血肿,尤其是小儿及老年患者,常因额部或枕部减速性损伤所致。当致伤力大,脑损伤严重,常为急性硬膜下血肿,往往位于双侧额颞部。若脑原发性损伤轻微,系脑表面的桥静脉撕裂出血时,则多为慢性或亚急性双侧半球凸面硬膜下血肿。

3.不同部位不同类型的多发性颅内血肿

见于着力部位硬膜外血肿,对冲部位硬膜下血肿及脑内血肿。有时枕部减速性损伤,引起枕骨骨折,可致颅后窝硬膜外血肿,伴对冲部位幕上硬膜下及脑内血肿,此类血肿临床表现较严重,患者伤后多持续昏迷或意识障碍变化急促,容易早期出现小脑幕切迹疝。

4.治疗

由于外伤性多发性颅内血肿绝大多数病情重,容易进展,因此手术治疗仍是最主要手段。对术前已通过 CT 检查,定位明确的多发颅内血肿,可合理设计手术入路。手术的原则是:清除较大血肿,解除占位,尽可能去骨瓣减压。多发性颅内血肿脑组织损伤很严重,往往伴有脑挫裂伤,广泛脑水肿,易并发脑疝,需行去骨瓣减压术。

保守治疗需严密监测病情变化,及时复查 CT。

(十二)迟发颅内血肿

外伤性迟发性颅内血肿指首次 CT 检查时无血肿,而在 CT 复查中发现了血肿,或在原来无血肿的部位发现了新的血肿,发病率为 1.34%～7.4%。

临床特点及处理:

1.发生机制

(1)脑挫裂伤后,脑水肿压迫局部脑血管,使其痉挛、缺血、低氧,血管壁继发受损破裂出血,形成外伤性迟发性颅内血肿。

(2)迟发性颅内血肿 80% 伴有颅骨骨折,颅骨骨折时由于颅内压升尚,压力填塞效应,首次 CT 未发现血肿,早期手术减压、大剂量脱水、过度换气等使颅内压下降,原已破损的脑膜血管、静脉窦、蛛网膜颗粒和板障出血引起外伤性迟发性颅内血肿。

(3)凝血因子缺乏或异常而导致全身凝血功能障碍,伤后易加重或继发出血,形成血肿。

多见于年龄较大的颅脑减速型外伤患者,常见于手术清除其他脑内血肿突然减压后。

2.对于发生以下情况时应高度警惕迟发颅内血肿的发生

(1)头颅外伤后,对首次 CT 检查正常或仅有脑挫裂伤的患者进行观察或保守治疗中,当患者症状缓解不明显、由清醒突然转为意识障碍或原来意识障碍加深者,应及时复查 CT。

(2)开颅术后意识障碍无好转或好转后再加重,患者有颅内压增高表现或减压窗张力增高等,应及时复查 CT。

（3）入院时常规检查凝血功能，对凝血障碍者若首次 CT 检查提示有脑挫裂伤灶或颅骨骨折者，应结合临床变化及时复查 CT，必要时应行 CT 动态跟踪。

（4）临床医师对迟发性血肿要有充分的警惕和认识，并在术前做好应对的准备，包括和家属谈话，以期达成共识，避免不必要的纠纷；一旦发现迟发性血肿，有手术指征，再次手术要果断，不要因害怕二次手术而过分依赖止血、脱水等非手术治疗措施，给患者带来严重后果，易导致医疗纠纷。

五、颅脑损伤的预后评估

（一）影响预后因素

（1）世界创伤昏迷数据库研究表明，影响颅脑损伤预后有两个重要因素，颅高压（ICP＞20mmHg）和低血压（收缩压＜80mmHg）。

（2）其他较为重要的影响因素包括：年龄、损伤严重程度（昏迷程度、昏迷时间长短、GCS评分及瞳孔反应）及影像学损伤类型（创伤性蛛网膜下隙出血、脑室出血、硬膜下血肿）。而血糖水平、体温、脑内乳酸浓度及血小板计数也对预后有一定影响。

（二）改善预后的关键点

（1）防止继发性脑损伤和脑缺血是降低重度颅脑损伤致残、致死率的最有效方法已得到广泛共识。

（2）着重强调迅速清除颅内血肿、控制颅内高压以改善神经功能预后、及时纠正缺血缺氧和低血压及解决颅内占位及占位效应，对颅脑损伤患者预后同等重要。

（3）血糖水平，体温等其他因素，在预测脑血管缺血方面起重要作用。

（4）充分认识了解颅脑损伤后细胞水平的生化级联反应对今后治疗方法及研究有重要指导意义。

（三）影响预后因素的评估

颅脑损伤患者常遗留慢性头痛、记忆力减退及生活能力降低，等后遗症，严重影响每个家庭收入、就业及社会生活。对预后判断的各种因素并不能完全预测伤后致残和神经心理缺失情况，但 GCS 评分及瞳孔反应是预测神经心理预后的重要指标，而颅内压血糖、CT 表现并不能预测致残率。

结论：

颅脑损伤是青壮年致残、致死的重要原因。重度颅脑损伤机制极为复杂且变化多端，其预后关键取决于对继发性脑损伤处置的能力。在过去 10 年间，重度颅脑损伤死亡率下降 22％，关键在于早期复苏及对继发性脑损伤（缺血、缺氧、低血压）积极诊治。

第二节　脊髓损伤

脊髓损伤（spinal cord injury，SCI）为脊柱骨折脱位的严重并发症，通常导致严重的神经功能障碍和残疾。据报道，其年发病率为（12.1～57.8）/100 万。脊髓损伤最常见的受损水平是中低颈髓，这是脊椎活动最多的部位；其次是活动较多的胸腰段脊髓。

　　脊髓损伤造成的脊髓组织结构损害可分为原发性损害和继发性损害。细胞原发性死亡在损伤当时即已发生。由于机械暴力,如撕、扯、拉和挤压,直接作用于脊髓,使神经元细胞、神经胶质细胞和血管组织结构遭受即时不可逆的死亡。在原发性损伤发生后数分钟内,序贯激发级联反应,包括水肿、炎症、局部缺血、谷氨酸递质过度释放、细胞内游离钙离子超载和脂质过氧化作用等,导致可持续数天至数周的继发性细胞死亡。造成许多在原发性损伤后存活的神经元和神经胶质细胞死亡。

　　对于原发性损伤唯有预防,一旦发生便无有效的治疗方法。而由于继发性损伤是一种细胞分子水平的主动调节过程,其造成的脊髓损伤具有可逆性,应对其进行积极的治疗,它是有效地保存在原发性损伤后残存或不完全损伤的神经细胞的关键。

一、脊柱和脊髓损伤的急救程序

(一)病情评估

严重车祸、高空坠落、重物压砸、撞击及火器伤等可致脊柱、脊髓损伤。伤情判断:

1.脊柱骨折或脱位

受伤脊柱部位疼痛、肿胀、畸形,出现不能站立、翻身困难等功能障碍。

2.脊髓损伤

脊髓损伤平面以下的运动和感觉减退或消失,排尿、排便功能障碍,高位截瘫呼吸困难,甚至窒息,呼吸停止。

(二)急救处理

1.气道损伤

应托起下颌而不是颈部过伸来使气道通畅(图8-10)。否则,适用于线性牵引和气管插管。如患者存作自主呼吸,经鼻较经口气管内插管更容易。如果可能,避免行环甲膜切开,切开将来会影响脊柱前方的稳定性。中段颈髓损伤引起呼吸衰竭并不常见,但后期易引起呼吸肌疲劳。如合并头面部损伤则很可能引起急性呼吸衰竭。总之,通气必须确保血液氧合充分。

表 4-10　脊髓损伤患者的气道管理指南

1	首要原则是确保快速控制气道,使神经功能损伤的风险降到最低
2	气道管理要考虑患者的受伤的特点和操作者的技能和经验
3	需要紧急进行气管插管的患者,不能配合操作的,在进行喉镜检查和气管插管前应给与镇静处理
4	当患者较配合,并不需要紧急插管的患者,可在清醒状态纤维镜引导下 进行经鼻或口气管内插管
5	镇静处理时应避免使血压降得过低,必要时可给予血管升压药物和补液处理
6	如脊髓损伤超过 24 小时,禁用琥珀酰胆碱类药物

2.治疗休克

低血容量或心源性低血压,主要由于外周交 感神经制、心脏前负荷降低和迷走神经紧张所致。

　　原则:避免加重脊柱、脊髓损伤,保护呼吸功能。急救程序见图 4-1。

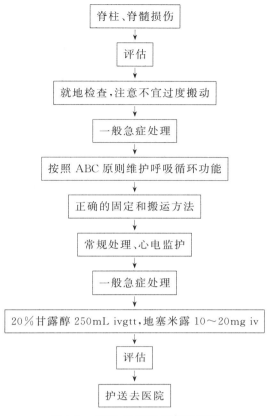

图 4-1　脊柱、脊髓损伤急救程序

（1）凡怀疑脊柱、脊髓损伤者，尤其怀疑颈椎损伤者，均必须常规用颈托固定颈部。急性脊髓损伤，必须采用铲式担架或其他硬板担架搬运，并对患者采用全身固定措施。

（2）呼吸困难者，应及时行环甲膜穿刺或切开，亦可气管切开，用便携式呼吸机或简易呼吸器维持呼吸功能。必要时吸痰，防止窒息。注意气管内插管可能加重颈髓损伤，可行经鼻气管插管以避免颈椎的移动，但患者须有自主呼吸（表 4-11）。

表 4-11　脊髓损伤患者气管插管的指征

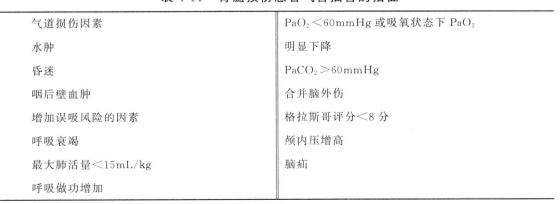

气道损伤因素	$PaO_2<60mmHg$ 或吸氧状态下 PaO_2
水肿	明显下降
昏迷	$PaCO_2>60mmHg$
咽后壁血肿	合并脑外伤
增加误吸风险的因素	格拉斯哥评分<8 分
呼吸衰竭	颅内压增高
最大肺活量<15mL/kg	脑疝
呼吸做功增加	

（3）尽早（<8 小时）进行大剂量甲强龙冲击和亚低温等治疗。

(三)转送注意事项

(1)必须采用正确的搬运方法:在头部两侧放置沙袋,保持颈部中立位。用颈托固定,并将患者全身固定在硬质担架上。

(2)确保呼吸道通畅,必要时吸痰,防止窒息。

(3)保持静脉通道通畅。

(4)心电、血氧监护。

(5)途中严密监控患者的意识、呼吸、心率、血压及体位等变化。

(6)迅速就近转运至有条件救治的大型综合医院。

二、脊髓损伤的诊断要点

1.脊髓损伤

多数由于外界的暴力直接或间接作用于脊柱引起椎体骨折、脱位、关节突骨折或脱位、附件骨折、椎间盘脱出、黄韧带皱褶或外力(如交通事故、高处坠落、建筑物倒塌、坑道塌方和体育运动)作用于身体其他部位再传导至脊柱,使之超过正常限度地屈伸、伸展、旋转、侧屈、垂直压缩或牵拉致脊髓受压和损伤。

2.伤后立即出现损伤

平面以下的运动、感觉和括约肌功能障碍,也可表现为伤后数分钟到数小时后神经症状加重,此为继发性脊髓损伤(如脊髓水肿、血管破裂、血管痉挛和血栓形成等引起脊髓缺血)。

3.脊髓震荡

为完全神经功能障碍,经数分钟和数小时后恢复正常。

4.脊髓休克

损伤水平以下感觉完全消失,肢体弛缓性瘫痪、尿潴留、大便失禁、生理反射消失、病理反射阴性。度过休克期,症状逐渐好转需 2～4 周。

5.脊髓完全损伤

脊髓损伤水平呈下运动神经元损伤表现,损伤水平以下为上运动神经元损伤表现。

6.脊柱、脊髓

损伤的 X 线平片检查应摄正侧位和双斜位片。注意观察脊柱的对线、顺列、椎体、附件和椎间隙的变化情况。

7.CT 扫描

于轴位观察椎管形态,有无骨折片突入,间盘以及脊髓的情况,MRI 对了解脊髓有无受压、肿胀或出血更为有利。

8.体感诱发电位

对了解脊髓功能有利,不同时间检查可以了解脊髓损伤的程度和恢复状况。

三、脊髓损伤的临床分类

(一)根据损伤程度分类

1.完全性脊髓损伤

损伤平面以下深、浅感觉完全丧失,肌肉完全瘫痪,浅反射消失,大、小便潴留。以上体征持续到脊髓休克期已过,出现由弛缓性瘫痪变为肌张力增高、腱反射亢进、病理反射阳性的痉挛性瘫痪。同时损伤平面脊髓节段所支配的区域仍表现弛缓性瘫痪。

2.不完全性脊髓损伤

损伤平面以下尚保留部分功能,又可分为以下几类。

(1)中央型脊髓损伤综合征:该综合征只发生在颈髓损伤,感觉及运动均为不完全性损害,骶部感觉未受损,运动瘫痪上肢重于下肢,手部最重,多伴有括约肌障碍。亦可见仅累及双上肢或单上肢的急性颈髓中央损伤,又称挥鞭样损伤。此型损伤的机制是因颈椎过伸性损伤导致脊髓中央灰质和内侧白质出血坏死,或根动脉及脊髓前动脉供血障碍,使之支配的灰质前柱、侧柱及皮质脊髓束、脊髓丘脑束等组织缺血、缺氧。中老年颈椎病变及椎管狭窄者更易发生。其恢复顺序是下肢运动功能-膀胱功能-上肢运动功能本综合征一般预后较好。

(2)脊髓半切损伤综合征:系一侧脊髓损伤。表现为同侧运动丧失,出现痉挛性瘫痪,深反射亢进,有病理反射,同侧本体感觉、振动觉及触觉丧失,感觉过敏;损伤对侧痛、温觉消失,但触觉不受影响。若脊髓损伤平面在胸$_1$、胸$_2$,同侧头面部可出现血管运动障碍,也可以出现Horner综合征。腰骶髓一侧损伤不产生本综合征,因为在此处脊髓各节段紧密连接,感觉传导束纤维很少能在病变以下达到对侧,故病变在同侧。

(3)前脊髓综合征:脊髓前侧受损,包括全部灰质及中部以前的白质,损伤平面以下运动丧失为主,浅感觉如痛温觉减退或丧失。后索白质保存,即深感觉、本体感觉存在。多见于爆裂骨折,亦可见于后伸损伤,可由椎间盘突出压迫脊髓前动脉导致脊髓前部缺血受损引起。

(4)后脊髓综合征:表现损伤平面以下的深感觉、振动觉、位置觉丧失,而痛温觉和运动功能完全正常。多见于椎板骨折,少数患者出现锥体束征。

(5)脊髓圆锥综合征:系概髓段相当于腰$_1$椎体节段损伤,此处圆锥与骶神经根均受损时截瘫平面在腰$_1$损伤平面以下运动功能丧失,呈弛缓性瘫痪,痛温觉功能丧失,触觉存在。当仅损伤圆锥时,则支配下肢感觉及运动的神经均可存在,跟腱反射可消失,仅会阴、骶区感觉障碍与运动包括尿道括约肌、肛管括约肌、膀胱逼尿肌等瘫痪。

(6)马尾综合征:脊髓在腰$_1$以下缩小呈圆锥形,形成脊髓圆锥,以下主要为马尾神经。严重的骨折错位才能引起马尾神经挫伤或断裂。损伤后其瘫痪症状多不完全。轻度损伤时可以完全恢复。如完全断裂则于其分布区出现肌肉的弛缓性瘫痪,腱反射消失。马尾神经损伤后,膀胱括约肌障碍不易恢复。

3.暂时性神经功能抑制

如脊髓震荡伤,是由于脊髓神经细胞受强烈刺激而发生超限抑制,脊髓功能暂时处于生理停滞状态。大体标本上看不到明显的器质性改变或仅有轻度水肿。光镜下无明显解剖结构改变。伤后早期表现为损伤平面以下完全性弛缓性瘫痪,3~6周完全恢复,不留任何神经系统后遗症。

(二)根据解剖学分类

1.颈髓损伤

(1)上颈髓损伤(颈$_{1~4}$):上颈髓为延髓的延续。损伤后因波及呼吸中枢或膈肌麻痹而致呼吸麻痹、呼吸困难,可迅速致命;存活者伤平面以下四肢呈痉挛性瘫痪;伴有延髓受损者表现血管运动和其他内脏功能严重紊乱。

(2)中颈髓损伤(颈$_{5~7}$):为颈膨大部。表现为四肢瘫痪,上肢弛缓性瘫痪,肩胛抬高上臂外展,前臂内收,下肢呈痉挛。

(3)下颈髓损伤(颈$_8$～胸$_1$)为颈髓和胸髓的连续部分,属颈膨大的下端,主要表现为下肢瘫痪及手的小肌肉变化。

2.胸腰髓损伤(胸$_2$～腰$_2$)

大部分由胸椎骨折、脱位造成,损伤平面以下的运动、感觉、膀胱和直肠功能障碍,早期下肢呈弛缓性瘫痪,反射消失或减弱,后期呈痉挛性瘫痪。

3.腰骶段(圆锥)及马尾损伤

本节段损伤包括腰$_3$节以下腰椎骨折、骶骨骨折、脱位致圆锥和马尾损伤。马尾神经损伤大多为不完全性瘫痪。此节段损伤常出现圆锥综合征和马尾综合征。

(三)Frankel 功能评估分级

1967 年最初由 Frankel 提出,1992 年经美国损伤学会(ASIA)修订,目前是对 SCI 的伤情和预后的经典评定标准。

1.完全性

无任何运动和感觉功能,无肛门反射。

2.不完全性

仅保留损伤水平以下的感觉功能,但无运动功能,可有肛门反射。

3.不完全性

损伤水平以下保留部分运动功能,但其关键肌的肌力小于 3 级。

4.不完全性

损伤水平以下保留部分运动功能,但其关键肌的肌力不小于 3 级。

5.运动和感觉功能

正常,可有病理反射。

(四)脊髓损伤的鉴别诊断

1.完全性脊髓损伤和脊髓休克的鉴别

脊髓休克为脊髓功能上短时间的可逆性损害,临床表现与完全性脊髓损伤相似,但两者处理方法迥然不同,两者应从以下几点鉴别:

(1)一般脊髓休克在伤后 24 小时后逐渐出现,最长持续 3～6 周时间。

(2)脊髓休克时,肛门反射可保留。脊髓休克结束后,反射活动最早恢复的是足趾反射或球海绵体反射。一般规律为:反射活动恢复是从骶段向头部方向发展。因此,跟腱反射恢复多早于膝腱反射恢复。脊髓损伤平面以下脊髓反射活动的恢复是脊髓休克结束的标志。

2.脊髓完全性横贯与不完全横贯损伤的鉴别(表 4-12)

表 4-12　脊髓完全性横贯与不完全横贯损伤的鉴别

损伤情况	下肢畸形	下肢位置	巴宾斯基征	全部反射	肌张力	感觉改变
完全横贯	屈曲、恢复胚胎原始稍屈曲状态	稍屈曲	常为各趾跖屈	下肢任何部位均可引出	大部增高,少部减少	完全消失
不完全横贯	伸直,如防御反射伸直	伸直	各趾背伸、巴宾斯基征阳性	膝上不能引出	增高	部分消失

3.上、下运动神经元瘫痪的鉴别(表 4-13)

表 4-13　上下运动神经无瘫痪的鉴别

瘫痪类型	瘫痪范围	肌张力	肌萎缩	病理反射	皮肤营养障碍	腱反射	锥体束征	肌电图
上运动神经元	以整个肢体瘫痪为主	增高	轻微	有	多无	亢进	阳性	神经传导正常,无失神经电位
下运动神经元	以肌肉或肌群瘫痪为主	降低	明显,早期即出现	无	多有	减退或消失	阴性	神经传导异常,有失神经电位

(五)脊髓损伤的外科治疗

尽管实验研究不断取得进展,干细胞治疗的研究是当前的热点课题,但目前临床上仍没有能确实有效的促进脊髓再生的可行方法。

临床上,脊髓损伤的治疗原则是:争分夺秒,尽早治疗;维持脊柱稳定、整复脊柱骨折脱位;综合治疗;防治并发症;功能重建与康复。

1.脊髓损伤椎管减压的手术治疗

(1)前路减压术:适用于脊髓损伤伴有椎间盘突出或碎骨块突入椎管压迫脊髓前方者。前路减压术越早越好,应尽可能在发现压迫的 8 小时内手术,伤后 5~8 天因脊髓水肿手术效果不佳,伤后 2 周若脊髓压迫持续存在,亦可行前路减压,其恢复率约为 20%。

(2)侧方减压术:适用于胸椎或胸腰椎损伤从椎管前方压迫脊髓者。因胸椎管相对狭小,手术中操作应更轻柔、耐心,以免加重脊髓损伤。

(3)后路减压术(图 4-2):

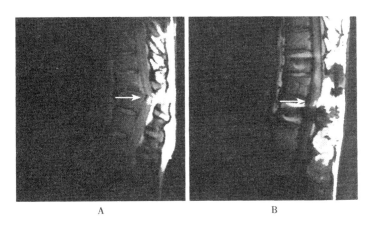

图 4-2　急性胸髓损伤;T11 椎体半脱位骨折行后路减压钉棒固定术

(4)适应证:

1)椎板骨折下陷或脱位前移,压迫脊髓后方者。

2）原有颈椎病且呈多节段、椎管狭窄、脊髓受压症状迅速恶化。

3）下腰椎骨折脱位或有马尾损伤。

4）有硬膜外出血，需行血肿清除。

5）不完全性损伤在观察过程中进行性加重。

6）闭合牵引复位后症状无好转，经检查椎管内仍有来自后方的骨折片和软组织压迫。

7）在开放复位时发现椎板、棘突损伤严重，碎骨块进入椎管或有进入椎管的危险时，应同时做椎板切除减压。

8）钝器或火器伤，疑有椎管内致压物者。

椎板切除范围应以损伤节段为中心，减少不必要的结构丧失和暴露，以免加重脊柱不稳定甚至导致畸形，必要时可减压同时行椎管成形术。

2.脊髓损伤的药物治疗

急性脊髓损伤主张使用大剂量甲泼尼龙治疗。伤后 8 小时内开始使用，首剂 30mg/kg，继之 5.4mg/(kg·h)维持伤后给药 24～48 小时。另外可应用甘露醇、呋塞米减轻脊髓水肿。

（七）脊髓损伤急重并发症的处理

1.排尿障碍

排尿中枢位于圆锥和骶 2～4 神经根，通常位于第一腰椎水平。排尿中枢以上的脊髓损害由于截断了大脑和排尿中枢的联系，相当于反射性膀胱，表现为可以排尿，但不受意识控制，排尿不完全，可以有残余尿，当下肢某一部位受到一定刺激，可以引起排尿。排尿中枢的损伤引起的排尿障碍为下运动神经元损伤，相当于自律性膀胱，表现为尿道外括约肌松弛，腹肌用力或挤压下腹部可排出尿液，排尿后往往膀胱内仍有较多残余尿，易引起尿路感染。

治疗主要是针对尿液的引流和感染的防治。脊髓损伤早期以留置导尿为好，既可防止膀胱过度膨胀，又便于观察尿量。康复期对于完全不能排尿、排空，残余尿大于 100mL 尿失禁的患者可采用间歇导尿有利于训练排尿功能和预防泌尿系感染，每 4～6 小时导尿一次，不留置尿管。

2.呼吸障碍

颈髓损伤后，位于脑干、延髓网状结构的呼吸中枢下行传导束丧失功能，呼吸的自主节律和深度因不能自主而出现呼吸障碍。颈3~5（主要颈 4）组成支配膈肌的膈神经丧失功能，使膈肌的运动受限。自主神经系统紊乱，副交感神经功能活跃可导致气管、支气管内壁分泌物增多，如患者体位不妥，分泌物难以排除，亦可加重呼吸障碍。

治疗以改善呼吸道通畅，排出分泌物和防止肺内误吸为主要目的。在颈 3～5 水平以上的损伤，如早期无法判断完全或不完全瘫，患者肺活量低于 500mL 者，应行气管切开术。如经对症处置后血气结果和临床症状仍不能改善者应及时使用机械通气，以防止急性呼吸衰竭和心搏骤停。

3.脊髓损伤后疼痛综合征

脊髓损伤后疼痛指损伤平面的神经根和脊髓本身的病理改变，导致临床表现剧烈疼痛，其疼痛性质可为钝痛、针刺样痛、抽搐痛、灼性痛和幻觉痛。

对于轻度疼痛可服用止痛药对症治疗。如出现顽固性剧烈疼痛，频繁发作，应行手术治疗。如发现神经根受到破裂的椎间盘或骨折碎片压迫，行椎板切除减压或椎间盘摘除椎体融合术,多能解决问题。亦可行选择性切除引起疼痛的神经后根和神经根的粘连松解。

4.脊髓损伤其他常见并发症

如褥疮、肠道功能障碍、体温调节障碍、异位骨化、自主神经过反射、深静脉血栓形成和性生活障碍等均应引起足够的重视,并作相应处置。

第三节　脑血管病及脑血管病痉挛

急性脑血管病是突然起病的脑血液循环障碍。脑的血液由颈动脉和椎-基底动脉系统供应。颈动脉系统主要通过颈内动脉、大脑前动脉和大脑中动脉供应大脑半球前 3/5 部分的血液。椎-基底动脉系统通过两侧椎动脉、基底动脉、小脑上动脉、小脑前下动脉及小脑后下动脉和大脑后动脉供应大脑半球后 2/5 部分(枕叶和颞叶底部)以及丘脑后半部、脑干和小脑的血液。

急性脑血管病的临床特点有:起病急骤;出现弥散全脑病变的症状,如意识障碍、脑膜刺激征、颅内压增高等;在分出脑动脉之前,脑局部病变的表现常与脑的血管供应区域分布的部位有关。颈内动脉颅内段病变在分出脑动脉之前表现为同侧视力丧失、对侧肢体瘫痪和感觉障碍,在分出脑动脉之后则仅表现对侧肢体瘫痪和感觉障碍,大脑前动脉皮层支病变的表现是对侧肢体运动、感觉障碍,下肢重于上肢,常伴有大、小便潴留。大脑中动脉主干病变表现为对侧肢体瘫痪、偏身感觉障碍和偏盲,其皮层分支闭塞引起的偏瘫以面部及上肢为重。以上动脉如属大脑主侧半球还可伴有失语。椎动脉在分出小脑后下动脉处闭塞,可出现病变同侧霍纳征、小脑型共济失调、眼球震颤、舌咽神经和(或)迷走神经麻痹,以及对侧偏身痛觉、温觉减退。基底动脉主干病变常会使病人迅速死亡,个别分支的病变,按部位同其表现各异。但有脑干共有的病变特征是交叉性或感觉瘫痪障碍,即同侧脑神经周围性瘫痪和对侧肢体中枢性瘫痪,按第Ⅲ～Ⅻ对脑神经在中脑、脑桥、延髓的分布不同,脑干病变时有相应的颅神经损害的表现。大脑后动脉病变常发生对侧同向偏盲。供应小脑血管的病变可出现眼球震颤、口吃及躯干肢体的共济失调。从病因上看,大多数是全身性血管病变(如高血压性动脉改变、动脉粥样硬化、糖尿病、结缔组织病、风湿性心脏病、风湿性心房颤动等)和血液病的脑部表现,只有一小部分是脑血管局部病变所致,此点在诊断时应予重视。

急性脑血管病主要分为缺血性和出血性两类。缺血性病变包括短暂性脑缺血发作、脑血栓形成、脑栓塞、腔隙性脑梗死、分水岭样梗死;出血性病变包括脑出血(脑溢血)、蛛网膜下隙出血。

一、缺血性脑血管病

(一)短暂性脑缺血发作(TIA)

突然发病,几分钟至几小时的局灶性神经功能缺失,多在 24h 以内完全恢复,而且在 CT 等影像学上无表现,但可有反复发作。颈动脉系统的缺血发作以对侧肢体发作性轻度瘫痪最为常见。椎-基底动脉系统的缺血发作有时仅表现为眩晕、眼球震颤、共济失调。

(二)脑血栓形成

是脑血管疾病中较常见的一种。供应脑部的动脉血管壁发生病理改变,使血管腔变狭窄,最终完全闭塞,导致某一血管供应范围的脑梗死。脑梗死分为白色梗死和红色梗死。脑血栓形成的发病年龄较高,常有血管壁病变基础,如高脂血症、动脉粥样硬化、糖尿病等,可能有短暂性脑缺血发作史,多在安静、血压下降时发病,起病较缓。脑血栓形成的临床表现与血液供应障碍的部位有关。颈内动脉,大脑前、中、后动脉,椎-基底动脉等血栓形成可出现相应动脉支配区的神经功能障碍。脑动脉深穿支管腔阻塞,造成大脑深部或脑干的小软化灶,称为腔隙性梗死。其较常见且有特点的临床表现有纯运动性脑卒中、构音障碍-手笨拙综合征、纯感觉性脑卒中、共济失调性轻度偏瘫。也有一部分病人不出现临床表现,仅在影像学检查时被发现。

(三)脑栓塞

系指来自身体各部位的栓子经颈动脉或椎动脉进入颅内,阻塞脑部血管引起的脑功能障碍。栓子来源以心源性最常见,栓塞多见于颈内动脉系统,特别是大脑中动脉。由于栓子突然堵塞动脉,故起病急骤,且可多发。体检多见肢体偏瘫,常伴有风湿性心脏病和(或)心房颤动等体征。红色梗死较为常见,诊治时应予警惕。

二、出血性脑血管病

(一)脑出血

脑出血是指脑实质内或脑室内出血,又称脑溢血,以高血压动脉硬化出血最为常见。80%位于大脑半球,主要在基底节附近;其次为各脑叶的皮质下白质;还可见于脑干、小脑、脑室,多在动态下发病。根据破裂血管的出血部位不同,临床表现各异。起病时血压明显增高,常见头痛、呕吐,伴脑局部病变的表现,如基底节区出血,常见对侧肢偏瘫、偏身感觉障碍及偏盲的"三偏征"。脑叶出血的临床表现大致可分为3种,即仅有颅内高压和脑膜刺激征;对侧肢体有不同程度的瘫痪和感觉障碍;发病即昏迷。典型的脑桥中央区出血的特征是深昏迷、针尖样瞳孔、四肢瘫痪、高热。小脑出血时眩晕明显,频繁呕吐,枕部疼痛,以及共济失调、眼球震颤,严重者可出现脑干症状,颈项强直、昏迷。脑室出血者可有一过性昏迷和脑膜刺激征,出血量多者昏迷、呕吐、去脑强直或四肢松弛性瘫痪。

(二)蛛网膜下隙出血

是指原发性蛛网膜下隙出血,即脑部非外伤性动脉破裂,血液流入蛛网膜下隙。常见的病因是先天性动脉瘤和脑血管畸形。前者多位于颅底动脉环的分支处,常累及颅神经,以动眼神经功能障碍较多。脑血管畸形常位于大脑前动脉和大脑中动脉供血区脑的表面,部分病人在过去史中可有癫痫发作史,临床表现以突发剧烈头痛、呕吐、脑膜刺激征为主,少数有抽搐发作、精神症状及颅神经受累,以动眼神经麻痹多见。老年人临床表现常不典型,多表现为精神症状或意识障碍。目前影响蛛网膜下隙出血死亡的因素除再次复发出血外,由于蛛网膜下隙中血细胞直接刺激血管或血细胞破坏后产生多种血管收缩物质所致的延迟性血管痉挛也是因素之一。其临床表现特征为:一般在蛛网膜下隙出血后的1周内出现渐进性意识障碍和局灶性神经功能障碍,如肢体瘫痪等,而头颅CT检查无再出血征象。如早期识别,积极处理,预后可有改善。

三、脑出血和脑缺血的诊断和鉴别诊断

急性脑血管病的临床表现符合血管病起病的特点,呈急性和亚急性,其中以脑栓塞和蛛网膜下隙出血最急,脑出血稍缓,脑血栓形成相对缓慢。由于脑病变部位的血液循环障碍,相应

的肢体有神经功能障碍。出血性病变或大面积缺血水肿都可有颅内压增高的征象,如头痛、呕吐,甚至可出现脑疝或脑膜刺激征。病人过去史有高血压、心脏病、糖尿病、血液病、血管病变基础者,一旦发生急性局灶性神经功能障碍时,应考虑到有急性脑血管病的可能。急性脑血管病常可出现精神意识紊乱,甚至抽搐、昏迷,诊治时应予警惕。局灶性神经功能障碍按病变血管所累及的大脑、脑干或小脑部位的不同,其临床表现各异。最易识别的是肢体瘫痪,但也可仅有语言功能障碍(如感觉性失语、命名性失语)、视野改变(偏盲)、眩晕、听力障碍、步态不稳,或早期仅有剧烈头痛、呕吐,以后再出现脑膜刺激征等,常易导致漏诊和误诊。

首先应确定病人是否为急性脑血管病,然后确定是属于出血性还是缺血性。昏迷者需要迅速简要查明有无肢体瘫痪,有利于和各种可引起昏迷的疾病鉴别。各类急性脑血管病的鉴别诊断可参照病人的年龄、过去史(特别是心脏病、糖尿病、血液病)、起病的急缓、意识障碍、瞳孔大小、肢体瘫痪、病理反射、脑膜刺激征、血压、心脏听诊等做出初步诊断,如条件允许,可做血糖、心电图、头颅 CT、头颅 MRI 等辅助检查,以明确诊断。但在脑缺血性卒中发病的早期有时可以无头颅 CT 或 MRI 改变,直到 24～48h 后才出现影像学上的改变。蛛网膜下隙出血的头颅 CT 阳性检出率和出血量与做 CT 检查的时间有关,出血 5d 后在 CT 检查阳性率偏低。

四、急救治疗

急性脑血管病处理的基本原则是在抢救病人生命的同时,力求及早明确病变类型和可能的病因。一时无法区别是出血性或缺血性时,则应该首先做如下处理:

(1)保持安静,病人平卧;

(2)保持呼吸道通畅,给氧;

(3)严密观察意识、眼球位置、瞳孔、血压、心率、心律、呼吸、体温;

(4)调控血压,最好能维持在病人的平时水平或 150/90mmHg 左右,不宜降得过低;

(5)加强护理,定时翻身、吸痰,保持大小便通畅,用脱水剂者应注意膀胱情况;

(6)保持营养和水电解质平衡,如有头痛、呕吐等颅内高压症状时,应予降颅内压处理。一旦缺血性或出血性脑血管病诊断明确后,应分类处理。

(一)短暂性脑缺血发作

未经治疗的短暂性脑缺血发作者约 1/3 可发展为脑梗死,1/3 继续反复发作,还有 1/3 可自行缓解。其治疗主要是防治高血压和动脉硬化,如有心脏病、糖尿病、高脂血症等应积极治疗,也可采用脑血栓形成的治疗方法。治疗原则是防止血栓进展及减少脑梗死范围。

1.活血化瘀

常用丹参、川芎等静脉滴注。

2.补充血容量

心功能正常者可加用羟乙基淀粉(706 羧甲淀粉)500mL 静脉滴注,1 次/天,或右旋糖酐-40 500mL 静脉滴注,1 次/天。

3.溶栓剂

若无出血倾向,在发病起初的 3h 内可用尿激酶 50 万单位缓慢静脉注射,若已在 3h 以上,可用巴曲酶(东菱克栓酶),第一次 10BU 加入生理盐水 100mL 静脉滴注维持 1h 以上,以后每次 5BU,隔日一次,共 3 次。出血性梗死者禁用。

4.脑血管扩张药物

己酮可可碱 200～400mg 加入葡萄糖溶液 250～500mL 静脉滴注；或尼麦角林（脑通）4～8mg 加入葡萄糖溶液 500mL 静脉滴注；或口服尼莫地平 20～40mg,3 次/天；或桂利嗪 25mg,3 次/天；或环扁挑脂 0.1～0.2g,3～4 次/天。

5.血小板凝集抑制剂

阿司匹林 50mg 口服,1 次/天；或噻氯匹定 0.25g 口服,1 次/天。

6.增加红细胞

脑代谢活化剂胞磷胆碱 0.5～1.0g 加入溶液中静脉滴注；还可与 ATP、辅酶 A 等联合应用。

7.调控血压

有颅内压增高现象时加用降颅内压药,无颅内压增高者也要调控血压（参考出血性脑血管病的治疗）。

8.其他

瘫痪肢体应放在功能位置；昏迷者要按昏迷病人护理治疗要求护理；如为红色梗死,则禁用抗凝药和脑血管扩张药。还有用光量子疗法、血管内激光照射、血液稀释疗法、体外反搏、高压氧治疗等。

(二)脑梗死

对急性脑梗死的早期识别、运送和诊断是影响治疗效果的关键。急性期的治疗主要为脑再灌注和脑保护剂的使用,这两项措施的实施必须在脑血管阻塞后的一个相对窄的时间窗内进行。

在治疗前首先必须评估有无危及生命的情况,注意呼吸道通畅及循环功能状态。呼吸异常、高血压、高血糖、心功能障碍和电解质失衡,均须立即处理。

1.脑再灌注治疗

一般认为治疗时间窗为 3～6h。国内外文献报告在 6～12h 内的脑再灌注治疗对部分病人也有益。

(1)溶栓治疗:可激活血浆及血栓支架内纤溶酶原转变为纤溶酶,使血栓溶解,重建脑血流、维持神经元的正常代谢活动,防止脑梗死组织的坏死。常用的药物有:①组织型纤溶酶原激活物(tPA):成人用量为 0.85mg/kg。②尿激酶:一般用 50 万单位加入生理盐水 100mL 静脉注射。东菱克栓酶和去纤酶,首次剂量均为 10BU,其一后于第三天、第五天各 5BU 溶于 100mL 生理盐水中静脉注射。

(2)抗凝治疗:可防止凝血酶原转变为凝血酶,减少血栓的形成,发病 6h 以内的病人可选用。普通肝素因有明显出血倾向临床应用受到限制。低分子肝素是近期研究较多的一种抗凝新药。具有很高的抗 Xa 活性和较低的抗 IIa 活性。临床上其特点:①出血副作用较小且不明显延长 APTT；②有促进纤溶作用,能改善血流动力学；③增强血管内皮细胞的抗血栓作用而不干扰血管内皮细胞的其他功能,不影响血小板数量和功能。剂量为 4mL(5000U),皮下注射,每日 1～2 次,疗程为 7～10d。

(3)抗血小板制剂:阿司匹林对降低脑梗死的发病率和减少病死率及致残率有十分肯定的疗效。主张长疗程、中等剂量(75～325mg/d)。噻氯匹定是新型的抗血小板制剂。

以上治疗的潜在危险性均为梗死后出血,大多产生在机体自发性溶栓后的血管自然再通后。并发梗死后脑出血的主要危险因素有:①开始溶栓时间长。②溶栓前已存在有严重高血压(一般为 $180\sim200/110\sim120\mathrm{mmHg}$ 以上时属于禁忌)。③梗死范围大,临床症状重;或 CT 早期已显示神经系统功能缺失症状相对应的大范围低密度区。

2.脑保护剂的应用

(1)钙通道阻滞剂:缺血脑组织局部的 Ca^{2+} 明显增高,且与梗死灶的大小成正比。神经元死亡有过量的 Ca^{2+} 流入。二氢吡啶类钙通道阻滞剂能阻止电压依赖性钙通道开放,防止缺血后细胞膜去极化,防止 Ca^{2+} 的跨膜向细胞内流,并能抑制细胞内 Ca^{2+} 的释放。同时改善红细胞变形能力,使细胞内 Ca^{2+} 浓度保持在一定水平,促使平滑肌松弛、血管扩张和血流增加,促进脑功能的恢复,可提高脑组织对缺血缺氧的耐受性。还有尼莫地平、尼卡地平、氟桂利嗪等。迄今研究最多属尼莫地平,已证实该药能很好地通过血脑屏障,用于预防蛛网膜下隙出血后的血管痉挛、减少梗死面积和改善预后,临床上强调早期治疗。

(2)兴奋性氨基酸受体拮抗剂、抑制性氨基酸递质 γ 氨基丁酸(GABA)的增强剂:辅酶 Q_{10}。维生素 E 等主要影响缺血半暗区,对缺血中心区无作用,强调在发病后 $90\sim120\mathrm{min}$ 使用。

(3)自由基清除剂和脂质过氧化抑制剂:生理情况下,自由基的产生与清除之间保持动态平衡,不发生自由基连锁反应和组织损伤。在急性脑梗死情况下,自由基清除活性降低,抗氧化物减少,自由基产生急剧增多,尤其缺血再灌注后产生的自由基比单纯缺血更为严重。自由基可迅速攻击生物膜的脂类、糖、蛋白质和细胞内的核酸、脂类和糖,主要发生过氧化反应,从而导致神经元的损伤。

(4)纳洛酮(NLX)和东莨菪碱(Scop):急性脑梗死时,缺血区 β-内啡肽含量明显增加,可进一步损害缺血的脑组织。NLX 为竞争性阿片受体拮抗剂。许多临床试验证实 NLX 对超急性期脑缺血有效,其作用与改善皮质梗死灶周围的半暗带功能有关。常用剂量:每次 $0.2\sim0.4\mathrm{mg}$,一日 $4\sim6$ 次,持续 $3\sim5\mathrm{d}$。

Scop 不仅能明显抑制 β-内啡肽的作用,同时还有改善微循环、拮抗内毒素、抗氧自由基、稳定溶酶体酶、保护线粒体、阻断钙通道等作用。该药和纳洛酮有协同作用。

(5)前列环素(PGI$_2$):是一种强效抗血小板聚集剂和血管扩张剂。血栓烷(TXA$_2$)则具有明显促血小板聚集和血管收缩的作用。PGI$_2$ 和 TXA$_2$ 是花生四烯酸经环氧化酶系统催化生成的两种具有相反生物效应的物质。两者的动态平衡,对维持微循环的通畅起着重要作用。

治疗方法:$2.5\sim5.0\mathrm{mg/(kg\cdot min)}$。静脉注射持续 6h,于起病 3d 内用药 $4\sim6$ 次。

3.中医药治疗

一般采取活血化瘀、通经活络治则,可用丹参、川芎、红花、鸡血藤、地龙等。

4.外科治疗和介入性治疗

颈内动脉内膜切除术对防治短暂性脑缺血发作已取得肯定疗效,颈内动脉闭塞 70% 以上者,疗效较好。介入性治疗包括颅内外血管经皮腔内血管成形术及血管内支架置入或与溶栓治疗结合,已引起越来越多的重视。

(三)脑出血

1.现场急救处理

对昏迷病人须保持呼吸道通畅,给予吸氧并及时清除口腔与呼吸道分泌物,呼吸衰竭者行气管插管给予人工通气。询问病史简明扼要,体格检查全面细致、重点突出,对血压过高、脑疝危象、抽搐者需及时处理;各种检查应有顺序并妥善安排,尽量减少不必要的搬动。对暂时无法收住院的危重病人,应留置抢救室或诊室内抢救治疗;对濒死无法抢救的病人,在向家属交代病情的同时,给予人道主义的处理。

2.内科治疗

急性期内科治疗的目的主要在于防止再出血,降低颅内压,减轻脑水肿,改善脑缺氧,预防和治疗各种并发症,使病人能安全度过急性期。

(1)防止再出血:病人保持安静,绝对卧床,有效控制血压。可选用心痛定、利舍平、佩尔地平等药物,维持血压使之略高于出血前水平。适当使用止血剂,常用的药物有 6-氨基己酸、酚磺乙胺、巴曲酶等。

(2)降低颅内压:是治疗脑出血的关键,常用的药物有 20％甘露醇、甘油果糖、甘油盐水、呋塞米、25％人体白蛋白、皮质激素等。使用脱水剂要根据病人情况早期足量使用,最好在颅内压监护下进行。对长期使用脱水剂的病人要注意监测肝、肾功能与水电解质紊乱。

(3)保持营养及水电解质平衡:发病早期静脉补液,除脱水药物外,液体量应控制在 2000mL 以内,并及时进行血电解质、血糖、血液酸碱度的监测。对长期昏迷的病人应尽早采用鼻饲的方法给予肠内营养支持或深静脉内营养疗法。

(4)并发症的防治-长期昏迷的病人,肺部感染和尿路感染是常见的。根据病原菌及药敏试验选择抗生素,并做好相应的护理。严重脑出血易并发胃、十二指肠应激性溃疡出血,可给予 H_2 受体拮抗剂或奥美拉唑等药物。出血量大时,需及时输血。高热病人可采用亚低温治疗(32～34℃),降低脑代谢,减少脑耗氧。此外,还应防治皮肤感染和口腔感染。

(5)其他:适当选用副作用少、疗效明确的神经保护剂。抗癫痫治疗常用药物有苯妥英钠、苯巴比妥、地西泮等。

3.手术治疗

手术目的主要是清除血肿,解除脑压迫,改善脑循环及脑血流量,防止脑疝形成。

(1)手术适应证:经 CT 和血管造影确诊血肿在大脑半球内(内囊外侧型),出血量较多(＞30mL)或小脑出血(＞15mL)压迫第四脑室出现颅内压增高,年龄在 70 岁以下,心肾功能无明显障碍,脑干功能无明显受损者应尽早手术。经内科治疗无效或好转后又恶化,意识障碍加重,并出现病侧瞳孔散大,生命体征尚平稳者,可考虑手术。内侧型血肿并破入脑室,导致中线结构移位,病人年龄轻,心血管系统功能无明显改变,生命体征平稳者应早期清除血肿或行脑室引流。

(2)手术时机:手术时机直接影响手术效果。有人主张早期甚至超早期进行手术,在出血后 6h 内行血肿清除术,理由是出血数小时后血肿周围的脑组织即开始出现有害的组织学改变,脑水肿也逐渐加重;24h 后血肿周围脑组织即可发生不可逆性的继发性损害。也有人主张在出血后 4～14d 进行手术,理由是此时病情已稳定,手术死亡率低。血肿清除后有助于加快恢复过程。但可能有部分病人会在此期间死亡。

(3)手术方法:高血压脑出血的手术方法应根据病人的出血量、出血部位、手术距离出血的时间、病人年龄与全身情况来决定。目前常用的手术方法有:①颅内血肿清除术。对血肿很大或已出现脑疝的危重病人,开颅在直视下彻底清除血肿、止血,并行减压术仍是最佳手术方法。

该手术需在全麻下进行,根据血肿所在部位选择相应的开口入路。切开硬脑膜后,取相应的皮层径路进入血肿腔,然后分块切除血肿,用生理盐水冲洗血肿腔,发现活动性出血,用双极电凝止血。然后在血肿残腔内置引流管,术后2～3d后拔管。②钻孔血肿抽吸术。单纯钻孔穿刺抽吸血肿不能吸出已凝固的血块,常达不到充分减压的目的。③采用立体定向技术,将导管精确置入血肿腔内,用血肿碎化器将血肿打碎后冲洗吸出,残余血肿经留置在血肿腔内的导管注入溶栓剂(尿激酶、链激酶、t-PA),将血块溶解后排出。该方法简便易行,对高龄体弱的病人作为首选方法。缺点是可能会发生再出血,对需要紧急处理的颅内压增高病人仍不适用。④内窥镜下血肿清除术。内窥镜具有冲洗、吸引以及可直视下观察等优点,与内镜配套的止血技术,包括激光技术,对血肿清除后的止血提供了方便,但需要特殊设备与专业人员。⑤脑室引流术。血肿腔置管血块溶解术常用的溶栓剂有尿激酶、链激酶、组织型纤溶酶原激活物(t-PA)。

手术过程中应注意麻醉的平稳,防止血压波动,尽量不损伤正常脑组织。术后及时复查CT,观察有无再出血。

(四)蛛网膜下隙出血

治疗原则是制止出血,防治继发性脑血管痉挛,去除出血的原因和防止复发。具体处理方法如下。

1.绝对卧床休息4周

避免一切可能引起复发的因素,如用力排便(保持大便通畅用酚酞每次0.2g睡前服)、情绪激动等。应用足量的止痛和镇静剂,止痛剂可用索米痛片、安乃近,慎用成瘾性药物;镇静剂可用苯巴比妥0.03g,3次/天,或地西洋(安定)2.5mg,3次/天。

2.高渗性利尿剂

有颅内高压者常用20%甘露醇125～250mL静脉滴注,1～3次/天;10%复方甘油制剂250～500mL静脉滴注,1～2次/天;呋塞米(呋塞米)20～40mg肌内注射或静脉注射(有急性颅内压增高危象时用),2～3次/天;依他尼酸(利尿酸钠)25～50mg,静脉注射,每6～8h一次。若脑水肿明显,可用地塞米松5～10mg,2～4次/天静脉注射或加入脱水剂中静脉滴注。

3.降血压

血压高者可选用利舍平(利舍平)1mg肌内注射,4～5h后可重复;硝苯地平10mg舌下含服或口服,3次/天。

4.控制抽搐

给予苯巴比妥0.2g肌内注射,或苯妥英钠0.1g口服,3次/天,严重抽搐者可静脉注射。

5.抗纤维蛋白溶解剂

为了防止动脉瘤周围的血块溶解引起再度出血,可用较大剂量的抗纤维蛋白溶解剂,以抑制纤维蛋白溶酶原的形成。如6-氨基己酸(EACA),初次剂量4～6g溶于100mL生理盐水或5%～10%葡萄糖溶液静脉滴注,15～30min滴完,以后持续剂量为1.0g/h,维持12～24h或更久。其不良反应为有血栓形成的可能。该药可通过血脑屏障,效果较好。氨甲苯酸(止血芳酸,PAMBA)100～200mg加入生理盐水或葡萄糖溶液缓慢静脉注射,2～3次/天或600mg加入上述痻液静脉滴注,1次/天。酚磺乙胺(止血敏)200～500mg,肌内注射或静脉注射,2～3次/天。

6.外科手术

疑有颅内动脉瘤者作脑血管造影。外科手术治疗的目的在于根治动脉瘤,避免再次出血,一般最近一次出血后 3 周,可考虑脑血管造影和手术。有人主张超早期造影和手术(出血后24h 内),但其时机选择尚有争论。

7.个别病人

于出血后数月至数年后可发生正常颅内压脑积水,出现智力减退、步态不稳和尿失禁,可考虑作脑室-腹腔脑脊液分流术。

五、脑血管痉挛

(一)蛛网膜下隙出血致血管痉挛

脑血管痉挛有多种病因,如 SAH,头部外伤、感染或脑部手术等,病程分急性期(≤3 天)和慢性期(>3 天)两个时相。通常所说的脑血管痉挛是指造影显示的血管狭窄。SAH 后 7~10 天内,造影发现的血管痉挛可高达 30%~70%。早期的脑动脉痉挛是动脉的极度收缩或平滑肌不能弛缓造成的,晚期可能是由于血管山狭窄变为增厚引起。在脑血管造影表现的动脉狭窄范围和分布可为局限性(经常是多发性),半球性或全脑弥漫性痉挛。其严重程度可以是轻度、中度和重度。血管痉挛并造成脑缺血症状和体征特称为症状性血管痉挛,也称迟发性缺血性神经功能障碍,占 SAH 病例的 20%~30%。血管痉挛的发生与 SAH 的位置和出血量有关。血管痉挛的延迟发作和相对的可预测性为我们提供了治疗机会。

1.血管痉挛的原因和发病机制

(1)蛛网膜下隙出血致脑血管痉挛的可能过程(图 4-3)。

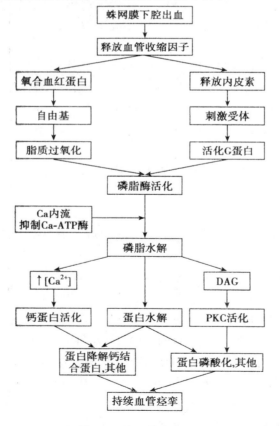

图 4-3　脑血管痉挛过程

(2)蛛网膜下隙的红细胞、红细胞分解释放血红蛋白和氧合血红蛋白是血管痉挛的原因。

2.血管痉挛的发生率和危险因素

SAH后血管造影性血管痉挛的整体发生率大约为50％,而估计的范围大概为20％～100％。Fisher分级系统或其改良系统已被广泛采用。该系统将CT显示的SAH分为四组(表4-14);

表 4-14 Fisher 分级系统

分组	CT 表现	血管痉挛发生危险性
第一组(Fisher Ⅰ级)	未发现出血	出现血管痉挛的危险性极低
第二组(Fisher Ⅱ级)	薄层血凝块,厚度小于 1mm	危险性低
第三组(Fisher Ⅲ级)	血凝块厚度超过 1mm	危险性中度到高度
第四组(Fisher Ⅳ级)	脑内或脑室内血凝块	危险性低

已经证明早期手术清除蛛网膜下隙血凝块可降低发生重度血管造影性血管痉挛(表8-15)。

表 4-15 症状性血管痉挛的危险因素

CT 影像显示较大的蛛网膜下隙出血
入院时神经系情况较差
吸烟史
年龄在 35 岁以下及 65 岁以上
既往高血压病
Willis 环发育异常或变异

(二)血管痉挛的临床表现和诊断

1.临床表现

症状性血管痉挛临床表现为SAH后迟发性神经功能障碍,其原因很多,在诊断症状性血管痉挛前要排除其他原因。症状性血管痉挛表现为进行性的头痛、淡漠、反应迟钝,随后出现脑缺血表现,如单瘫、偏瘫、语言障碍,双下肢无力甚至截瘫血管痉挛通常是双侧发生,更为多见的临床表现是语言减少、淡漠、反应迟钝、意识模糊甚至意识丧失。

2.诊断

诊断症状性血管痉挛前要用神经影像学(CT、MRI)排除其他原因引起的血管痉挛。TCD是无创检查,对SAH后患者颅内血管的血流速度的测定可提示是否出现血管痉挛。脑血管造影检查可直观看到痉挛血管,诊断率优于其他的影像学检查。磁共振血管成像(MRA)、CT血管成像(CTA)都能检测血管痉挛。

(三)血管痉挛预防

(1)补充足量液体,保持适当的血细胞比容,改善微循环,预防SAH后低血容量和贫血的发生,避免应用抗高血压和抗纤消、溶药物。

（2）清楚和（或）溶解蛛网膜下隙血块。腰椎穿刺和腰池引流释放血性脑脊液。也有人将微导管置入枕大池，注入尿激酶溶解血块同时引流。

（3）钙离子通道拮抗剂，尼莫地平 50mL，4mL/h 持续静点，或 60mg/4h 口服。

1）3H 治疗（高血容量、高灌注压、血液稀释）。

2）术中用罂粟碱浸润脑棉，湿敷动脉外壁。

3）动脉内注射罂粟碱，超选择性动脉内罂粟碱灌注（30 分钟内灌注 200～400mg）。

4）经皮腔内球囊血管成形术治疗血管痉挛。

（四）非脑血管病术后血管痉挛

开颅术后和外伤后的血管痉挛较动脉瘤性蛛网膜下隙出血引起的血管痉挛少见，有与动脉瘤性血管痉挛有相似的演变过程，应用尼莫地平治疗。

第四节　癫痫持续状态

癫痫持续状态是癫痫发作的严重状态，是指癫痫连续多次发作，两次发作间期病人意识无恢复，或一次癫痫发作持续时间超过 30min 以上者。癫痫发作频繁，但间歇期意识完全清楚者，称癫痫频发。癫痫持续状态是临床常见急症之一，占癫痫病人的 2.6％～6.0％。

一、分型及临床表现

1.强直阵挛性癫痫持续状态

是临床上最为常见的一种，表现为癫痫大发作的连续反复出现，症状逐渐加重，发作时间延长，间隙缩短，昏迷加深，发作间隙意识不再恢复。可能开始就是全身性大发作，也可能是由局限性发作发展而来。多伴有自主神经症状，如高热、大汗、心动过速，呼吸加快或不规则，唾液增多，以致上呼吸道堵塞而引起发绀、瞳孔散大、对光反射消失。1/2 病人有病理反射，亦可有一过性偏瘫（Todd 瘫痪），若不及时控制，可致残或死亡。辅助检查：外周血白细胞增高，血 BUN 增高，CO_2-CP 下降；脑电图为弥散性高幅慢波。

2.强直性癫痫持续状态

表现为强直性发作而无阵挛，呈角弓反张型发作，自主神经症状显著，如高热、大汗、心动过速等心律失常，呼吸加快或不规则，唾液增多等。

3.肌阵挛性癫痫持续状态

为持续数小时至数日的节律性反复全身性抽搐，常无意识障碍。脑电图特点为高峰节律异常。

4.失神性癫痫持续状态

临床特征为反应迟钝到不同程度的意识障碍。10 岁以下患儿多见，发作持续数小时到数日，甚至长达数月，半数患儿在 12h 以内。脑电图以爆发性或弥散性棘-慢综合波为主。

5.单侧性癫痫持续状态

主要见于儿童和婴儿，多在 3 岁以前，以单侧阵挛为主。表现为 Jackson 癫痫发作，惊厥的一侧肢体常有暂时性轻瘫。50%的病例可发现病因,须进行 CT 或 MRI 检查。

6.部分运动性癫痫持续状态

表现为持续性身体某一部分抽搐,可数小时或数日,常无意识障碍。病因以炎症、肿瘤、外伤多见,脑波为局限性异常。

7.精神运动性癫痫持续状态

又称为颞叶癫痫状态。表现为持续较长时间的精神错乱、自动症、神游等。

8.婴儿癫痫持续状态

婴幼儿及新生儿期癫痫状态较常见,病因多种多样,临床表现不典型,死亡率和后遗症较高。

二、诊断与鉴别诊断

癫痫的临床表现多种多样,致病原因又十分繁杂,因此,在诊断上要注意遵循适当的步骤,以便尽快明确诊断,控制病情发展。

(一)判断是否为癫痫

根据反复发作的病史和典型的临床表现,诊断并不困难,应立即予以抗痫治疗,控制抽搐后再行下一步处理,包括脑电图、明确病因等。但如果病人就诊时抽搐症状不典型,或抽搐已停止,此时则要根据详细的病史、陪人对病人发作情形的描述以及仔细的体格检查来综合判断,必要时行脑电图检查。往往癫痫都有至少一次以上类似的发作史,陪人的描述符合癫痫的典型症状,体格检查尤其要注意有无神经系统的局灶性体征、视盘水肿、眼底出血等。然后还须排除下列疾病:

1.晕厥

晕厥系短暂的意识丧失,多因血管舒张功能不稳定、体质虚弱或其他疾病所致暂时性低血压引起的脑缺血而产生,和癫痫小发作难以鉴别。下列几点可供参考:①晕厥有身体虚弱、心血管疾病史;②晕厥常先有头昏、胸闷、眼黑、恶心等先兆;③晕厥持续时间较长,约数分钟或更长,而癫痫小发作每次仅数秒,常突然停止活动,双目凝视发呆;④晕厥时大都血压降低;⑤晕厥脑电图检查无变化。

2.癔症痉挛性发作须和大发作鉴别

①癔症青年女性多见,常由精神、情绪因素诱发;②癔症发作形式不规则,而癫痫一般先强直后痉挛,有规律;③癔症病人双眼紧闭,被动睁眼时有自主抵抗,且瞳孔反射正常,而癫痫病人双眼微睁,眼球固定直视前方,瞳孔散大,光反射消失,面色发绀;④癔症发作时病人多无外伤,而癫痫有舌咬伤,尿失禁;⑤癔症病人对周围事物有所了解,癫痫有逆行性健忘;⑥癔症用暗示治疗效果显著;⑦癫痫病人脑电图有癫痫样放电。

3.短暂性脑缺血发作(TIA)

①年龄多在 50 岁以上,有高血压、动脉硬化症病史;②突然意识障碍,伴有偏侧运动感觉障碍,24h 内完全恢复;③脑电图无痫性活动。

4.偏头痛应与头痛性癫痫鉴别

后者临床特点:①青少年期发病;②明显发作史;③脑电图有痫性活动;④抗癫痫药物治疗有效。

5.低血钙症

低血钙症出现手足搐搦、喉头痉挛时,须和癫痫鉴别:①前者往往有甲状腺手术或甲状旁腺疾病史;②血清钙、磷测定有助于明确诊断。

(二)如系癫痫发作,须明确是颅内还是颅外疾病引起

由颅外疾病引起者一般有以下特点:①无集中、持久的定位体征;②癫痫发作前有明显的病因;③常有颅外器官或全身性疾病的体征和辅助检查所见;④脑电图检查常成弥散性高幅慢波,局灶性病理波少见;⑤病因消除时,癫痫持续性发作亦随之消失。

(三)如系颅内疾病引起,须明确是原发性还是继发性

1.原发性癫痫有下列几个特点

(1)发病年龄以 30 岁前多见,6～9 岁、13～16 岁为两个高峰;②不能查到原因,部分病人有遗传史;

(2)无客观体征或检查所见;

(3)CT 扫描或可见到脑弥散性萎缩;

(4)以大发作或失神小发作为主,局限性或精神运动性发作都属继发性;

(5)脑电图为双侧对称性癫痫波。

2.继发性癫痫一般应具备下列特征之一

(1)临床发作有定位表现,可为局限性发作;

(2)神经或各项检查,如脑电图、颅脑 CT,MRI,SPECT,脑血管造影等显示有局灶脑病变者;

(3)在发作前后出现一侧体征者;

(4)能找到引起癫痫发作的明确病因。

三、救治措施

(一)控制癫痫发作

癫痫持续状态者发作超过 1h,大脑容易造成不可逆性损伤,因此,首要任务是迅速控制癫痫发作。治疗原则是:①选择强有力、足量的抗惊厥药物及时控制发作;②力求一次大剂量投药,防止少量多次重复给药;③维持生命功能,预防和控制并发症,特别注意处理脑水肿、酸中毒、呼吸循环衰竭、高热、感染和纠正水电解质失调等;④积极寻找病因,进行病因治疗;⑤发作控制后,应继续予以维持量治疗,并进行密切监护。

1.地西泮

是控制各型癫痫持续状态的首选药物。注射后 1～3min 即可生效。且有效率高达 85%,半衰期约 30～60min,因此控制发作后应静滴维持疗效。通常不经稀释予以静脉注射,一次10～20mg,每分钟 1～2mg 为宜,有效后给 100～200mg,加入 5%葡萄糖 500mL 中,于 12h 内缓慢静脉滴注。儿童按 0.25～1mg/kg 稀释后缓慢静滴。注意观察呼吸、心率、血压变化。

2.异戊巴比妥钠

可在地西泮无效时使用,成人为 250～500mg 溶于 10～20mL 液体内,10min 注完。该药对呼吸有较强的抑制作用,不可注射过快。

3.氯硝西泮

是广谱抗癫痫持续状态的药物,75%的病人可获满意疗效。常用 1～4mg 静脉注射,维持药效可达 24h。

4.苯巴比妥

苯巴比妥每次 5～10mg/kg,肌注。作用较慢,需 20～60min 才达高峰,一般为配合地西泮使用,在地西泮控制发作后作为长效药物应用。可每隔 6～8h 肌注 0.2g,直到意识清楚,改为口服药物。

5.利多卡因

其他药物无效时,可用 100mg,以每分钟 10mg 静注后,用 100mg 溶于 5% 葡萄糖液 250mL 维持静滴。

6.其他

应用副醛、水合氯醛等,如上述药物不能完全控制抽搐,可采用乙醚全麻。

7.并发症的处理

脑水肿、酸中毒、高热、缺氧是癫痫持续状态严重的并发症,往往由于这些并发症得不到有效的治疗,引起起病人死亡或造成严重的后遗症,因此,须高度重视并予以相应治疗。脑水肿一般在发病后 24h 内达到高峰,应给予 20% 甘露醇、呋塞米等治疗。适当给以抗生素预防感染,注意监测病情,加强护理等是改善病人预后的重要措施。

(二)并发症的防治

1.控制脑水肿

20% 甘露醇 250mL,6～8h 一次,快速静滴,亦可加用地塞米松 20mg/d 静滴。

2.抗感染

最常见的是呼吸道和肺部感染,由口腔、咽部分泌物吸入所致,常为混合菌群生长,应使用广谱抗生素。

3.控制高热

下丘脑体温调节中枢受到痫性病灶放电的影响而发生功能紊乱,出现中枢性高热,感染也可致高热,一般应行物理退热、酒精擦浴、冰帽,后者尚有降低脑代谢、保护脑细胞作用。

4.纠正水电解质酸碱平衡紊乱

由于高热失水,丢失电解质,抽搐时酸性产物大量产生,极易引起紊乱,应监测血电解质、血气分析,及时补充水盐、纠正酸中毒,可用 5% 碳酸氢钠及 0.9% 氯化钠、葡萄糖液等。

5.防治心肾等重要脏器功能衰竭

抽搐反复发作时缺氧、酸中毒、骨骼肌断裂溶解致血肌红蛋白增加,对心肌、肾小管都有明显的损害,导致心衰、肾衰的发生,应加强观察并予相应处理。

第五节　蛛网膜下隙出血

一、概述

蛛网膜下隙出血(subarachnoidhemorrhage,SAH)是指各种原因引起的血管破裂,血液充斥到脑和脊髓的蛛网膜下隙内的病理状态。SAH 发病多为突然发作,可以是自发的或创伤性的、大量的或轻微的出血,并且出血点位于蛛网膜下隙或继发于脑实质出血,出血经软脑膜进入蛛网膜下隙,也可继发于脑室内的出血流入蛛网膜下隙。个别情况下,脊髓血管病出血也,可上行扩散到颅内的蛛网膜下隙内。全球范围的大样本调查研究表明:自发性 SAH 的发病率为 10 例/10 万人/年。资料显示 SAH 发病率存在地区差异性,我国北部地区发病率较高;春秋两季高发。

二、病因

自发性 SAH 的最常见原因是颅内动脉瘤和脑动静脉畸形破裂他原因包括颅脑损伤,脑动脉硬化,烟雾病,血液病,瘤卒中,感染及中毒,以及原因不明的良性脑桥周围蛛网膜下隙出血等。

三、症状和体征

典型症状体征是突发的剧烈头痛伴颈强,约有 80% 患者有此症状,部分患者伴有短暂的意识障碍,其他症状为恶心呕吐、颈强、意识障碍、精神状态改变、脑神经损伤、运动和感觉障碍、视野缺损、眼底出血、脑干反射异常、异常运动姿态。

四、诊断

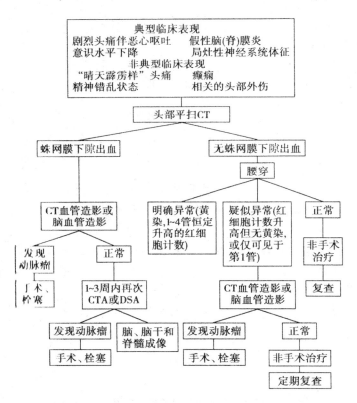

图 4-4　自发性 SAH 的诊断

(一)头部 CT

头部常规 CT 扫描是蛛网膜下隙出血的首选检查项目。SAH 的阳性检出率与出血量、出血时间和图像质量有关。CT 可显示出血的量和位置,有时可成为提供判断动脉瘤位置的线索,尤其蛛网膜下隙内或破入脑组织内的血肿对判断动脉瘤位置有显著帮助

CT 表现出明确的 SAH 应行 CT 血管成像(CTA)或数字减影脑血管造影(DSA),发现动脉瘤迅速治疗;如造影结果为阴性,未见动脉瘤,则非手术治疗,待 10～14 天后脑血管痉挛缓解后,再行 CTA 或 DSA 检查,发现动脉瘤迅速治疗;未发现动脉瘤者行脑、脑干和脊髓磁共振扫描(MRI)。Fisher(1980 年)及同事用 CT 对蛛网膜下隙出血分级的力认 见表 4-16。

表 4-16　Fisher 分级

分级	CT 表现	血管痉挛发生风险
Ⅰ级	没有发现出血	低风险
Ⅱ级	出血厚度小于 1mm 扩展遍及蛛网膜下池	低风险
Ⅲ级	出血厚度大于 1mm	高风险
Ⅳ级	脑室内出血或脑内出血,没有明显的蛛网膜下隙出血	低风险

Fisher 分级用于把 CT 扫描上蛛网膜下隙出血量与继发于血管痉挛的进展性迟发性局部缺血相联系。

(二)腰穿

具有典型临床症状体征,头部 CT 检查结果正常,或者虽无典型临床症状体征但头部 CT 疑似有蛛网膜下隙出血,无腰穿禁忌证者应行腰穿检查。

(1)腰穿结果明确异常(三管法显示多管不变的红细胞计数增多)成行 CTA 或 DSA,发现动脉瘤迅速治疗,如正常,停止进一步检查,行非手术治疗。

(2)腰穿结果异常但可疑(红细胞计数升高但无黄染或仅见第一管红细胞计数升高)也应行 CTA 或 DSA 检查。发现动脉瘤迅速治疗,如正常,停止进一步检查,非手术治疗。

(3)腰穿结果正常,停止进一步检查,给予相应的治疗。

(4)如果在脑脊液中发现红细胞就表示有出血。脑脊液黄变是指脑脊液内的红细胞破裂溶血,释放出的血红蛋白及其降解产物使离心过的脑脊液呈现黄色,发病后 12 小时采集脑脊液,经离心发现黄变脑脊液可以确定是蛛网膜下隙出血。如果不离心,脑脊液被蛛网膜下隙出血或穿刺带入的红细胞染色,就不能观察到脑脊液黄变,最敏感的检验方法是采用分光光度计测定血红蛋白,而实验室经常用肉眼观察脑脊液标本。

(5)应注意动脉瘤出血较少直接破入脑组织,或进入一个独立的蛛网膜池,腰穿找不到红细胞而漏诊。

(6)也应注意穿刺过程将红细胞带入脑脊液,误诊为蛛网膜下隙出血。穿刺带入脑脊液红细胞最终也会溶解导致脑脊液黄变,所以采集的脑脊液应保存于 4℃下并立即离心观察。

(三)头部 CT 血管成像

最近应用头部 CT 血管成像(CTA)诊断颅内血管性疾病逐渐增多,尤其用于诊断颅内动脉瘤。CTA 诊断率虽不如三维数字减影脑血管造影(DSA),但有创伤小、操作简单、费用低等特点,经常用于高龄患者和身体条件差的患者。CTA 可以满足 90% 以上的 SAH 病例的影像学诊断需要,但小于 3mm 的颅内动脉瘤出率低于三维 DSA。

(四)数字减影脑血管造影

经股动脉或桡动脉全脑血管造影是诊断颅内血管病的"金标准"。三维数字减影脑血管造影(DSA)对动脉瘤诊断率优于二维 DSA。颅脑六血管(右颈内、颈外动脉,左颈内、颈外动脉,左、右椎动脉)造影可提高蛛网膜下隙出血的诊断率,并可发现多发动脉瘤和(或)伴发的其他血管异常。

(1)左右侧颈内动脉和左右侧椎动脉造影必须检查。左右侧颈外动脉造影可发现脑膜动静脉畸形和(或)脑膜动静脉瘘,对于脑血管造影无异常所见者还需行脊髓血管造影寻找出血原因。

(2)脑血管造影时需行压迫颈部颈总动脉,了解左右循环和前后循环的交通代偿情况。压迫颈总动脉的颈动脉造影斜位像可增加前交通动脉复合体的显像率,对提高前交通动脉瘤的诊断有重要意义。如一侧大脑前动脉第一段不发育,还需增加反斜位像造影,了解双侧大脑前动脉远段开角情况,对指向上方的前交通动脉瘤手术经翼点入路左右侧选择有重要意义。

(3)颈内动脉造影反斜位像可增加大脑中动脉分叉部病变的

(4)血管造影并发症有穿刺部位血肿、血管损伤后闭塞、假性动脉、动静脉瘘(AVF);导丝导管所致血管内膜损伤、内膜下夹层,甚至导致血管闭塞,导丝导管折断,导管打结、折曲;脑血栓、脑血管痉挛、空气栓塞、烦内出血;造影剂过敏等并发症。急性蛛网膜下隙出血脑血管造影(DSA)术中破裂罕见。

(五)磁共振成像

对 SAH,头部磁共振成像(MRI)不作为常规检查。对 SAH 造影检查阴性,头部 CT 没有诊断价值,脑脊液检查也无法确记的蛛网膜下隙出血,动脉瘤破裂的可能性又较低的患者,做 MRI 检查只是为了更多地获得脑组织的信息。

(六)临床分级

临床分级是判断动脉瘤性 SAH 患者预后的重要因素。SAH 一经诊断,应立即进行临床分级,以利于判断手术适应证和预后。目前广泛应用的临床分级是 Himt-Hess 分级见表 4-17。

表 4-17　**hunt-Hess**

分级	临床表现
Ⅰ级	无症状或轻度头痛和颈强;
Ⅱ级	中到重度头痛,颈强,除动眼神经麻痹外无其他神经功能缺失
Ⅲ级	嗜睡,混浊或轻度神经功能缺失
Ⅳ级	昏迷,中到重度偏瘫,早期去大脑强直和自主神经功能紊乱;
Ⅴ级	深昏迷,去大脑强直,濒死状态。

其他分级有国际神经外科医师协会分级见表 4-18。

五、动脉瘤性蛛网膜下隙出血

哈尔滨医科大学附属第一医院神经外科脑血管造影资料显示自发性 SAH 病因 75% 是由于颅内动脉瘤破裂引起,其他常见原因是烟雾病(4%)、动静脉畸形(3%)、动脉硬化性出血(3%)、其他原因如静脉血栓、椎管内的各种出血病因等(>2%),无阳性所见(13%)。文献报道还有造影不显示的血管畸形、动静脉瘘、肉芽肿性血管炎、脑梗死、颅内/外肿瘤、药物滥用等。

表 4-18 国际神经外科医师协会分级

分级	Glasgow 昏迷评分及临床表现
Ⅰ级	昏迷评分 15 分,无运动功能缺损;
Ⅱ级	昏迷评分 13～14 分,无运动功能缺损;
Ⅲ级	昏迷评分 13～14 分,有运动功能缺损;
Ⅳ级	昏迷评分 7～12 分,有或无运动功能缺损;
Ⅴ级	昏迷评分 3～6 分,有或无运动功能缺损。

六、动脉瘤性蛛网膜下隙出血

(一)概述

1.动脉瘤发生机制

有三种基本理论试图解释动脉瘤的发生机制①第一种理论,脑动脉肌层先天性薄弱,造成内膜层疝出、膨胀、破坏弹力纤维膜,导致动脉瘤囊状外凸;②第二种理论,后天的血管壁变形,内弹力板变性导致动脉瘤形成;③第三种理论,假设先天和变性结果共同导致动脉瘤形成。尽管动脉瘤也可发生在非血管分叉处,但动脉瘤多发生在血管分叉处,Forbus 使用硬质玻璃模型证明,在动脉壁最大压力点,是在沿血流方向的血管分叉顶点。破裂动脉瘤的平均大小是7.5mm,5mm 以下的动脉瘤有 2% 破裂。无症状的巨大动脉瘤因占位效应和破裂出血者预后

2.多发性动脉瘤与责任动脉瘤

大约 20%SAH 患者有多发动脉瘤,因而蛛网膜下隙出血患者血管造影检查时必须行全脑血管造影以发现多发动脉瘤。在多发动脉瘤中,破裂动脉瘤必须优先治疗。

3.判断破裂动脉瘤非常重要

当多发动脉瘤存在时,最近端、形状不规则、最大的动脉瘤将最有可能是破裂的动脉瘤;瘤体带有突的动脉瘤被认为最易破裂,这些突起实际上可能是来自以前破裂出血形成的假性瘤囊。

判断多发动脉瘤中哪个为出血动脉瘤,要根据发病过程、临床检查、CT 扫描、血管造影和MRI 资料综合考虑。

(1)临床表现:双侧动脉瘤患者最开始头痛侧并且临床检查发现单侧无力或脑神经麻痹。

(2)影像学上特征表现:蛛网膜下隙血液在 CT 扫描上的位置、脑室移位、脑实质内血肿可帮助确定出血动脉瘤。血管造影片上血管痉挛附近动脉瘤可能为破裂动脉瘤。

(3)易发生破裂动脉瘤的载瘤动脉:Nehls 依据统计学证据发现前交通动脉复合体动脉瘤、基底动脉顶端动脉瘤、小脑后下动脉-椎动脉结合部动脉瘤是多发动脉瘤中最有可能破裂的动脉瘤(Nehls 1985 年)。

(4)动脉瘤破裂的治疗:动脉瘤出血后易发生再破裂出血,随破裂次数的增多死亡率明显增高,有些患者再出血迅速,导致死亡而无法救治,破裂出血的动脉瘤需要治疗已成为神经外

科医生的共识。

(二)动脉瘤破裂相关因素

动脉瘤破裂出血的风险主要取决动脉瘤自身的特征而不是患者。动脉瘤破裂的自然病程虽然未明确揭示,但动脉瘤的大小、动脉瘤部位,多发动脉瘤、动脉瘤的生长、症状性动脉瘤、年龄、性别、高血压,吸烟等都是影响动脉瘤破裂的因素。在选择动脉瘤患者治疗时必须了解动脉瘤自然病程并评估治疗的有效性和安全性(表 4-19)

(三)脑血管造影阅片注意事项

(1)确定病变的左右侧别。

(2)是否有多发动脉瘤。

(3)是否合并其他颅内血管异常。

(4)动脉瘤多发生在血管的分叉部,瘤体通常沿血流方向的延迟线发育,这一规律有助于寻找及确诊动脉瘤。

表 4-19　动脉瘤破裂的自然病程与风险

动脉瘤破裂的相关因素	相对危险度%（95%可信区间）
女性	2.1(1.1～3.9)
症状	8.2(3.9～17)
>10mm	5.5(3.3～9.5)
后循环	4.1(1.5～11)
60～79 岁	1.7(0.7～4.0)
总风险	1.9(1.5～2.4)%/年

(5)认真区分较小动脉瘤与动脉起始部漏斗样扩张。动脉瘤位于血管分叉部向分支血管外侧偏心发育;动脉起始部漏斗样扩张是血管壁成轴性漏斗样均匀膨胀,分支动脉在漏斗顶端发出。

(6)单从一个角度的影像上不能确诊动脉瘤,要从多角度观察确定动脉瘤的存在;最好在DSA 的图形工作站上动态观察三维 DSA 影像,可以获得关于动脉瘤形态以及与载瘤动脉的关系等重要信息.为手术做准备(见下一条)。

(7)确定动脉瘤的存在后,还要在手术位工作角度的位像上观察动脉瘤颈与载瘤动脉及周围相关动脉的位置关系及瘤颈宽窄,观察瘤体的大小及发育方向,并判断瘤顶和(或)瘤体与哪些结构有粘连的可能,以便选择手术入路和动脉瘤夹的形状,术中避免过早牵拉可能与动脉瘤粘连的结构,防止动脉瘤过早破裂出血(未成熟破拟)所造成的严重后果。二维血管造影片的斜位像能较好地模拟翼点入路时术中所见的动脉瘤与载瘤动脉及周围相关动脉的位置关系。三维血管造影图像可精确模拟各种手术位置中动脉瘤与载瘤动脉及周围相关动脉的位置关系,为制定治疗计划、做好充分术前准备、预测术中可能出现的意外提供准确信息。

(8)了解动脉瘤周围动脉的血流动力学情况,判定侧支循环代偿能力,术前判断出能否在保证患者安全情况下闭塞载瘤动脉

（9）二维血管造影应多角度观察动脉瘤颈与载瘤动脉和附近分支动脉的位置关系，三维血管造影图像可任意角度观察动脉瘤颈与载瘤动脉和附近分支动脉的位置关系，选择出好的栓塞工作角度。

（四）手术夹闭与血管内栓塞术的选择

国际性前瞻性随机化的破裂动脉瘤外科夹闭与血管内弹簧栓塞对比试验（ISAT）报道：在研究中心对患动脉瘤性 SAH 患舞经开颅动脉瘤夹闭一年随访，不良结果发生率 30.6%；患破裂动脉瘤患者，经血管内弹簧圈栓塞一年随访，不良结果发生机会 23.7%。在这些治疗中心，一年随访血管内弹簧圈栓塞与夹闭对比，绝对的风险减少是 6.9%。此项研究为动脉瘤开展介入治疗拓宽了前进的道路，但也引起不少质疑。有人认为 ISAT 研究结果；

在国际媒体内被有意错误报道并且非常特殊的数据被不适当地矿大应用到所有的颅内动脉瘤患者。更重要的是考虑参与 ISAT 研究的 9 278 例患者中，只有 2 143 人被随机化，剩余的大半实施开颅动脉瘤夹闭，短期随访报道，弹簧圈栓塞后 2.6% 的患者再出血，而手术组为 0.9%。另外，在 ISAT 研究中，用弹簧圈治疗的动脉瘤患者，因为动脉瘤破裂需要另外的治疗比用显微外科夹闭的患者多四倍。在 ISAT 研究中 2 143 例被随机化的患者，在得出血管内弹簧圈栓塞的持久性正确结论之前，还需密切随访，弹簧圈与夹闭的对比结果才能被推论出。

手术与介入的选择，最为理想的是由一组同时拥有显微外科和介入技术的神经外科医生做出选择，或是由神经外科医生、神经放射学医生、神经内科医生会诊做出选择。

选择原则是：①经脑自然间隙容易达到的部位选择开颅夹闭术，例如大部分前循环动脉瘤、部分后循环动脉瘤。②对部位在不易达到或必须切开骨质和重要组织结构才能显露的动脉瘤，选择血管内栓塞治疗，如大部分后循环动脉瘤、海绵窦段动脉瘤、眼动脉段动脉瘤。③宽颈动脉瘤的手术与介入治疗均有难度，都需要应用复杂技术进行处理。④对可选择手术也可选择介入治外的病例可由患者及家属做出选择。

（五）动脉瘤治疗前的处理

动脉瘤确诊后，宜早期手术或介入治疗的应及早治疗，可以最有效防止动脉瘤再破裂，不适合早期手术或介入治疗的患者，应用非手术术疗法尽可能预防再破裂和血管痉挛。采用脑保护治疗，器官系统性疾病治疗，维持内环境稳定。

（1）生命体征监测。

（2）保持呼吸道通畅，维持呼吸功能。

（3）护理：限制活动，卧床，床头抬高 15°～30°有利于减轻脑水肿，监测消化道出血，预防下肢静脉血栓形成或脱落。

（4）相关的血液指标检测，完成术前检查。

（5）控制血压：是预防再出血的重要方法，应用 5% 葡萄糖或生理盐水 500mL 加入硝普钠 50mg 维持血压 120～130/90mmHg，糖尿病患者改用木糖醇或生理盐水。

（6）镇静，控制躁动。躁动可以诱发再出血，必须控制。可给予苯巴比妥 100mg，Q8 小时肌注；必要时给予冬眠Ⅰ号 1/4～1/2

（7）预防或治疗癫痫。苯妥英钠 100mg，Q8 小时肌注，能口服患者给予苯妥英钠 100mg，日服 3 次或丙戊酸钠 500mg，日服 3 次。

(8)抗纤溶治疗。对早期入院的患者应用抗纤溶药物是有益的,但要注意所带来的副作用,如腹泻、交通性脑积水,特别是可增加缺血性神经功能损害。可选择对凝血系统干预小的止血药物,晚期入院的患者可不用抗纤溶药物。

(9)预防血管痉挛,应用钙离子通道拮抗剂。尼莫地平注射液(10mg,50mL)4mL/h持续静点,注意监测血压下降。

(10)预防和治疗消化道出血。应用奥美拉唑40mg,Q12小时静注。预防消化道出血。已发生消化道出血者,奥美拉唑8mg/h持续静点至出血停止,改为预防量。

(11)保持大便通畅,应用缓泻剂。

(12)脑保护治疗,应用脑保护剂如甘露醇、激素、川芎嗪、维生素、苯巴比妥、自由基清除剂等药物。

(13)维持内环境稳定,保持水盐代谢稳定及酸碱平衡。

(14)补充能量制剂、适量维生素和营养物质。

(15)治疗已存在的其他系统疾病。

(六)动脉瘤夹闭术

1.手术夹闭动脉瘤的目的

完全闭塞动脉瘤,保持载瘤动脉通畅。手术经脑裂、脑池等自然间隙接近动脉瘤,避免或尽可能小地切开脑组织,最低程度牵拉组织,轻柔操作避免动脉瘤未成熟破裂。

2.手术适应证

(1)Hunt-Hess分级Ⅰ-Ⅲ级患者。

(2)由于颅内血肿、脑积水脑室扩张所致Ⅳ-Ⅴ级患者。其他Ⅳ-Ⅴ级患者不适宜开颅手术,待非手术治疗病情转为Ⅲ级以下Ⅲ行手术治疗(Hunt1977年)。

3.手术时机

(1)为避开脑水肿和脑血管痉挛高峰期手术,最好选择3天以内或3周以上。对有轻微脑水肿和(或)脑血管痉挛的Ⅰ-Ⅱ级患者,可手术治疗。

(2)Ⅲ级患者术后可双向发展,选择手术时机需综合考虑,①早期手术:a.易于破裂或频繁破裂(住院期间破裂两次以上)的动脉瘤应尽早手术;b.有症状性血管痉挛患者,为有效地抗血管好挛治疗也应及早手术。②晚期手术:a.微小动脉瘤不能夹闭需包裹加固;b.术中因各种原因有可能不能夹闭需包裹;c.后循环动脉瘤原则晚期手术,但患者临床状态好,动脉瘤位置较浅手术相对易于接近可早期手术。

4.常用的手术入路

(1)翼点入路:适于前循环和部分基底动脉顶端动脉瘤。

(2)半球间入路:适于大脑前动脉远端动脉瘤,合并纵裂血肿的前交通动脉瘤,高位的前交通动脉瘤,指向后下的前交通动脉瘤。

(3)颅后窝正中入路:小脑后下动脉远段动脉瘤。

(4)乙状窦后入路:小脑后下动脉中段动脉瘤。

(5)远外侧入路:椎动脉动脉瘤、小脑后下动脉起始部和近段动脉瘤。

(6)颞下入路:部分基底动脉顶端动脉瘤、大脑后动脉动脉瘤。

5.术中注意事项

(1)保护脑组织与血管:沿脑组织自然间隙分离脑组织,保持脑组织表面的蛛网膜完整,保护脑池内的血管,需切断横跨脑池内影响显露的静脉,对于较大的静脉应尽量保护,脑池内的动脉无须切断即能满意打开脑池。应用脑棉保护裸露的脑组织,使用软轴牵开器以最小力量牵拉脑组织,并根据术中需要显露的重点,变换牵拉位置和显微镜投射角度,以获得良好的视野。尽可能减少牵拉,避免脑组织切割,把脑组织损伤降到最低。避免动脉瘤附近的穿支血管管损伤。

(2)减少术中破裂机会:轻柔仔细操作,应用锐性分离,充分打开脑池,避免过早的牵拉与瘤顶瘤体粘连的脑组织,引起未成熟破裂首先显露动脉瘤近段的载瘤动脉,用于临时阻断,然后分离瘤叫要直接分离与瘤体周围粘连的纤维组织,尤其瘤顶周围的粘连。

(3)临时阻断技术的应用:根据实际情况选择使用临时阻断动脉瘤颈周围粘连较重,分离显露困难、动脉瘤壁薄分离夹闭时出血可能性大,应用临时阻断技术。为减少缺血性神经功能损伤,我们术中不常规使用临时阻断技术。

(4)动脉瘤夹的选择:恰当选择合适的动脉瘤夹的形状可以减小瘤颈夹闭难度,瘤夹的形状需根据瘤颈的位置、角度、指向、宽窄,瘤颈周围有无分支血管、瘤颈与载瘤动脉及分支血管在术野中的相互位置关系选择。原则上宽颈动脉瘤选择适合平行夹瘤颈的动脉瘤夹形状,分叉部动脉瘤选择适合垂直夹闭瘤颈的动脉瘤夹,血管后面的动脉瘤适宜选择窗式形状动脉瘤夹。备有多种形式动脉瘤夹持器可弥补动脉瘤夹种类的不足。

(5)动脉瘤颈夹闭:充分显露瘤颈,尽可能多地了解周围的解剖关系,力争在保护正常血管前提下,一次成功夹闭瘤颈。夹闭瘤颈后,应进一步探查动脉瘤颈是否完全被夹闭、有无正常血管被夹闭,发现重要正常血管被误夹,应重新夹闭瘤颈,释放被夹的正常血管,必要时先在动脉瘤夹远侧再夹闭一枚瘤夹后,再调整近端瘤夹,重新夹闭瘤颈或阻断载瘤动脉后调整瘤夹,重新夹闭。

(6)术中动脉瘤破裂出血:动脉瘤显露时破裂大出血,不能压迫止血,以免血液堆积颅内引起脑组织膨出,应增强吸引,完全吸除出血,显露术野,迅速夹闭动脉瘤。一旦动脉瘤出血后脑组织膨出,经牵拉显露无效后,应迅速果断吸除动脉瘤周围无功能或功能相对较小的脑组织增加显露,为迅速夹闭动脉瘤创造条件。迅速止血是第一位的,是必须处理的中心问题。

动脉瘤破裂导致大出血,术者应镇静,助手应集中精力积极配合,控制性降低血压,更换粗吸引器或应用双吸引器增强吸引,吸引力要超过出血量。预计短时不能满意夹闭瘤颈的患者,应迅速输血。必要时切除部分脑组织显露动脉瘤及近段的载瘤动脉。

1)如能良好显露瘤颈可应用适合形状的动脉瘤夹直接夹闭瘤颈。止血后探查夹闭情况,如瘤颈夹闭不满意,进一步显露后调整瘤夹至满意。

2)应用动脉瘤夹夹闭破裂的瘤体止血,止血后进一步分离显露瘤颈,满意夹闭瘤颈。

3)不能直接显露瘤颈,但可显露近段载瘤动脉,临时阻断近段载瘤动脉,但不要离瘤颈的近心缘太近,影响瘤颈的夹闭。

(7)动脉瘤夹闭后处理:动脉瘤颈夹闭满意,载瘤动脉通畅不狭窄,正常血管无误夹,经术中处理后,脑压恢复正常,脑组织回缩、塌陷满意,可考虑颅骨复位,术后增强脑保护措施。大剂量激素、强力脱水治疗,亚低温疗法可取得较好的结果,否则去除骨瓣,必要时扩大骨窗。

(七)动脉瘤血管内治疗

1.应用弹簧圈栓塞动脉瘤

首先应用同轴系统,经动脉血管将微导管置入动脉瘤内,然后将弹簧圈经微导管送入动脉瘤内。第一枚与最后一枚弹簧圈的放置对动脉瘤能否完全栓塞至关重要。第一枚弹簧圈在瘤内成篮状填塞,在瘤颈处架桥并尽可能远离动脉瘤出血处,填塞满意后解脱弹簧圈,然后顺次送入小一型号弹簧圈,由外向心填塞瘤体。最后一枚要选择合适型号、长度的弹簧圈,尽可能达到致密填塞动脉瘤。

2.动脉瘤栓塞同时闭塞载瘤动脉

由于动脉瘤的形态和结构与载瘤动脉限制,不能栓塞动脉瘤同时保留载瘤动脉通畅,如经造影证实载瘤动脉远端侧支循环代偿良好,为了治疗动脉瘤可以栓塞动脉瘤同时闭塞载瘤动脉。

3.辅助技术栓塞动脉瘤

(1)球囊辅助再塑形技术:有利于致密栓塞动脉瘤,即使是不利于单纯用弹簧圈栓塞的部分不规则的宽颈动脉瘤。

(2)支架辅助弹簧圈栓塞技术:①先跨瘤颈置入支架,复杂的、大型的、宽颈的或梭形的动脉瘤变成窄颈动脉瘤,然后经网孔向动脉瘤内置入微导管送入弹簧圈,并能防止弹簧圈向载瘤动脉内脱②先将支架置入预定位置,然后填塞动脉瘤,后释放支架。置入架需要口服抗血小板药物,防止支架处血栓形成。

(3)双导管技术:①应用两支微导管,一支跨过瘤颈,一支植入瘤内;②两支微导管均置入瘤内,同时填塞动脉瘤。

(八)造影阴性的蛛网膜下隙出血

1.初次血管造影

有 13% 病例未发现出血原因,二次血管造影可发现部分病例有动脉瘤存在,重复的血管造影尚有争议,随后的血管造影和尸检中仍可发现动脉瘤。我们认为 CT 有典型的蛛网膜腔出血而不是环池周围出血,首次血管造影阴性的病例应行二次血管造影,必要时还要行脊髓血管造影。

2.创伤

是非动脉瘤性蛛网膜下隙出血最常见的原因。

3.治疗不明原因的 SAH

目的是预防继发损伤和减轻症状,控制血压使血压保持在正常范围内,应用抗纤溶药物,镇痛镇静治疗,预防治疗便秘。血管痉挛发生率较动脉瘤性 SAH 低,可口服尼莫地平,每 4 小时 60mg。有关于造影阴性的 SAH 系列报道,发现 80% 不明原因的 SAH 患者预后良好恢复工作,相反患动脉瘤性 SAH 存的患者不足 50%。

七、蛛网膜下隙出血的并发症

（一）主要器官系统总体并发症（表 4-20）

表 4-20　蛛网膜下隙出血并发症

心血管	例数	胃肠/肾	例数
血压	36	肝功异常	24
心律不齐	35	恶心/呕吐	14
外周性水肿	20	肾功异常	7
低血压	18	乳酸脱氢酶增高	5
肌酸激酶疾病	5	胃肠出血	2
心力衰竭	4	肠梗阻	2
其他心脏疾病	2	肝炎	1
血栓性静脉炎	2		
心肌梗死	1	代谢/内分泌	
心悸	<1	电解质异常	28
		高血糖	21
		尿崩症	7
肺			
肺水肿	23		
肺炎	22	血液	
肺不张	16	贫血	37
成人呼吸窘迫综合征	4	出血	4
气胸	3	血小板减少	4
呼吸功能障碍	2	白细胞增多	3
哮喘	1		
肺栓塞	<1	感染	
		发热	29
神经系统		尿路感染	16
症状性血管痉挛	46	其他感染	7
无症状性血管痉挛	41	败血症	7
脑积水	28		
颅内压增高	24	其他	
脑肿胀	22	外科并发症	
占位效应	16	皮疹	9
脑梗死	8	颜面潮红	7

心血管	例数	胃肠/肾	例数
再出血	7	过敏反应	2
脑出血	6	血管造影并发症	1
头痛	5	神经精神障碍	<1
癫痫	4		
意识水平下降	3		
脑脊液异常	3		

注:首次出现在蛛网膜下隙出血后 0～14 天(n＝455 名患者)

(二) 蛛网膜下隙出血并发症的治疗

1.蛛网膜下隙出血治疗指导方针(表 4-21)

表 4-21　蛛网膜下隙出血治疗指导方针

健康状况的管理	推荐
一般措施	
呼吸道和心血管系统	在 ICU 严密监护或最好在神经危重病房严密监护
环境	保持低噪音水平和限制探视者直到动脉瘤被治疗
疼痛	给予硫酸吗啡(2～4mg/2～4hIV)或可待因 (30～60mg/4h IM)
胃肠道预防	给予甲胺呋硫(每日两次 150mg PO)或兰索拉唑(30mg/d PO)
深静脉血栓预防	使用高腿长筒袜和连续的压力充气装置;动脉瘤治疗后给予肝素(每日 3 次 5000U SC)
血压	在动脉瘤治疗前保持收缩压在 90～140mmHg,而治疗后允许高血压保持收缩压<200mmHg
血糖	维持血糖水平在 80～120mg/dl;如需要使用计算尺或连续胰岛素滴入
中心体温	保持在<37.2℃;如需要给予对乙酰氨基酚 (325～650mg/4～6h PO)或降温设施
钙拮抗剂	给予尼莫地平(60mg/4h PO 21 天)
抗纤溶治疗(可选择)	给予 6-氨基己酸(最初 24～48h,5g IV,以后注入 1.5g/h)
抗惊厥	给予苯妥英钠(3～5mg/kg/天 PO 或 IV)或丙戊酸钠 15～45mg/(kg·d) PO 或 IV
健康状况的管理	推荐
补液和扩容	维持正常血容量(中心静脉压,5～8mmHg);如果血管痉挛存在,维持高血容量(中心静脉门,8～12mmHg,或肺毛细血管楔压,12～16mmHg)
营养	尽量经口摄入(吞咽评价后);对于可选择的两条途径,推荐肠内喂养
其他治疗	
外科夹闭	在最初 72 小时内完成

健康状况的管理	推　荐
血管内弹簧圈栓塞	在最初 72 小时内完成
常见并发症	
脑积水	脑室外引流或腰池引流
再出血	支持疗法和动脉瘤紧急治疗
脑血管痉挛	维持高血容量或用去氧肾上腺素、去甲肾上腺素或多巴胺诱导高血压;提供血管内治疗(经腔血管成形术或直接局部管扩张剂)
癫痫发作	给予劳拉西泮(0.1mg/kg,2mg/min 速度),随后苯妥英钠(20mg/kg 快速 IV<50mg/min,直到 30mg/kg)
低钠血症	伴 SIADH,限制液体;伴脑耗盐综合征,积极用 0.9% 盐水或高渗盐溶液替代液体
心肌损伤和心律失常	给予酒石酸美托洛尔(每日 2 次 12.5~100mg PO);评价心室功能;治疗心律失常
肺水肿	如需要提供补充氧气或机械通气;监测肺毛细 血管楔压和心室功能;区分心源性或是神经源 性肺水肿
长期治疗	
康复	提供身体、职业、语言治疗
神经心理评价	完成全面的和特殊领域的测试;提供认知康复
抑郁	给予抗抑郁药物疗法和提供心理疗法
慢性头痛	给予非留体抗炎药物,三环类抗抑郁药物,选择性 5-羟色胺再吸收抑制剂

注:推荐是基于普遍被接受的实践,可能不是基于对照试验

2.蛛网膜下隙出血常见并发症与治疗

(1)再出血:多发生于第一次 SAH 后的 24 小时内,再出血的危险在 SAH 后最大,6 小时内血管造影检查与再出血有关,诊断性造影等复杂性检查应在 6 小时后进行。手术夹闭动脉瘤可绝对降低再出血风险,血管内栓塞动脉瘤也可降低再出血率。应用抗纤溶药物可降低再出血的风险,但却可能增加缺血性神经功能损害风险,早期应用该类药物是有益的,但要注意所带来的副作用,如腹泻、交通性脑积水,特别是可增加缺血性神经功能损害风险。

(2)脑积水:为降低再出血风险,如患者意识清醒暂不行脑室外引流,密切观察病情,必要时可在降低颅内压后行腰大池引流;急性脑积水不适宜尽早手术患者,有意识水平下降颅内压增高,特别是有脑疝征象应急诊行脑室钻孔引流,其风险有再出血、感染和穿刺途径上出血等。慢性脑积水,如条件允许可行侧脑室腹腔分流术,不符合分流条件的可行多次腰穿释放 CSF,脑脊液达标后行分流术。

第五章　消化系急危重症

第一节　消化系危重症病人的营养支持

一、危重症与营养支持

(一)营养支持概念

现代重症医学与临床营养支持理论和技术的发展几乎是同步的,都已经历了约半个世纪。数十年来大量强有力的证据表明,住院病人中存在着普遍的营养不良;而这种营养不良(特别是低蛋白性营养不良)不仅增加了住院病人死亡率,并且显著增加了平均住院时间和医疗费用的支出;早期适当的营养支持治疗,则可显著地降低上述时间与费用。临床营养支持作为重症病人综合治疗的重要组成部分,应该得到足够的重视。

重症医学是对住院病人发生的危及器官功能和生命的急性病理生理变化进行全方位支持和综合治疗的学科。在重症医学的综合治疗中,关键是保护和改善全身与各器官的氧输送并使之与氧消耗相适应,即灌注与氧合。灌注与氧合的目的是维持与改善全身与各器官组织的新陈代谢,而代谢的底物以及部分代谢过程的调理,营养支持是重要的手段。

早期的临床营养支持多侧重于对热卡和多种基本营养素的补充,随着对机体代谢过程认识的加深及对各种营养底物代谢途径的了解,人们发现各种营养底物在不同疾病的不同阶段通过不同的代谢途径与给予方式,对疾病的预后有着显著不同的影响。例如不同蛋白质(氨基酸)对于细胞生长与修复、多种酶系统活性、核酸代谢、细胞因子产生、免疫系统功能影响各异;而不同脂质的代谢则对于细胞膜的功能和稳定,各种甾体激素与性激素水平,以及众多炎性介质和凝血过程有着不同的作用。碳水化合物在不同疾病状态和疾病不同时期的代谢也不一致。而一些维生素与微量元素除了作为多种辅酶起作用之外,还具有清除氧自由基的功能。因此,现代临床营养支持已经超越了以往提供能量、恢复"正氮平衡"的范畴,而通过代塘调理和免疫功能调节,从结构支持向功能支持发展,发挥着"药理学营养"的重要作用,成为现代危重病治疗的重要组成部分。

(二)危重病人营养支持的目的

供给细胞代谢所需要的能量与营养底物,维持组织器官结构与功能;通过营养素的药理作用调理代谢紊乱,调节免疫功能,增强机体抗病能力,从而影响疾病的发展与转归,这是实现重症病人营养支持的总目标。应该指出,营养支持并不能完全阻止和逆转重症病人严重应激的分解代谢状态和人体组成改变。病人对于补充的蛋白质的保存能力很差,但合理的营养支持,可减少净蛋白的分解及增加合成,改善潜在和已发生的营养不良状态,防治其并发症。

(三)危重病人营养支持的原则

严重应激后机体代谢率明显增高,出现一系列代谢紊乱,体重丢失平均 $0.5\sim1.0\text{kg/d}$,机体营养状况迅速下降及发生营养不良(体重丢失≥10%)是重症病人普遍存在的现象,并成为独立因素影响危重症预后。临床研究表明,延迟的营养支持将导致重症病人迅速出现营养不良,并难以为后期的营养治疗所纠正。此外,营养摄入不足(underfeeding)和蛋白质能量负平衡与发生营养不良及血源性感染相关,并直接影响 ICU 病人的预后。对危重症病人来说,维持机体水、电解质平衡为第一需要。在复苏早期、血流动力学尚未稳定或存在严重的代谢性酸中毒阶段,均不是开始营养支持的安全时机。此外还需考虑不同原发疾病、不同阶段的代谢改变与器官功能的特点。存在严重肝功能障碍、肝性脑病、严重氮质血症、严重高血糖未得到有效控制等情况下,营养支持很难有效实施。

应激性高糖血症是 ICU 病人普遍存在的问题。近年来临床研究表明,任何形式的营养支持(EN、PN),应配合应用胰岛素控制血糖。严格控制血糖水平(≤110～150mg/dl)可明显改善重症病人的预后,使机械通气时间、住 ICU 时间、MODS 发生率及病死率明显下降。

推荐意见 1:重症病人常合并代谢紊乱与营养不良,需要给予营养支持。

推荐意见 2:重症病人的营养支持应尽早开始。

推荐意见 3:重症病人的营养支持应充分考虑到受损器官的耐受能力。

(四)营养支持的途径与选择原则

根据营养素补充途径,临床营养支持分为肠外营养支持(parenteral nutrition,PN,通过外周或中心静脉途径)与肠内营养支持(enteral nutrition,EN,通过喂养管经胃肠道途径)两种方法。随着临床营养支持的发展,营养支持方式已由 PN 为主要的营养供给方式,转变为通过鼻胃/鼻空肠导管或胃/肠造口途径为主的肠内营养支持(EN)。

对于合并肠功能障碍的重症病人,肠外营养支持是其综合治疗的重要组成部分。研究显示,合并有营养不良,而又不能通过胃肠道途径提供营养的重症病人,如不给予有效的 PN 治疗,死亡危险将增加 3 倍。

总之,经胃肠道途径供给营养应是重症病人首先考虑的营养支持途径。因为它可获得与肠外营养相似的营养支持效果,并且在全身性感染等并发症发生及费用方面较全肠外营养更具有优势。

推荐意见 4:只要胃肠道解剖与功能允许,并能安全使用,应积极采用肠内营养支持。

推荐意见 5:任何原因导致胃肠道不能使用或应用不足,应考虑肠外营养,或联合应用肠内营养(PN,PN ＋EN)。

(五)危重病人能量补充的原则

合理的热量供给是实现重症病人有效营养支持保障。有关应激后能量消耗测定的临床研究表明:合并全身感染病人,能量消耗(REE/MEE)第一周为 25 kcal/(kg·d),第二周可增加至 40 kcal/(kg·d)。创伤患者第一周为 30 kcal/(kg·d),某些病人第二周可高达 55 kcal/(kg·d)。大手术后能量消耗为基础能量需要(BMR)的 1.25～1.46 倍。但这并非是急性应激状态的重症病人的能量供给目标。不同疾病状态、时期及不同个体,其能量需求亦是不同的。应激早期,合并有全身炎症反应的急性重症病人,能量供给在 20～25 kcal/(kg·d),被认为是大多数重症病人能够接受并可实现的能量供给目标。即所谓"允许性"低热卡喂养。其目的在于:避免营养支持相关的并发症,如高血糖、高碳酸血症、淤胆与脂肪沉积等。值得注意的是,对 ICU 病人来说,营养供给时应考虑到危重机体的器官功能、代谢状态及其对补充营养底物的代谢、利用能力。在肝肾功能受损情况下,营养底物的代谢与排泄均受到限制,供给量超过机体代谢负荷,将加重代谢紊乱与脏器功能损害。肥胖的重症病人应根据其理想体重计算所需能量。

对于病程较长、合并感染和创伤的重症病人,病情稳定后的能量补充需要适当增加,目标喂养可达 30～35 kcal/(kg·d),否则将难以纠正病人的低蛋白血症。

由于重症病人肠内营养不耐受的发生率增高,常影响 EN 的有效实施而导致喂养不足(underfeeding),并使获得性血源性感染的发生率增高。近年来多中心研究证明,根据营养治疗管理方案,有助于使更多的病人达到目标能量供给和提高肠内营养所占的比例,以及保证 EN 的有效实施。

推荐意见 6:重症病人急性应激期营养支持应掌握"允许性低热卡"原则(20～25kcal/(kg·d);在应激与代谢状态稳定后,能量供给量需要适当的增加(30～35 kcal/(kg·d)。

二、肠外营养支持(PN)

(一)应用指征

不能耐受肠内营养和肠内营养禁忌的重症病人,应选择完全肠外营养支持(total parenteral nutrition,TPN)的途径。主要指:①胃肠道功能障碍的重症病人;②由于手术或解剖问题胃肠道禁止使用的重症病人;③存在有尚未控制的腹部情况,如腹腔感染、肠梗阻、肠瘘等。

对于肠内营养禁忌的重症病人,如不及时有效地给予 PN,将使其死亡的风险增加 3 倍。肠外营养支持是合并有肠功能障碍病人治疗的重要组成部分。胃肠道仅能接受部分的营养物质的补充的重症病人,可采用部分肠内与部分肠外营养(partial parenteral nutrition,PPN)相结合的联合营养支持方式,目的在于支持肠功能。一旦病人胃肠道可以安全使用时,则逐渐减少乃至停止肠外营养支持,联合肠道喂养或开始经口摄食。

存在以下情况时,不宜给予肠外营养支持:①早期复苏阶段、血流动力学尚未稳定或存在严重水、电解质与酸碱失衡;②严重肝功能衰竭,肝性脑病;③急性肾功能衰竭存在严重氮质血症;④严重高血糖尚未控制。

推荐意见 1:一旦病人胃肠道可以安全使用时,则应逐渐向肠内营养或口服饮食过渡。

(二)经肠外补充的主要营养素及其应用原则

1.碳水化合物

碳水化合物(葡萄糖)是非蛋白质热量(NPC)的主要部分,临床常用的是葡萄糖。葡萄糖能够在所有组织中代谢,提供所需要的能量,是蛋白质合成代谢所必需的物质,是脑神经系统、红细胞等所必需的能量物质,每天需要量＞100g。其他乳果糖、山梨醇、木糖醇等亦可作为能量的来源,其代谢过程不需要胰岛素的参与,但代谢后产生乳酸、尿酸,输注量过大将发生乳酸(果糖、山梨醇)或尿酸(木糖醇)血症。

严重应激时胰岛素受体与葡萄糖载体(GLUT$_4$)的作用受到抑制,导致其氧化代谢障碍和利用受限。胰岛素抵抗和糖异生增强导致高血糖,是应激后糖代谢紊乱的特点。PN 时大量的补充葡萄糖加重血糖升高、糖代谢紊乱及脏器功能损害的危险。过多热量与葡萄糖的补充,

增加 CO_2 的产生,增加呼吸肌做功、肝脏代谢负担和瘀胆发生等。特别是对合并有呼吸系统损害重症病人,且葡萄糖供给量对于 CO_2 产生量的影响胜于葡萄糖:脂肪比例。总之,葡萄糖的供给应参考机体糖代谢状态与肝、肺等脏器功能。随着对严重应激后体内代谢状态的认识,降低非蛋白质热量中的葡萄糖补充,葡萄糖:脂肪保持在 60:40～50:50,以及联合强化胰岛素治疗控制血糖水平,已成为重症病人营养支持的重要策略之一。

推荐意见 2:葡萄糖是肠外营养中碳水化合物的主要来源,一般占非蛋白质热卡的 50%～60%,应根据糖代谢状态进行调整。

2.脂肪乳剂

脂肪乳剂是 PN 支持的重要营养物质和能量来源,提供必需脂肪酸并携带脂溶性维生素,参与细胞膜磷脂的构成。脂肪可供给较高的非蛋白质热量。其中亚油酸(ω-6PUFA,必需脂肪酸)和 α-亚麻酸(ω-3FA)提供能量分别占总能量的 1%～2% 和 0.5% 时,即可满足人体的需要。长链脂肪乳剂(LCT)和中长链混合脂肪乳剂(MCT/LCT)是目前临床上常选择的静脉脂肪乳剂类型(ω-6PUFA)。其浓度有:10%,20%,30%。LCT 提供必需脂肪酸(EFA),由于 MCT 不依赖卡尼汀转运进入线粒体,有较高氧化利用率,更有助于改善应激与感染状态下的蛋白质合成。

危重成年病人脂肪乳剂的用量一般可占非蛋白质热量(NPC)的 40%～50%,1～1.5g/(kg·d),高龄及合并脂肪代谢障碍的病人,脂肪乳剂补充量应减少。脂肪乳剂须与葡萄糖同时使用,才有进一步的节氮作用。此外,脂肪乳剂单位时间输注量对其生理作用亦产生影响,研究表明,脂肪乳剂输注速 >0.12g/(kg·h) 时,将导致血管收缩的前列腺(PGF_2a,TXA_2)水平增加。关于脂肪乳剂静脉输注要求,美国 CDC 推荐指南指出:含脂肪的全营养混合液(total nutrients admixture,TNA)应 24h 内匀速输注,如脂肪乳剂单瓶输注时,输注时间应 >12h。

推荐意见 3:脂肪补充量一般为非蛋白质热卡的 40%～50%;摄入量可达 1～1.5g/(kg·d),应根据血脂廓清能力进行调整,脂肪乳剂应匀速缓慢输注。

3.氨基酸/蛋白质

一般以氨基酸液作为肠外营养蛋白质补充的来源,静脉输注的氨基酸液,含有各种必需氨基酸(EAA)及非必需氨基酸(NEAA)。EAA 与 NEAA 的比例为 1:1～1:3。鉴于疾病的特点,氨基酸的需要(量与种类)也有差异。临床常用剂型有:为一般营养目的应用的配方为平衡型氨基酸溶液,它不但含有各种必需氨基酸,也含有各种非必需氨基酸,且各种氨基酸间的比例适当,具有较好的蛋白质合成效应。

存在全身严重感染病人的研究显示:尽管给予充分的营养支持,仍然不能阻止大量的、持续性的蛋白质丢失。在前 10d,2/3 丢失的蛋白来自于骨骼肌,以后则更多的来自内脏蛋白。瘦体组织(无脂组织群 lean body mass,LBM)的丢失速度从每天 0.5% 到 1.0%。不同组织器官蛋白质合成与降解的反应是不同的,并在疾病时发生变化。稳定持续的蛋白质补充是营养支持的重要策略。ICU 病人人体测量结果提示蛋白质(氨基酸)的需要量供给至少应达到 1.2～1.5g/(kg·d)。高龄及肾功能异常者可参照血清 BUN 及 BCr 变化。重症病人营养支持时的热氮比可降至 150～100kcal:1gN。

临床研究表明,BCAA 强化的复方氨基酸液有助于肝功能障碍病人调整血浆氨基酸谱和防治肝性脑病。有关手术创伤病人的研究显示,应用强化支链氨基酸(36%BCAA)的复方氨基酸液的 TPN 支持,在节氮和促进蛋白质合成方面,均未显示出特殊优势。

推荐意见 4:重症病人肠外营养时蛋白质供给量一般为 1.2～1.5g/(kg·d),约相当于氮 0.20～0.25g/(kg·d);热氮比 100～150kcal：1gN。

4.水、电解质的补充

营养液的容量应根据病情及每个病人的具体需要,综合考虑每日液体平衡与前负荷状态确定,并根据需要予以调整。CRRT 时水、电解质等丢失量较大,应注意监测血电解质。每日常规所需要的电解质,主要包括钾、钠、氯、钙、镁、磷。营养支持时应经常监测。

5.微营养素的补充(维生素与微量元素)

重症病人血清抗氧化剂含量降低,肠外和肠内营养时可添加维生素 C、维生素 E 和 β-胡萝卜素等抗氧化物质。只有少数几个有关于重症病人维生素与微量元素需要的研究报道,腹主动脉瘤术前连续 8d 口服维生素 E600u(400mg)/d,骨骼肌活检显示可降低缺血再灌注损伤。连续 9d 硒的补充,使合并 SIRS 和感染的重症病人肾衰发生率较对照组明显降低,死亡率亦有下降趋势。ARDS 病人血清维生素 E、维生素 C 和硒的含量低于正常对照组,脂质过氧化物浓度升高。由此提示应增加 ARDS 病人抗氧化物的补充量,以满足恢复其机体抗氧化能力的需要。一项涉及 595 例创伤病人的 RCT 研究显示:补充维生素 E、维生素 C,使肺部并发症有下降趋势(CI=0.81,0.6～1.1),MODS 发生率降低(26/595 例,4%,CI=0.19～0.96)。

但目前对于微营养素在重症病人的需要量、生物利用度及补充后的效果尚无更明确的报道。

推荐意见 5:维生素与微量元素应作为重症病人营养支持的组成成分。创伤、感染及 ARDS 病人,应适当增加抗氧化维生素及硒的补充量。

(三)肠外营养支持途径与选择原则

肠外营养支持途径可选择经中心静脉和经外周静脉营养支持,如提供完整充分营养供给,ICU 病人多选经中心静脉途径。营养液容量、浓度不高和接受部分肠外营养支持的病人,可采取经外周静脉途径。

经中心静脉途径包括经锁骨下静脉、经颈内静脉、经股静脉和经外周中心静脉导管(peripherally inserted central venous catheter,PICC)途径。锁骨下静脉感染及血栓性并发症均低于股静脉和颈内静脉途径,随着穿刺技术和管材的提高,机械性损伤的发生并不比经股静脉高。PICC 并不能减少中心静脉导管相关性感染(catheter related bloocl streaminfection,CRBI)的发生。对于全身脏器功能状态趋于稳定,但由于疾病难以脱离或完全脱离肠外营养的 ICU 病人,可选择此途径给予 PN 支持。

中心静脉插管需要比外周静脉穿刺更高的无菌要求。敷料出现潮湿、松动或者玷污时,应予更换。穿刺局部有渗血时,建议使用普通纱布。

推荐意见 6:经中心静脉实施肠外营养首选锁骨下静脉置管途径。

三、肠内营养支持

(一)肠内营养应用指征

肠内营养应用指征:胃肠道功能存在(或部分存在),但不能经口正常摄食的重症病人,应优先考虑给予肠内营养,只有肠内营养不可实施时才考虑肠外营养。

研究表明肠外营养能增加感染并发症,肠内营养无论是在支持效果、花费、安全性还是可行性都明显优于肠外营养。

重症病人在条件允许情况下,应尽早使用肠内营养。通常早期肠内营养是指"进入 ICU 24~48h 内",并且血流动力学稳定、无肠内营养禁忌证的情况下开始肠道喂养。

推荐意见 1:重症病人在条件允许时应尽早开始肠内营养。

(二)肠内营养的禁忌证

当重症病人出现肠梗阻、肠道缺血时,肠内营养往往造成肠管过度扩张,肠道血运恶化,甚至肠坏死、肠穿孔;严重腹胀或腹腔间室综合征时,肠内营养增加腹腔内压力,高腹压将增加反流及吸入性肺炎的发生率,并使呼吸循环等功能进一步恶化,因此,在这些情况下避免使用肠内营养。对于严重腹胀、腹泻,经一般处理无改善的病人,建议暂时停用肠内营养。

(三)肠内营养途径选择与营养管放置

根据病人的情况肠内营养的途径可采用鼻胃管、鼻空肠、经皮内镜下胃造口、经皮内镜下空肠造口术、术中胃/空肠造口,或经肠瘘口等途径进行肠内营养。

1.经鼻胃管途径

常用于胃肠功能正常,非昏迷及经短时间管饲即可过渡到口服饮食的病人。优点是简单、易行。缺点是反流、误吸、鼻窦炎、上呼吸道感染的发生率增加。

2.经鼻空肠置管喂养

优点在于因导管通过幽门进入十二指肠或空肠,使反流与误吸的发生率降低,病人对肠内营养的耐受性增加。但要求在喂养的开始阶段,营养液的渗透压不宜过高。

3.经皮内镜下胃造口(percutaneous endoscopic gastrostomy,PEG)

PEG 是指在纤维胃镜引导下行经皮胃造口,将营养管置入胃腔。优点是去除了鼻管,减少了鼻咽与上呼吸道的感染并发症,可长期留置营养管。适用于昏迷、食道梗阻等长时间不能进食,但胃排空良好的重症病人。

4.经皮内镜下空肠造口术(percutaneous endoscopic jejunostomy,PEJ)

PEJ 在内镜引导下行经皮胃造口,并在内镜引导下,将营养管置入空肠上段,可以在空肠营养的同时行胃腔减压,可长期留置。其优点除减少了鼻咽与上呼吸道的感染并发症外,减少了反流与误吸风险,并在喂养的同时可行胃十二指肠减压。尤其适合于有误吸风险、胃动力障碍、十二指肠瘀滞等需要胃十二指肠减压的重症病人。

重症病人往往存在胃肠动力障碍,EN 时容易导致胃潴留、呕吐和误吸。与经胃喂养相比,经空肠喂养能减少上述情况与肺炎的发生、提高重症病人的热卡和蛋白的摄取量,同时缩短达到目标肠内营养量的时间,但留置小肠营养管需要一定的设备和技术条件。因此,有条件的单位可常规经空肠营养,在条件受限的单位,建议对不耐受经胃营养或有反流和误吸高风险的重症病人选择经空肠营养,这些情况包括胃潴留、连续镇静或肌松、肠道麻痹、急性重症胰腺炎。

(四)肠内营养的管理与肠道喂养安全性评估

表 5-1　不同配方肠内营养制剂的特点及其适用病人

配　方	碳水化合物	主要营养物组成 氮　源	脂　肪	特　点	适用病人
整蛋白配方	双糖	完整蛋白	长链或中链脂肪酸	营养完全,可口,价廉	胃肠道消化功能正常者
预消化配方	糊精	短肽或短肽＋氨基酸	植物油	易消化、吸收,少渣	胃肠道有部分消化功能者
单体配方	葡萄糖	结晶氨基酸	植物油	易消化,吸收	用于消化功能障碍患者
免疫营养配方	双糖	完整蛋白	植物油	添加谷氨酰胺、鱼油等	创伤病人、大手术后病人
匀浆膳	蔗糖	牛奶、鸡蛋	植物油	营养成分全面,接近正常饮食	肠道的消化吸收功能要求较高,基本上接近于正常功能
组件膳				单一的营养成分	适合补充某一营养成分
低糖高脂配方	双糖	完整蛋白	植物油	单一的营养成分脂肪提供 50% 以上热卡	适合糖尿病、通气功能受限的重症病人
高能配方	双糖	完整蛋白	植物油	热卡密度高	合限制液体摄入的病人
膳食纤维	双糖	完整蛋白	植物油	添加膳食纤维	适合便秘或腹泻的重症病人

目前尚无证据表明哪一种特殊的肠内营养制剂,更适合重症病人。

重症病人往往合并胃肠动力障碍,头高位可以减少误吸及其相关肺部感染的可能性。经胃营养病人应严密检查胃腔残留量,避免误吸的危险,通常需要每 6h 后抽吸一次腔残留量,如果潴留量≤200mL,可维持原速度,如果潴留量≤100mL 应增加输注速度 20mL/hr,如果残留量≥200mL,应暂时停止输注或降低输注速度。

在肠内营养输注过程中,以下措施有助增加对肠内营养的耐受性:对肠内营养耐受不良(胃潴留＞200mL、呕吐)的病人,可给予促胃肠动力药物;肠内营养开始营养液浓度应由稀到浓;使用动力泵控制速度,输注速度逐渐递增;在喂养管末端夹上加温器,有助于病人肠内营养的耐受。

推荐意见 3:重症病人在接受肠内营养(特别经胃)时应采取半卧位,最好达到 30°～ 45°。

推荐意见 4:经胃肠内营养的重症病人,应定期监测胃内残留量。

四、肝功能不全及肝移植围术期的营养支持

(一)肝功能不全病人的代谢特点

肝脏是营养物质代谢的中心器官,随着慢性肝病的病情进展,蛋白质能量营养不良逐渐加重,在肝功能代偿期发生率 20%,而在肝病失代偿期发生率达 60%,营养不良使肝病患者腹水、出血、感染及肝性脑病发生率增加,并影响肝脏功能,加速疾病进程。合理的营养干预能减

缓病人全身衰竭的进一步发展和改善肝细胞代谢。

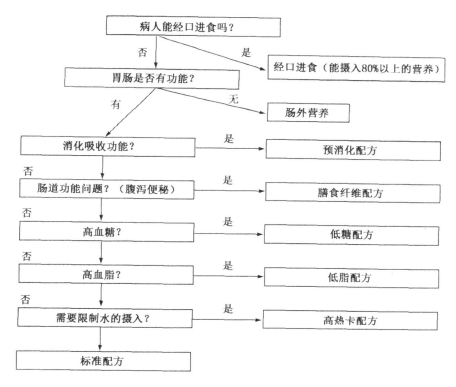

图 5-1　重病病人的营养支持-营养制剂的选择

　　肝脏在碳水化合物代谢中的作用为储存糖原及进行糖异生。肝功能不全时肝糖原储存减少,且因胰高血糖素增高及胰岛素抵抗使糖氧化供能障碍,机体对糖耐受下降,易出现血糖紊乱,糖作为能源物质供能减少,脂肪成为主要能源物质,且糖异生增加。

　　肝脏在脂肪代谢中的作用为脂肪、卡尼汀、酮体合成及脂肪酸氧化,肝功能不全病人胆汁分泌减少,使脂肪吸收障碍,必需脂肪酸(亚油酸和 γ-亚麻酸)缺乏,且脂肪氧化供能比例增加,体脂肪消耗,其程度与营养不良的严重程度及肝病严重程度相关。

　　肝脏在蛋白质代谢的作用为合成蛋白,分解芳香族氨基酸及将氨转化为尿素,肝功能不全患者蛋白质合成减少和分解增加,导致低蛋白血症,使器官功能障碍、免疫力下降和腹水增加,加速肝功能不全的进展,此时积极的蛋白补充与合理的营养支持在一定程度上能改善氮平衡,减缓营养不良的进展。肝功能不全发展至肝性脑病时,氨基酸代谢产物氨在肝脏转化障碍,导致血氨浓度增加,且芳香族氨基酸(苯丙氨酸、酪氨酸、色氨酸)在肝内分解障碍,支链氨基酸(亮氨酸、异亮氨酸、缬氨酸)在肝外分解增加,血中支链氨基酸/芳香族氨基酸比例失衡,促进肝性脑病的发生。

　　肝功能不全时食欲下降伴消化吸收不良使维生素吸收障碍,胆盐分泌减少使脂溶性维生素的吸收障碍更为明显,易出现维生素 A、维生素 D、维生素 E、维生素 K 的缺乏。

(二)肝功能不全病人营养支持原则

1.营养物质的供给

有15％～20％的肝硬化病人表现为代谢率增高,25％～30％病人表现为代谢率下降,其能量消耗实测值个体差异大,与Harris-Benedict(H-B)公式预测值相关性差。如无条件实测能量消耗量,肝硬化病人代偿期能量供给25～35kcal/(kg·d),合并营养不良时可酌情增加,合并肝性脑病时应降低能量供给。

因为糖利用障碍,脂肪氧化增加,碳水化合物提供热卡的比例宜减少,60％～70％的热卡由碳水化合物提供,30％～40％的热卡由脂肪提供。中链脂肪乳剂不需要卡尼汀参与可直接进入线粒体氧化代谢,对肝功能及免疫功能影响小,因此,肝功能不全病人宜选用中/长链脂肪乳剂。过多的碳水化合物或脂肪将加重肝脏负担,导致或加重黄疸及转氨酶、血糖增高,血脂廓清障碍,以及免疫功能下降。

在早期肝硬化患者,蛋白质分解增加,低蛋白血症加速了肝细胞损害及肝功能不全的进展,此时补充蛋白质(氨基酸)能促进正氮平衡而不导致肝性脑病,可根据肝功能代偿情况给予蛋白质1.3～1.5g/(kg·d)。

在肝病终末期,增加蛋白的摄取可能导致血氨增加,加速肝性脑病的发生,蛋白摄入量可减至0.5～1g/(kg·d)。对于儿童,即使肝性脑病,蛋白摄入不必过多限制,原因是分解代谢亢进和生长发育对蛋白的需要,蛋白质摄入量可2.5～3g/(kg·d)。富含支链氨基酸的氨基酸液能纠正肝衰病人血浆支链氨基酸/芳香族氨基酸比例的失衡,有证据表明补充支链氨基酸能改善肝脏蛋白合成,减少分解代谢,减轻肝性脑病。

肝功能不全合并大量腹水时,需限制钠盐摄入及提高摄入热卡的密度,以减少机体水分潴留。需特别注意补充脂溶性维生素及微量元素。

2.营养途径的选择

肝功能不全病人早期能耐受正常饮食,合并中度至重度营养不良时,需通过口服或管饲加强肠内营养,一日进食次数可增加至4～7次,以降低营养的不耐受、减少低血糖的发生,但在肝功能不全并食道静脉曲张出血时,放置肠内营养管时应注意食道黏膜的损伤和诱发消化道出血,但并非绝对禁忌。合并肝硬化腹水病人行开腹胃空肠切开置管,可导致腹膜炎及腹水渗漏,故应慎重。

当肝功能障碍病人食欲下降且消化吸收障碍,导致严重营养不良,此时可通过肠外营养补充能量与氨基酸、维生素和微量元素。

推荐意见1:合并肝功能不全的重症病人,营养支持时应增加支链氨基酸的供给,并降低芳香族氨基酸的比例。

推荐意见2:合并肝功能不全的重症病人,非蛋白质热卡以糖脂双能源供给,其中脂肪补充宜选用中长链脂肪乳剂。

(三)肝移植术后营养代谢特点

尽管肝脏移植解决了肝脏代谢的紊乱,但肝移植病人术前多伴营养不良,术后又处于严重应激后的高分解状态,积极的营养支持仍非常必要。手术后应激反应及大量皮质激素的使用导致高糖血症更为明显,糖的利用减少。但过多的脂肪供给可导致脂肪廓清障碍,机体免疫抑制及网状内皮系统对内毒素清除障碍。因此,营养支持时需加强代谢及肝功能等的监测。

肝移植术后早期电解质紊乱较常见,胃液引流、胆汁引流和腹腔引流使电解质丢失增加,大量使用利尿剂使血钾、磷、镁迅速下降,大量血制品输入、激素、环孢霉素和 FK506 可导致高钾和其他电解质紊乱(如高钠),环孢霉素还可加重镁和磷的丢失。另外,移植术后病人食欲改善,重新进食使血钾、磷、镁进一步下降,必须严密监测血清电解质的浓度。

(四)肝移植术后营养支持原则

多数研究表明积极的营养支持有助于改善肝移植术后氮平衡、减少 ICU 停留时间、减少医院消费、减少移植后感染的发生,尤其对于接受肝移植的儿童,营养支持应更为积极,术后立即营养支持有助于患儿更为容易地脱离呼吸机,减少感染发生,加快伤口愈合。

肝移植术后代谢率增高,实测静息能量消耗(REE)约是 H-B 公式估算的 1.2～1.3 倍,因移植术后应激状态及正处恢复期肝功能,热量提供可从 20～25kcal/(kg·d)开始,糖脂比 6∶4 或 5∶5。由于常伴高糖血症及可能出现脂肪廓清障碍,需密切监测血糖及血脂的代谢。且因移植术后补液容量的限制,宜适当提高补充的营养底物密度。

肝移植成功后,血浆支链氨基酸/芳香族氨基酸比例在趋于正常,此时如无明显应激、氮质血症或肝性脑病,补充平衡氨基酸液或是强化支链氨基酸的复方氨基酸液,对病情无明显影响,蛋白质供给量 1～1.5g/(kg·d)。此外,必须严密监测血清电解质的浓度,并根据检验结果及时纠正肝移植术后的电解质紊乱。

肠内营养是肝移植术后的最佳营养途径,很多研究已表明术后早期肠内营养较肠外营养使病人获益更大,并有助于降低感染发生率、减轻对应激的代谢反应、营养支持相关的并发症减少、内脏蛋白合成增加并节省费用。因此,对合并营养不良的肝移植病人,推荐术中置入空肠营养管,术后数小时内即可低速泵入等渗的肠内营养制剂。能口服摄食时,肠内营养逐渐减量,至术后 5～7d,过渡到正常经口摄食。

不能接受 EN 的病人,术后立即给予肠外营养较未给予营养支持的常规治疗,可使营养不良病人 ICU 停留时间缩短,氮平衡改善。但比较此类病人应用高支链氨基酸与平衡氨基酸对预后的改善方面,并未显示出优势。不伴有营养不良且术后几天内能很快进食者,可以不给肠外营养,术后 3～4d 开始流质饮食,逐渐过渡至普通饮食。

推荐意见 3:肝移植术后早期可积极进行肠内营养。(B 级)

六、急性重症胰腺炎病人的营养支持

(一)重症急性胰腺炎代谢特点

重症急性胰腺炎(severe acute pancreatitis,SAP)早期的代谢特点主要表现为,静息能耗(REE)增加(可达 1.5 倍),出现高分解代谢,病人很快出现严重负氮平衡和低蛋白血症。糖代谢方面,糖利用率降低、糖耐量下降、糖原异生增加,大部分病人出现高血糖。蛋白质代谢方面,蛋白质分解增多、尿氮排出增加,机体处于负氮平衡,每天尿氮排出增加 20～40g,同时由于骨骼肌对支链氨基酸的摄取增加,其血浆浓度下降而芳香族氨基酸相应升高。脂肪代谢方面,高脂血症是 SAP 常见的临床表现,同时机体脂肪分解增加成为重要的能量来源。此外,SAP 病人早期尚存在低钙、低镁等代谢紊乱。

(二)重症急性胰腺炎营养支持要点

为使"胰腺休息",减少胰腺分泌,禁食是 SAP 早期治疗的基本原则。但禁食可迅速导致营养不良,因此 SAP 病人需早期给予营养支持。尽管肠外营养不会刺激胰腺分泌,但高血糖和感染并发症发生率明显增高,EN 不仅能维护肠道结构和肠黏膜屏障的完整性,从而有助于降低感染性并发症发生率,利于高血糖控制,而且价廉。SAP 早期应用肠内营养的主要顾虑是营养底物对胰腺外分泌的刺激作用,有研究结果表明,营养底物对胰腺外分泌的刺激作用主要取决于摄食部位,经胃或十二指肠的营养有较大的胰腺外分泌反应,且 SAP 早期经空肠喂养并不明显刺激胰腺外分泌,"让肠道休息"以减少营养素对胰腺刺激的观念必须予以纠正,肠内营养应作为 SAP 营养支持的首选方式。现已证实鼻腔肠管或空肠造口是安全有效的 EN 途径,要求将空肠营养管置于屈氏韧带以远 30~60cm 处。给予氨基酸和短肽为氮源、低甘油三酯的预消化制剂较为适宜,胰酶不足时可添加外源性胰酶制剂。SAP 的常见并发症,如胰性腹水、胰漏和液体积聚等不是肠内营养禁忌证。部分病人因严重肠麻痹或腹部并发症不耐受或部分不耐受肠内营养时,可由肠外营养替代或补充。大多数病人对葡萄糖及脂肪乳剂的耐受良好。碳水化合物替代脂肪作为主要的热卡来源,能抑制糖原异生、减少蛋白的分解、减少高脂血症的危险,但是必须监测血糖水平,并应用胰岛素控制血糖。不含脂肪乳剂的 PN 不应超过 2 周,否则可能造成必需脂肪酸的缺乏,SAP 病人输注脂肪乳剂并非禁忌,但应该严密监测血脂水平,通常认为血清甘油三酯高于 4.4mmol/L,应该慎用脂肪乳剂。

尽管静脉输注葡萄糖不刺激胰腺外分泌,但 SAP 病人葡萄糖氧化率降低,输注葡萄糖的最大危险是高血糖。大样本临床试验提 TK,外科重症病人血糖水平控制在 110mg%(6.1mmol/L)以下可以降低死亡率,证明控制血糖有利于改善预后。

伴全身炎症反应的病人,循环中谷氨酰胺的浓度可降至正常值的 55%,若不给予补充,肠黏膜屏障完整性则难以维持。SAP 是全身炎症反应极其严重的疾病,需要补充谷氨酰胺。已有大量动物实验证实,补充谷氨酰胺能避免肠黏膜细胞的萎缩,保护肠黏膜屏障,减少感染的并发症。2 个小样本量临床研究结果提示 TPN 中添加谷氨酰胺或丙氨酰-谷氨酰胺双肽可以减少炎症介质的释放和感染的发生。有关临床用量和补充途径,尚需通过大样本量临床研究予以确定。

推荐意见 1:重症急性胰腺炎病人,初期复苏后条件允许时可开始营养支持,并优先考虑经空肠营养。

推荐意见 2:重症急性胰腺炎病人应增加谷氨酰胺补充。

七、营养支持的相关问题

谷氨酰胺在重症病人的应用谷氨酰胺(Gln)是机体内含量最多的游离氨基酸,占肌肉中氨基酸量的 60%。是肠黏膜细胞、淋巴细胞、肾小管细胞等快速生长细胞的能量底物,对蛋白质合成及机体免疫功能起调节与促进作用。在创伤、感染应激状态下,血浆 Gln 水平降至正常的 50%~60%,肌肉 Gln 降至正常的 25%~40%,Gln 需要量明显增加,被称为组织特殊营养素(tissue specific nutrient)。由于谷氨酰胺单体在溶液中不稳定,易分解为谷氨酸及氨,临床上常用甘氨酰-谷氨酰胺(Gly-Gln),或丙氨酰-谷胺酰胺(Ala-Gln)二肽进行补充。肠外途径补充谷氨酰胺的药理剂量为>0.3g/(kg.d)(0.3~0.58g/(kg·d),补充谷氨酰胺双肽 0.7g/(kg·

d)，可单独或混合于"全合一"营养液中输注。

有关 Gln 对预后影响的三项Ⅰ级和三项Ⅱ级的临床研究显示，添加 Gln 的肠外营养能够明显降低重症病人的病死率，降低住院费用。另一些临床研究表明，[>0.35g/（kg0.3～0.58g/（kg·d），补充谷 d]的 Gln 摄入可降低感染的发生率。Gln 补充应遵循早期足量（药理剂量）的原则，一般>5～7d。可通过中心静脉或周围静脉输注。

最近的一些随机对照临床研究观察了静脉补充 Gln 对急性胰腺炎、急性腹膜炎和外科大手术后的继发感染的影响，与标准的 PN 相比，添加 Gln 的 PN，可使继发感染率明显降低，急性胰腺炎病人从52%降低到20%、急性腹膜炎病人从75%降低到23%、外科大手术后从45%降低到27%。虽然上述三组研究的病例数偏小，但值得注意的是，急性胰腺炎、急性腹膜炎和外科大手术患者一旦继发感染，其病死率将明显增加。因此，条件允许的情况下，急性胰腺炎、急性腹膜炎和外科大手术的患者可考虑静脉补充 Gln。

推荐意见1：接受肠外营养的重症病人应早期补充药理剂量的谷氨酰胺。

推荐意见2：静脉补充谷氨酰胺有助于降低急性胰腺炎、多发性创伤、急性腹膜炎和外科大手术后感染性并发症的发生率。

第二节　急性消化道出血

急性消化道出血包括急性上消化道出血和急性消化道出血。上消化道出血是指屈氏韧带以上的胃肠道出血，包括食管、胃和十二指肠、胆管和胰腺部位疾病引起的急性出血。下消化道出血是指屈氏韧带以下的肠道出血，包括空肠、回肠、结肠、直肠和肛管部位疾病引起的急性出血。上消化道出血临床表现呕血、黑便，常伴血容量减少引起的外周循环衰竭，下消化道出血临床表现粪便带血或全血便，可为鲜红色、暗红色或黑色，血液也可自肛门直接排出称便血。

一、病因

（一）上消化道出血的病因

1.食管疾病

食管炎、食管憩室炎、食管消化性溃疡、食管癌、食管贲门黏膜撕裂综合征（Mallory-Weiss syndrome）。

2.胃及十二指肠疾病

胃十二指肠溃疡、急慢性胃炎、胃癌、胃黏膜脱垂症、胃血管异常病变、胃十二指肠憩室炎等。

3.门静脉高压引起的食管、胃底静脉曲张破裂

①肝硬化。②门静脉阻塞。③肝静脉阻塞。

4.上胃肠道邻近器官或组织病变

①胆管疾病并胆管出血。②胰腺癌与壶腹周围癌，急性胰腺炎。③动脉瘤破裂入上消化道。④纵隔肿瘤或脓肿破入食管。

5.全身性疾病

①血液病：血小板减少性紫癜、再生障碍性贫血、血友病、白血病、DIC。②尿毒症。③应激性溃疡：创伤、烧伤或大手术后、休克、重度感染、颅脑病变。④心血管疾病：心脏病、血管瘤、遗传性出血性毛细血管扩张症。⑤结缔组织病：系统性红斑狼疮、结节性多动脉炎。

(二)下消化道出血的病因

1.小肠疾病

梅克尔憩室、小肠肿瘤、溃疡、息肉、小肠结核、Crohn病、急性出血性坏死性小肠炎。

2.结肠疾病

结肠憩室、结肠癌、溃疡性结肠炎、Crohn病、细菌性或阿米巴痢疾。

3.直肠疾病

直肠息肉、直肠癌、非特异性直肠炎、直肠损伤、放射性直肠炎。

4.肛管疾病

痔、肛裂、肛瘘。

5.腹腔内血管疾病

缺血性小肠结肠炎、肠系膜动脉血栓及栓塞、门静脉血栓形成。

二、临床表现

(一)临床症状体征

1.上消化道出血

(1)呕血与黑便：为上消化道出血特征性表现，幽门以下病变出血常表现黑便，幽门以上病变出血常表现为呕血和黑便。若出血量大，速度快，血液在胃内停留时间短，则呕出鲜血或血块；若出血量少，速度慢，血液在胃内停留时间长，呕出物呈咖啡色。一次出血量达 50～70mL 即可出现黑便，若出血量大，速度快，肠蠕动功能强，血液在肠道内停留时间短，则排出暗红色稀便；若出血量小，速度慢，血液在肠道内停留时间长，则排出黑便。由于肠道内细菌作用使血红蛋白中铁与硫化物结合，形成硫化铁，致黑便呈柏油样。

(2)失血性外周循环衰竭：上消化道出血量较大，失血较快者，短时间内引起血容量急剧减少，回心血量不足，心排血量降低，引起头晕、心悸、出汗、恶心、晕厥等症状，病人往往有便意，在排便或便后起立时晕厥倒地。如出血量过大，出血不止或未及时补足有效血容量，即可导致机体组织灌注不足，重要脏器灌注缺乏，以致产生组织细胞缺氧和代谢性酸中毒，进而造成不可逆性休克，甚至死亡。

(3)发热和氮质血症：上消化道出血病人一般会在 24h 内发热，通常不超过 38.5℃，可持续 3～5d。上消化道出血后，血液中尿素氮一般于数小时内开始升高，24～48h 可达高峰，多不超过 14mmol/L。此外，出血后外周循环衰竭，引起肾血流量减少，肾小球滤过率下降，亦是造成氮质血症的一个原因。

(4)贫血：消化道大量出血后均有失血性贫血。

(5)溃疡病出血前往往有疼痛发作或加剧，出血后疼痛可减轻或消失。

2.下消化道出血

主要是便血、失血性外周循环衰竭、失血性贫血及氮质血症。便血的颜色与出血部位的高低、出血的速度和血液在肠内停留时间的长短有关，可为暗红色血便、鲜红色血便或柏油样黑便。出血速度慢、出血量少于 500mL,则症状一般较轻;出血速度快、出血量大于 1000mL,则可由于循环血容量迅速减少而出现口渴、头晕、出冷汗、四肢厥冷、皮肤苍白、脉搏细速、血压下降等休克表现。

(二)辅助检查

1.实验室检查

(1)消化道出血早期,红细胞计数、血红蛋白量、血细胞比容可无变化,一般大出血 3～5h 可出现明显贫血血象。急性出血早期白细胞、血小板计数迅速增高,而肝硬化者白细胞、血小板计数则不增高或偏低。

(2)粪隐血(OB)试验阳性。

(3)肝功能、血液尿素氮、肌酐等异常结果有助于相应病因诊断。

2.内镜检查

于消化道出血后 24～48h 行急诊内镜检查,有助于迅速对出血部位及病因做出正确诊断,同时可在内镜下行喷药、硬化剂注射、套扎等止血措施。

3.X 线钡餐检查

一般应在出血停止、病情稳定后进行。

4.选择性动脉造影检查

对内镜检查未发现出血,或有严重心、肺疾病不适宜进行内镜检查,但仍有活动性消化道出血的病人,可做选择性动脉造影,根据造影剂外渗的部位可显示具体的出血来源及判断病因。

5.放射性核素显像检查

应用静脉注射放射性锝(^{99m}TC)标记的红细胞或锝(^{99m}TC)硫胶体后作扫描核素显像,探测标记物从血管外溢,据以发现活动性消化道出血部位。

6.下消化道出血的检查及辅助检查

包括肛门指检、常规实验室检查、肛镜、直肠镜、纤维结肠镜检查、X 线钡剂灌肠检查以及选择性动脉造影检查和放射性核素显像检查。

三、诊断与鉴别诊断

(一)诊断

根据详细病史、全面体格检查,选择正确的辅助检查,诊断不难。需早期识别消化道出血,并对出血程度加以估计,对出血部位和病因加以判断。

1.消化道大量出血或继续出血的迹象

①反复呕血,甚至呕血转为鲜红色,黑便次数增多,粪质稀薄,呈暗红色血便,伴有肠鸣音亢进。②出现外周循环衰竭表现,经输血补液未见明显改善,或一度好转后又恶化,中心静脉压持续下降,或经快速输血补液短暂稳定后又趋下降。③红细胞数、血红蛋白量、红细胞比容急速下降,或补充血液后仍持续下降。④在补液量和排尿量足够的情况下,原无肾脏疾病者血尿素氮持续升高。

2.消化道出血程度的估计

主要应根据血容量减少所致外周循环衰竭表现,结合对血压、脉搏的动态观察进行。一般轻度出血的失血量占全身总血量的 10％～15％,成人失血量＜500mL;中度出血失血量占全身总血量的 20% 左右,成人失血量在 800~1000mL;重度出血失血量占全身总血量的 30% 以上,成人失血量>1500mL。

3.对消化道出血部位和病因的判断

应结合临床表现和有关辅助检查综合分析。消化性溃疡合并出血一般有消化性溃疡的症状和体征,食管、胃底静脉曲张破裂出血往往有肝硬化所致的肝功能损害和门脉高压表现,胃癌并出血可存在恶病质、贫血等情况,胆管出血在呕血、黑便的同时可伴剧烈上腹痛和寒战、发热、黄疸,下消化道出血则常有大便习惯改变、腹泻、便秘、里急后重、肛门痛、体重减轻等表现。

(二)鉴别诊断

1.呕血与咯血应加以鉴别见表 5-2

2.假性呕血、假性黑便鉴别

(1)鼻出血、拔牙、扁桃体切除术,以及进食禽畜血液后亦可出现黑便,注意鉴别。

(2)口服某些药物,如铁剂、铋剂、骨炭等后大便亦可呈现黑色,但隐血试验阴性。

表 5-2　呕血与咯血鉴别要点

项目	呕血	咯血
出血基本病因	消化系统疾病	呼吸系统疾病
出血方式	呕出	咯出
出血伴随症状	上腹部不适或疼痛、恶心、头昏、晕厥	喉部瘙痒、咳嗽、胸闷
出血物性状	棕褐色、咖啡样,常有食物残渣	鲜红色,有泡沫及痰液
出血物酸碱性	酸性	碱性
伴黑便情况	黑便	不伴黑便(咯出血液被吞下则伴随黑便)

四、救治措施

1.积极补充血容量

消化道大量出血病人应迅速补充血容量,尽快用大号针进行静脉输液,或经锁骨下静脉穿刺输液,同时监测中心静脉压。开始宜快速输液,用生理盐水、林格液、右旋糖酐、706 羧甲淀粉或血浆,并应尽早足量输入全血,对肝硬化病人宜输新鲜血,同时需特别注意保持水、电解质平衡。

2.止血

(1)插入胃管给予冰盐水或冰水洗胃。

(2)药物止血治疗。①去甲肾上腺素 8mg 加入 100mL 生理盐水中,分次口服或作鼻饲灌注或滴注,使局部血管收缩,并减少胃酸分泌。②质子泵抑制剂奥美拉唑、兰索拉唑具有强大的抑制胃酸分泌作用,可使胃液酸度接近于中性,并能使出血局部形成血栓而具止血作用。奥美拉唑初始静脉用量 40mg,然后以 40mg/12h 维持。③H_2 受体拮抗剂西咪替丁、雷尼替丁、法莫替丁可与壁细胞上 H_2 受体结合而竞争性地抑制组胺对壁细胞泌酸的刺激作用,使胃内 pH 提高,促进止血。西咪替丁初始静脉内用量 0.2g,然后以 13.2g/4h 维持。雷尼替丁初始用量 50mg,然后以 100mg/8h 维持。④硫糖铝能在胃黏膜表面形成保护层,不被人体吸收,以 2g 溶于 10mL 水中胃管内灌注。氢氧化铝凝胶提高胃内 pH 值,保护黏膜,亦可经胃管灌注。⑤巴曲酶能增加血小板黏附力和凝聚力,促进出血部位白色血栓形成,以 1kU 静脉注射或肌内注射,24h 内可重复肌内注射,如未完全止血,次日再肌内注射 1kU。凝血酶能促使纤维蛋白原转变为纤维蛋白而起止血作用,以 4000～8000U 溶于 30～60mL 冰盐水中胃管灌注。⑥生长抑素可抑制胃泌素和胃蛋白酶的分泌,进而起到抑酸与保护黏膜作用,有助于消化道止血,初始以 $250\mu g$ 静脉滴注,然后每小时静脉滴注 $100～250\mu g$,可连续应用 4～12h。⑦前列腺素有助于止血作用,酸磺乙胺(止血敏)、氨甲环酸(止血环酸)、6-氨基己酸、氨甲苯酸(对羧基苄胺)以及中药云南白药、三七等亦有止血作用。

(3)纤维内镜直视下止血。可经内镜在局部喷洒 1% 去甲肾上腺素或 5% 孟氏溶液,也可局部喷洒凝血酶。还可在内镜下进行局部电凝止血、激光止血、微波止血等。

3.食管胃底静脉曲张破裂出血的治疗措施

(1)垂体后叶素:可使内脏小动脉收缩以降低门静脉压力,对食管胃底静脉曲张破裂出血有止血效果。常用垂体后叶素 20U 加入 5% 葡萄糖液 200mL 内静脉滴注,0.5～1h 滴完,必要时每 6h 重复使用一次,每日不超过 3 次。

(2)三腔双气囊管压迫止血:适用于静脉滴注垂体后叶素及其他止血药物无效的食管胃底静脉曲张破裂出血。一般置管气囊充气 24h 后宜放出气囊空气,以防止压迫过久引起局部黏膜坏死。出血停止 24h 后,应在双气囊放气状态下再留置三腔管观察 24h,如未再出血则即可拔管。

(3)经纤维内镜注射硬化剂治疗:可阻塞血管腔而达到止血目的。硬化剂一般采用无水乙醇、乙氧硬化醇、鱼肝油酸钠或油酸乙醇胺。

4.下消化道出血的治疗措施

垂体后叶素 20U 加入 5% 葡萄糖液 200mL 内静脉滴注,0.5～1h 滴完。或在做选择性肠系膜动脉造影发现造影剂渗出显示的出血部位后,即在渗出部位以每分钟 0.1～0.4U 速度滴入垂体后叶素止血,持续维持动脉滴入 24h。

5.手术治疗

消化道出血急症手术死亡率较高,因此在急性大出血期间宜尽量采取非手术治疗,待出血停止、病情稳定后择期手术。如经各种非手术治疗措施仍不能止血,则考虑紧急手术,其适应证包括:

(1)溃疡病大出血 6～8h,输血 800mL 以上。

(2)出血部位明确而保守治疗无效。

(3)食管胃底静脉曲张破裂出血经三腔双气囊管压迫止血无效,或虽经压迫止血,然而气囊放气后又再出血,且肝功能良好、无腹水者。

(4)既往有反复多次大出血病史者。

(5)食管肿瘤,胆管出血,上消化道出血合并幽门梗阻者。

(6)下消化道出血不止者,以及有肠道畸形、梅克尔憩室、先天性动静脉畸形、肠道恶性肿瘤者。

第三节　急性出血坏死性小肠炎

急性出血坏死性小肠炎(acutehemorrhagic necrotic enteritis),简称坏死性肠炎,是一种原因尚未完全明确的肠管急性节段性炎症病变。起病急,病情发展快,主要累及空肠和回肠,以腹痛、便血、腹泻、腹胀、呕吐、发热及中毒症状为主要表现。重症患者可出现败血症和中毒性休克,严重威胁患者生。也可累及结肠(称急性坏死性小肠结肠炎),甚至全消化道。

一、病因

目前认为急性出血坏死性小肠炎是多因素相互影响、共同作用的结果,主要与 β 毒素的 C 型产气荚膜梭状芽孢杆菌(clostridium perfringens type C)感染有关,肠道中蛋白酶活性低下也是较明确的病因。

1.C 型产气荚膜梭状杆菌

产气荚膜梭状杆菌是专性厌氧菌,根据所产生的毒素可分为 A～D4 型。1996 年 Songer 将病原体确定为 C 型产气荚膜梭状杆菌。C 型产气荚膜梭状杆菌是一种耐热细菌,广泛分布于土壤、人类和动物的粪便中,其产生的 β 毒素能引起肠道组织坏死,产生坏死性肠炎。从病人的肠道组织、粪便和可疑食物中可以分离出产气荚膜梭状杆菌。针对 β 毒素的免疫使因急性出血坏死性小肠炎住院的病人减少了 80%。正常人中有 1/6 体内有致病性较弱的菌株。但是,也有一些病人有同样的临床表现,却没有 C 型产气荚膜梭状杆菌感染或 P 毒素的证据。

2.蛋白酶的保护作用

β 毒素是人类坏死性肠炎的致病物质。β 毒素是一种蛋白质,对蛋白溶解酶的作用极为敏感,在肠道中可被胰蛋白酶分解。因此,胰蛋白酶在防止急性出血坏死性小肠炎发病中有重要作用。一些饮食习惯或疾病可以使肠腔中胰蛋白酶含量或活性降低,对 β 毒素的破坏减少,机体易于发生急性出血坏死性小肠炎,包括:①蛋白质营养缺乏,导致蛋白酶减少;②营养成分中含有耐热的胰酶抑制剂;③人体寄生的蛔虫为保护自身不被消化,产生的胰酶抑制物抑制胰蛋白酶活性。

二、病理

病变主要累及空肠和回肠,其次为十二指肠,偶可累及结肠和胃。病变程度轻重不一,一般以空肠上段最为严重。主要累及肠系膜对侧。病变常呈节段性,一段或多段,范围数厘米至数十厘米,病变黏膜与正常黏膜分界清楚,严重者或后期累及全肠。受累肠壁各层充血、水肿,肠腔积气、肠管扩张、僵硬。伴有片状坏死甚至溃疡穿孔,并覆有黄色纤维素性渗出或脓苔。受累黏膜肿胀、广泛性出血,黏膜皱褶不清伴有片状坏死和散在溃疡,坏死黏膜表面覆以假膜。浆膜面暗红色,可见坏死出血、环状或片状疲斑,严重时出现坏死。肠系膜也呈充血水肿,有多个淋巴结肿大,坏死肠管的支配血管有血栓形成,腹腔内有混浊渗液。

从肉眼观察,急性出血坏死性小肠炎的肠管改变易于与急性活动期的 Crohn 病相混淆,在病理改变上两者有所不同:①急性出血坏死性小肠炎的病变组织主要表现为凝固性坏死而无增殖性改变;②黏膜下有充血、水肿、出血、大量炎性细胞浸润,而 Crohn 病急性期主要为水肿和淋巴管扩张;③肠壁小动脉及胶原纤维有纤维素样坏死变性,而无特异性肉芽肿形成和纤维化改变。

除肠道病变外,还可有肝脂肪变性、急性脾炎、间质性肺炎、肺水肿和出血,肾小球和肾小管有轻度变化,个别病例有灶性肾上腺坏死。

三、临床表现

急性出血坏死性小肠炎全年皆可发生,尤多见于夏秋季。世界上曾有过两次大爆发(分别发生在德国和巴布亚新几内亚),但多数情况下为散发。常常急性起病,男性多于女性,儿童、青少年多见,<15 岁者约占 60%。临床症状凶险,死亡率可高达 25%～30%。

临床表现以腹痛、便血、发热为特征,起病急,发病前有进食变质肉类或暴饮暴食史,或受凉、劳累、肠道蛔虫感染及营养不良史。

1.腹痛

腹痛既是首发症状,也是主要症状。多为阵发性绞痛或持续性疼痛伴阵发性加剧,部位可在左上方、左中腹、脐周,甚至全腹,个别在右下腹。腹痛一般在 1～3d 后逐渐加重,重者可产生腹膜刺激症状。腹痛持续时间较长,在血便消失后仍常有阵发性腹痛,饮食不当可加重腹痛,或导致病情复发。

2.恶心呕吐

早期即可出现。并发肠梗阻者呕吐频繁、量多。呕吐物多为胃内容物,有时混有胆汁或咖啡渣样物。小儿发生率较高,国内报道达 77%。

3.腹泻便血

腹泻便血为本病的特征之一,约 97% 的患者有腹泻和便血。腹泻次数不定,每天 3～10 次,个别患者达 30 余次。一般初为糊状便,其后为黄色稀水样便,1～2d 后转为血便,根据出血的量不同可为棕褐色便、洗肉水样、赤豆汤样或果酱样。粪质中无黏液和脓液,可混有腐肉状坏死黏膜,有特殊腥臭味,无明显里急后重感。出血量多少不定,从数十毫升至数百毫升不等,轻者可仅为粪便隐血阳性而无便血,严重者一天出血量可达数百毫升。

发生肠麻痹时可无腹泻,但肛门指检可发现血性粪便。少数患者长达 1 便,可呈间歇发作或反复多次发作,极易误诊。

4.发热及全身中毒症状

由于肠壁坏死和毒素的吸收,起病时即可发热,体温一般在 38～39℃,少数可达 40℃ 以上。多于 4～7d 渐退,持续 2 周以上者少见。休克患者体温可下降或正常。重症患者在起病后 1～2d 腹痛加剧,大量便血,高热惊厥;部分病例出现休克,表现为心率快、血压下降、四肢厥冷、皮肤湿润呈花斑状,或可表现为明显腹胀、大便次数减少、肠鸣音减弱或消失、产生麻痹性肠梗阻。

5.腹部体征

早期相对较少。可有腹部膨隆,有时见肠型,可扪及充血水肿增厚的肠襻所形成的包块,全腹压痛。腹膜炎时,腹肌紧张,压痛、反跳痛明显,腹水征阳性;腹泻者肠鸣音亢进;有梗阻及肠段坏死者,可闻及金属音及气过水声;肠麻痹患者,肠鸣音减弱或消失。

6.病程

一般便血持续 2～6d,血量逐渐减少,长者可达半年以上,大便次数也可随血便停止而减少,腹痛也在血便消失后减轻,发作次数减少,在血便停止后 3～5d 消失,但进食过早可使病情反复。发热时间与血便时间长短相一致。

四、临床分型

根据病人不同的病变程度与病情发展的速度,临床上可分为 5 型。

1.胃肠炎型

见于疾病的早期,全身症状轻或无,表现为程度较轻的腹痛、水样便、低热,可伴恶心、呕吐,无明显的肉眼血便,大便为水样或糊状,黄色或黄绿色,显微镜下可见白细胞、脓细胞。

2.腹膜炎型

较为常见,约半数患者属于此型。病人腹痛剧烈、恶心呕吐、腹胀、全腹肌紧张、压痛、反跳痛,受累肠壁坏死或穿孔,腹腔内有血性渗出液。

3.肠梗阻型

以恶心、呕吐、腹胀、腹痛、停止排便、排气,肠鸣音消失,出现鼓肠,腹平片上见多个液平为主要表现。此型较少见。

4.肠出血型

以大量便血(血水样便或暗红色血便)为主要症状,量可多达 1～2L,腹痛一般较重,可出现明显贫血和脱水。便血比呕血更常见。

5.中毒性休克型

见于重症病人,表现为高热、寒战、神志淡漠、嗜睡、谵妄、休克等表现,常在发病后 1～5d 内发生。为了突出病人的特点,临床上分为 5 型,但各型之间可以互相转化或合并出现。

五、实验室及辅助检查

(一)实验室检查

1.血常规

外周血白细胞明显增多,甚至高达$(30\sim50)\times10^9/L$ 以上,以中性粒细胞增多为主,常有核左移,可见中毒颗粒。红细胞及血红蛋白常降低,血小板可降低。

2.大便检查

外观呈暗红色或鲜红色,或隐血试验强阳性,镜下见大量红细胞,偶见脱落的肠系膜。可有少量或中等量脓细胞。

3.尿常规

可有蛋白尿,红细胞、白细胞及各类管型。

4.血生化及其他

中重症患者有不同程度的电解质紊乱,表现为低钠、低钾、低氯、低钙、低镁、低磷。血沉多增快。

5.病原学检查

大便培养及药物敏感试验有助于确定病原菌、选择抗生素,做厌氧菌培养非常必要。但大便培养的阳性率不高,有时能培养出产气荚膜芽孢杆菌及致病性大肠杆菌等。也可用腹腔积液、小肠内容物、坏死肠壁做病原学检查。对坏死黏膜的病理标本进行 PCR 检测 C 型梭状芽孢杆菌编码 α、β 毒素的基因(分别为 cpa 和 cpb 基因),可以证实。

(二)影像学检查

1.X 线检查

腹部平片可显示小肠局限性扩张充气、肠蠕动弱,肠间隙增宽,黏膜皱襞粗钝,或病变肠段僵直,间以有张力的胀气肠襻。部分病例直立位有大小不等的液平面,肠穿孔者可见气腹。急性期不宜做钡餐或钡剂灌肠检查,以免引起肠穿孔。急性期过后,可做钡剂灌肠检查。钡剂灌肠检查可见肠壁增厚,显著水肿,结肠袋消失。在部分病例尚可见到肠壁间有气体,此征象为部分肠壁坏死,结肠细菌侵入所引起;或可见到溃疡或息肉样病变和僵直。部分病例尚可出现肠痉挛、狭窄和肠壁囊样积气。

2.B超检查

B超检查可观察肠壁的病理改变、肠系膜的情况、合并的各种并发症（脓肿、瘘、狭窄、肠梗阻）及排除其他疾病等。B超检查安全、方便，但需要有丰富经验的医师来操作。

（三）其他

重症患者心电图检查可有 ST-T 改变。轻型病例腹腔镜检查可见肠管浆膜充血、水肿、出血，以及肠管坏死、僵硬、粘连等。

六、诊断和鉴别诊断

（一）诊断

根据病人有进食不洁食物（尤其是肉食）史，急性发病，剧烈腹痛、腹泻、便血等消化道症状，高热、畏寒等全身中毒症状，体检腹部有压痛、反跳痛、肠鸣音减弱等体征，血白细胞明显增高、核左移，腹部 X 线片可见小肠扩张，大小不一液平面或小肠壁增厚，黏膜不规则改变征象等，应考虑急性出血坏死性小肠炎的可能（见表 5-3）。

表 5-3　坏死性小肠结肠炎的诊断标准和治疗

诊断、体征和症状	治疗策略
可疑坏死性小肠结肠炎 腹部膨胀而无肠壁囊样积气症、门静脉气体或游离腹腔气体的放射学证据 突然喂食不耐受性发生	腹部膨胀和喂食不耐受性增加的密切临床观察 考虑肠道减压和暂时停止进食（例如 24h）；腹部 X 线片（前后位和左侧卧位）；白细胞及其分类和血小板计数监测（突然下降提示疾病进展）；考虑血培养和短期静脉给予抗生素
确定的内科坏死性小肠结肠炎 腹部膨胀有肠壁囊样积气症、门静脉气体或二者均有其他放射学征象例如固定、扩张的肠襻，肠梗阻模式无特异病征性但应照此处理	肠腔减压并停止肠饲约 7～10d 密切监测白细胞及其分类和血小板计数（突然下降提示疾病进展）；血培养和静脉给予抗生素 7～10d；密切监测腹部 X 线片（前后位和左侧卧位）；通知外科手术
外科坏死性小肠结肠炎 在最初的内科体征和症状后，腹部 X 线片上有腹腔游离气体 持续性肠梗阻模式、腹部膨胀，放射线照片未发现肠道积气，伴随着恶化的临床和实验室值（例如，中性粒细胞和血小板计数下降）	如果必要，剖腹探查术 放置引流管

（二）鉴别诊断

1.急性中毒性痢疾

中毒性细菌性痢疾流行季节，突然发病，临床表现为发热、腹痛、腹泻及脓血黏液便，伴里急后重，基本病理改变为结肠黏膜的溃疡性化脓性炎症。大便涂片和细菌培养有助于诊断。

2.急性克罗恩病

无明显季节性,亚急性起病,高热、寒战、右下腹痛、腹泻,常无脓血黏液便,约 1/3 病例可出现右下腹或脐周腹块。诊断依靠胃肠钡餐、钡剂灌肠和内镜检查。

3.溃疡性结肠炎

疾病发展较慢,少有急性起病者。病变多在直肠、乙状结肠、降结肠,很少波及全结肠,无小肠受累。腹部 X 线可有腊肠样特征,电子肠镜见病变处肠黏膜弥漫性充血、糜烂及溃疡形成。

4.急性肠套叠

儿童期发病易误诊为肠套叠,但一般肠套叠表现为阵发性腹绞痛,间断发作每次持续数分钟,缓解期病儿嬉戏如常,当腹痛发作时往往于右下腹可扪及肠壁肿块,肛门指诊可见指套染有血液无特殊腥臭味。对于回结肠套叠的病例常在早期出现果酱样大便,但小肠型套叠发生便血较晚。

5.腹型过敏性紫癜

过敏性紫癜系变态反应性疾病,主要累及毛细血管壁而发生出血症状。对于肠道反应多系由肠黏膜水肿、出血引起,临床上多表现为突然发作腹绞痛,多位于脐周及下腹,有时甚为剧烈,但多可伴有皮肤紫斑、关节肿胀及疼痛,尿检查可发现蛋白尿、血尿或管型尿。

6.其他

还需要进行鉴别的疾病,包括急性阑尾炎、急性肠炎、Mechel 憩室炎、肠系膜血管栓塞、肠蛔虫病、胆道蛔虫病、绞窄性肠梗阻等。

七、治疗

本病治疗以非手术疗法为主,加强全身支持疗法、纠正水电解质失常、解除中毒症状、积极防治中毒性休克和其他并发症,约 50% 的患者可获得痊愈。

(一)内科治疗

1.禁食

绝对禁食是其他治疗的基础,在疑诊时即应禁食,确诊后无论有无肠梗阻、穿孔等并发症都应继续禁食,在腹痛、便血和发热期应完全卧床休息和禁食。直至呕吐停止,便血减少,腹痛减轻时方可进流质饮食,以后逐渐加量。通常轻症患者禁食 1 周左右,重症者需连续禁食 2～3 周,过早进食往往造成病情反复或加重。腹胀和呕吐严重者给予临时胃肠减压,伴肠梗阻者需持续胃肠减压(见表 5-4)。

表 5-4 预防坏死性小肠结肠炎的措施

有效和安全的证据	有效但安全性有疑问	动物模型有效,但缺乏人体证据	可能有效,但缺乏证据
母乳喂养温和的肠饲	肠内氨基糖苷类 益生菌 糖皮质激素 精氨酸	抗细胞因子 生长因子	益生元(来自植物和母乳)微生物成分和 Toll-样受体激动剂 谷氨酰胺,n-3 脂肪酸

2.全胃肠外营养

禁食期间,特别是对重症病人及严重贫血、营养不良者,可施以全胃肠外营养,在使肠道完全休息的同时,提供充足的营养,有利于完成其他治疗。

营养液混合的标准是:氨基酸、葡萄糖、脂肪乳剂的容量比为 2∶1∶1 或 2∶1∶0.5;总容量≥1.5L;混合液中葡萄糖的浓度为 10%～23%,有利于混合液的稳定。混合液有多种配方,但大同小异。常用配方如下:50%葡萄糖 800mL,8%氨基酸 800mL,20%脂肪乳 400mL,浓缩复合维生素 4mL,钠 52～152mmol,钾 44～104mmol,氯 20～220mmol,钙 4～5mmol,镁12.5mmol,醋酸盐 40mmol,硫酸盐 10.5mmol,氧化镁 5mg。

3.纠正水电解质紊乱

本病失水、失钠和失钾者较多见。可根据病情酌定输液总量和成分。儿童每日补液量80～100mL/kg,成人 2000～3000mL/d,其中 5%～10%葡萄糖液占 2/3～3/4,生理盐水占1/3～1/4,并加适量氯化钾。视病情及生化、血气分析结果,酌情调整每日电解质的入量,同时给予碱性药物纠正酸中毒。

4.抗休克

迅速补充有效循环血容量。除补充晶体溶液外,应适当输血浆、新鲜全血或人体人血白蛋白等胶体液。血压不升者可配合血管活性药物治疗,如 α-受体阻滞剂、β-受体兴奋剂或山莨菪碱(654-2)等均可酌情选用。

5.抗生素

控制肠道内感染可减轻临床症状,临床多选用光谱抗菌药物,常用的抗生素有:氨基青霉素(4～8g/d)、氯霉素(2g/d)、庆大霉素(16 万～24 万 U/d)、卡那霉素(1g/d)、舒他西林(6.0g/d)、减多黏菌素和头孢菌素等,一般联合应用两种药物。

6.肾上腺糖皮质激素

可减轻中毒症状,抑制过敏反应,对纠正休克也有帮助;但有加重肠出血和促发肠穿孔之危险。一般应用不超过 3～5d;儿童用氢化可的松每天 4～8mg/kg 或地塞米松 1～2.5mg/kg;成人用氢化可的松 200～300mg/d 或地塞米松 5～20mg/d。总原则为短期、大量、静脉给药。

7.对症疗法

一般腹痛可用阿托品 0.5～2mg 或山莨菪碱 10mg 肌内注射;腹痛持续较剧烈时,山莨菪碱可加入液体中持续静点,此类药物能缓解腹痛,改善肠壁毛细血管痉挛,继而减轻肠壁坏死及出血的发生。严重腹痛者可酌情给予哌替啶。高热、烦躁者可给予吸氧、解热药、镇静药或予物理降温甚至冬眠疗法。烦躁者给予镇静剂如地西泮、苯巴比妥或异丙嗪等。出血者可试用酚磺乙胺、氯甲苯酸、巴曲酶等止血药物。

8.蛋白酶

可水解 β 毒素,减少其吸收。常用 0.6～0.9g 口服,每日 3 次。重症者 1000U 肌内注射,每日 1～2 次。

9.抗毒血清

采用 welchii 杆菌抗毒血清 42 000～85 000U 静脉滴注,有较好疗效。

(二)外科手术治疗

下列情况可考虑手术治疗:①肠穿孔;②严重肠坏死,腹腔内有脓性或血性渗液;③反复大量肠出血,并发出血性休克;④肠梗阻、肠麻痹;⑤不能排除其他急需手术治疗的急腹症。手术方法:①肠管内无坏死或穿孔者,可予普鲁卡因肠系膜封闭,以改善病变段的血循环;②病变严重而局限者,可做肠段切除并吻合;③肠坏死或肠穿孔者,可做肠段切除、穿孔修补或肠外置术。

八、预防

重在预防。加强饮食卫生,避免摄食变质肉食与隔夜宿食,加强营养。

第四节 肝 性 脑 病

肝性脑病又称肝昏迷,是由于严重肝病引起的肝脏生化代谢障碍、血流动力学异常、毒性产物增加所导致的精神、神经等综合征。临床表现为意识障碍、昏迷,血氨增高和脑电图异常。病死率极高。

一、病因和发病机制

(一)病因

1.病因

重症病毒性肝炎、衰竭中毒性肝炎和药物性肝病所致的急性或暴发性肝功能衰竭、各型肝硬化、原发性肝癌、妊娠期、急性脂肪肝、门静脉分流术后或任何其他弥漫性肝病的终末期。

2.诱发因素

上消化道大出血以及大量排钾利尿、放腹水。高蛋白饮食,镇静安眠药、麻醉药、便秘、尿毒症、外科手术、感染等。

(二)发病机制

肝性脑病的发病机制至今尚未完全清楚。目前存在以下几种学说:

1.氨中毒学说

血氨增高是肝性脑病的重要因素,血氨对中枢神经系统有毒害作用,干扰脑的能量代谢,有利于抑制神经递质 γ-氨基丁酸的蓄积。此外,许多诱发肝性脑病的因素能影响血氨进入脑组织,改变脑组织对氨的敏感性,起到诱发或加重氨中毒的作用。有些病人虽然血氨不高,但红细胞内氨升高。

2.假神经递质学说

肝功能严重障碍时,正常神经介质产生减少,而苯乙醇胺和 β-多巴胺等假性神经递质增多。这些胺类的化学结构与正常神经递质多巴胺、肾上腺素、去甲肾上腺素相似,但不能传递神经冲动,从而导致大脑神经活动功能紊乱。血清胆碱酯酶活性降低后,乙酰胆碱在脑内含量增加,导致木僵和昏迷。

3.氨基酸代谢不平衡学说

肝硬化病人血浆芳香族氨基酸增多,而支链氨基酸减少,两组氨基酸代谢不平衡。肝性脑病时,支链氨基酸与芳香族氨基酸的比值由正常的 3~3.5 降至<1。支链氨基酸的抑制作用减退,芳香族氨基酸进入中枢神经系统增加,在脑内蓄积而导致昏迷。乙酰胆碱能占优势,出现扑翼样震颤。

4.硫醇和短链脂肪酸增多

硫醇和短链脂肪酸对神经元和突触膜均有直接毒性作用,影响中枢神经活动,并与氨等毒性物质有协同作用,诱发肝昏迷。硫醇与肝臭有关。

二、临床表现

1.临床症状与体征

肝性脑病的临床表现特征是在严重肝病、肝硬化基础上出现性格改变、精神错乱、昏睡、昏迷。

肝性脑病的临床表现往往因原有肝病的性质、肝细胞损害的轻重缓急以及诱因的不同而不同。根据意识障碍的程度、神经系统的表现、脑电图的改变将肝性脑病分为 4 期。

Ⅰ期(前驱期):轻度性格改变和行为失常,抑郁或欣快,激动或淡漠少言,衣冠不整,应答尚准确,睡眠时间颠倒,可有扑翼样震颤,肌张力正常,脑电图正常,反射正常。

Ⅱ(昏前期):以意识模糊或错乱、睡眠障碍及行为失常为主,定向力及理解力减退,对时间、地点及人物认识不清,言语不清,不能进行简单的运算,书写障碍,有时举止反常,到处游逛,睡眠时间倒错,昼睡夜醒,甚至产生幻觉、恐惧、狂躁,酷似精神病。体征有扑翼样震颤,肌张力增强及各种病理反射。脑电图异常。

Ⅲ期(昏睡期):以昏睡和严重精神错乱为主,病人呈昏睡状态,唤之能醒,很快又入睡,醒时回答问题含糊、缓慢。常有神志不清。四肢肌张力增强,病理反射可引出,脑电图异常。

Ⅳ期(昏迷期):神志完全丧失,不能唤醒。浅昏迷时,对疼痛刺激尚有反应,腱反射和肌张力亢进,有时呈张目凝视状,扑翼样震颤无法引出。深昏迷时,各种反射消失,肌张力降低,瞳孔散大,抽搐、踝阵挛和换气过度,脑电图明显异常,可闻及肝臭。

2.辅助检查

(1)肝功能明显异常,甚至有酶-胆分离现象。多有血氨增高,血清支链氨基酸减少,芳香族氨基酸增加,血清胆碱酯酶活性降低。

(2)脑电图异常,两侧前额及顶部同时出现对称的高慢波。

(3)在各项肝功能检查中,ALT、AST 试验为较敏感的试验,凝血酶原时间、人血白蛋白和胆红素常反映肝病的严重性。

三、诊断与鉴别诊断

根据病史、体格检查,结合化验检查、B 超等检查做出临床诊断。

临床诊断肝性脑病,一是要辨清是否肝性脑病,二是要明确肝性脑病的程度,三是要查明肝性脑病的病因和诱发因素;四是要清楚可能会出现什么并发症,以便及时处理,针对性救治。

鉴别诊断主要从以下几个方面入手:

1.查询起病原因或诱因

有无不慎饮食史或药物、毒物中毒史,手术与外伤史及其损伤程度,输注血液制品,家族与遗传史,与肝炎病人接触史等。

2.与其他脑病相鉴别

出现肝性脑病时应与糖尿病性昏迷、低血糖性昏迷、尿毒症性昏迷、肺性脑病相鉴别;还应与高血压脑病、脑卒中、脑部感染、头颅肿瘤等相鉴别。

3.辅助检查

血肝功能、血氨、血糖、尿素氮、胆碱酯酶、尿糖及酮体、心电图、头颅 CT、脑电图等有助于鉴别诊断。

四、并发症

1.出血

以消化道大出血最为多见,以颅腔出血最为严重。出血原因:①凝血因子合成减少;②血小板数量减少与质量低下;③胃肠黏膜屏障功能减弱。

2.脑水肿

发生率为 40%～50%,发生的原因:①血脑屏障的通透性、渗透性增加,使细胞外液增多,出现血管性水肿;②缺氧和毒素的作用,发生脑细胞水肿。

3.肝肾综合征(HRS)

产生的原因为肾灌注下降,引起肾灌注不足,使肾血管持续收缩,肾小球滤过率下降。

4.电解质和酸碱平衡

失常常见低钠、低钾血症,少尿时出现高钾血症。

5.继发感染

急性和慢性肝功能衰竭时易并发感染。主要原因是肝脏解毒功能下降,不能清除来自肠道等部位的细菌及其内毒素。其次是肝衰后出现低蛋白血症等引起机体抵抗力低下。

五、救治措施

对肝性脑病的救治应早期诊断,及时处理,消除诱因,综合治疗,积极维持机体的功能,纠正各种代谢障碍,防止病情恶化。

(一)去除诱因

许多病人有明确的诱因,这些诱因可增加血氨、其他含氮物质以及毒物的水平,促使肝性脑病的发生。

1.消化道出血

(1)给予各种止血药:口服云南白药、十六角蒙脱石;肌注卡巴克洛;静脉滴注酚磺乙胺、氨甲环酸。

(2)应用 H_2 受体阻滞剂:可选用雷尼替丁、法莫替丁等,如法莫替丁 20mg 加入 5% 葡萄糖注射液 20mL 静注,每日 2 次。

(3)内镜下止血:可在内镜下对出血部位局部喷洒止血药,如凝血酶、去甲肾上腺素冰盐水等。

(4)食管静脉曲张破裂出血,可用三腔双囊管压迫止血和内镜下注射硬化剂,静滴垂体后叶素或生长抑素等。

2.感染

感染是诱发肝性脑病的重要因素之一,常见肺炎、泌尿系感染、原发性败血症等。避免使用对肝、肾有损害的药物,如红霉素、卡那霉素及庆大霉素。

3.纠正水、电解质和酸碱失衡

①监测水、电解质和酸碱度:记录每日液体出入量;定期查血钾、钠、氯、二氧化碳结合力、血尿素氮、肌酐、血细胞比积、尿钾、尿钠等。②每日入液量一般为 2000mL,不宜超过 2500mL,有腹水、浮肿、脑水肿者应减少入量,并限制钠盐,氯化钠用量为 3～5g/d。③特别注

意纠正低钾、低氯碱中毒,低钾血症补钾仍不能纠正时,应注意是否存在低镁血症。④对缺钠性低钠、低钾血症,以补钾为主,补钠为辅。血钠水平纠正达 120mmol/L 即为安全范围。

(二)减少肠内毒物的生成和吸收

(1)饮食应以碳水化合物为主,禁蛋白质至少 3d。病情改善后可给蛋白质 20g/d,并逐渐增加至 30~50g/d,以选择牛奶、奶酪、植物蛋白为佳。昏迷不能进食者可置胃管鼻饲。

(2)消除消化道积血,可用弱酸性液或生理盐水灌肠,口服或鼻饲 20% 甘露醇 100mL,或大黄粉 5g 导泻。

(3)抑制肠道菌群。新霉素 2~4g 口服或 1% 新霉素溶液灌肠;甲硝唑 0.2g,每日 4 次,适用于肾功能不良者。如病人已能耐受 40g 以上蛋白质食物,可停用新霉素。

(4)酸化肠腔环境,减少 NH_3 的形成。乳果糖 100~200mL/d,分 3~4 次口服,小量开始,以每日 3~4 次软便为宜。也可用乳糖山梨醇每日 15~25g,分次口服。

(三)促进体内毒素的代谢和清除

1.降血氨

(1)对轻型慢性肝性脑病可用谷氨酸钠(每支 5.75g/20mL,含钠 34mmol)3 支加谷氨酸钾(每支 6.3g/20mL,含钾 34mmol)1 支,加入 5%~10% 葡萄糖液 500mL 中静滴,1~2 次/天。有腹水或脑水肿者宜少用钠,对血钾偏高、肾功能不良、少尿或无尿者,宜慎用或忌用钾盐。

(2)精氨酸 15~20g/d 加入 10% 葡萄糖液 500mL 中静滴,适用于碱中毒者,肾衰时不用。

(3)γ-氨酪酸适用于抽搐、躁动等昏迷前病人,已昏迷者不用。一般用 2~4g 加入 5%~10% 葡萄糖液 500mL 中静滴,滴速不宜快,并应观察病人血压、呼吸,若有胸闷、气促、头昏、恶心等症状时,立即停用,慎防呼吸抑制。

(4)乙酰谷氨酰胺有降低血氨和促进神经组织代谢的作用。0.25~0.75g 溶于 5% 葡萄糖注射液 250mL 中静滴,每日 1 次。

2.拮抗假性神经递质

左旋多巴能透过血脑屏障,在脑内转化为大量的多巴胺和去甲肾上腺素,有对抗假性神经递质的作用。用法:200~400mg 加入葡萄糖液中静脉滴注,1~2 次/天。

(四)纠正氨基酸代谢失衡

支链氨基酸 500mL,静脉滴注,每日 1 次,可纠正氨基酸代谢的不平衡,对门体分流性脑病的疗效较好。

(五)抗肝细胞坏死、促进肝细胞再生

1.胰高血糖素-胰岛素疗法

胰高血糖素 1mg、胰岛素 10U 加入 10% 葡萄糖液 250mL 内静脉滴注,2h 内滴完,1~2 次/天。

2.前列腺素 E

能促进肝细胞再生,改善微循环。其作用为与肝细胞膜上的受体结合,稳定溶酶体,保护肝细胞膜和细胞器。

3.人胎肝细胞液

静脉输注可促进肝细胞再生,恢复免疫功能,防治内毒素血症。

（六）对症处理

1.保护脑细胞功能

可用冰帽降低颅内温度以减少能量消耗,保护脑组织。胞磷胆碱 0.5g 加入葡萄糖注射液 250mL 静脉滴注,纳洛酮 0.8～1.2mg 加入葡萄糖注射液 250mL 静滴,每日 1 次。醒脑静注射液 20mL 加入葡萄糖注射液 250mL 中静滴,每日 1 次,均有保护脑细胞功能达到催醒作用。

2.防治脑水肿

肝性脑病的病人并发脑水肿较常见,易为肝昏迷的症状所掩盖,若肝昏迷病人出现烦躁不安,收缩压高于原来的 20mmHg 时,即应警惕脑水肿的可能。可用 20％甘露醇 125mL＋呋塞米 20mg＋地塞米松 10mg 静脉滴注,4～12h 一次。

3.保护呼吸道通畅

①深昏迷病人可给予气管内插管行人工呼吸;②及时清除呼吸道或人工呼吸的管道分泌物;③及时防治呼吸道感染;④监测血氧饱和度。

4.防治出血和休克

对有出血倾向或黄疸重者可给输新鲜血,静滴维生素 K_1,补充血容量。

5.其他

对烦躁不安、抽搐者,可用小剂量地西泮或东莨菪碱肌注或静脉滴注,无效时苯巴比妥钠小剂量肌注,禁用其他巴比妥类。

第五节　急性胆囊炎

一、病因

胆囊系一盲囊,通过弯曲、细长的胆囊管与胆管相通。急性胆囊炎的主要原因是由于各种因素造成胆囊管梗阻、胆汁滞留和随之而来的细菌感染或化学性胆囊炎。少数病例未见有明显的胆囊内胆汁滞留现象,细菌感染似为引起急性胆囊炎的唯一原因。

1.胆汁滞留

这是引起急性胆囊炎的一个前驱的、基本的因素,其原因大致可分为两类。

（1）机械性梗阻:一般认为急性胆囊炎患者 90％以上有结石嵌顿于胆囊颈或胆囊管,导致胆汁滞留;有作者认为,即使手术或尸检时胆囊内无结石发现,也不能证明在病变早期无结石存在,而可能结石已被排至胆总管。除结石外,胆囊管与胆总管连接部亦可因角度较小,胆囊管本身过于曲折、畸形,或异常血里管、周围炎症粘连、蛔虫钻入以及肿大淋巴运压迫等造成梗阻和胆汁滞留。

（2）功能性障碍:研究证实,胆道肌肉、神经功能紊乱,胆囊的正常排空活动受阻,可造成一时性的胆汁滞留。当腹内脏器有病变时,如胃、十二指肠溃疡、慢性阑尾炎或肾周围炎等,内脏神经受到病理性刺激冲动传至大脑皮质,引起皮质的功能紊乱,从而反射性地导致胆囊管括约肌和十二指肠乳头括约肌功能紊乱而造成痉挛,致使整个胆道系统胆汁滞留。胆囊内长期胆汁滞留和浓缩,可刺激胆囊黏膜,引起炎性病变,加上细菌感染,即可形成急性胆囊炎。

2.细菌感染

引起急性胆囊炎的细菌大约 70％ 为大肠埃希菌,其他的有克雷白杆菌、梭状芽孢杆菌、葡萄球菌、伤寒杆菌、副伤寒杆菌、链球菌,还有肺炎球菌等。约 50％ 急性胆囊炎病人胆汁细菌培养阳性。细菌入侵的路径一般多经胆汁或淋巴管,有时也可以经肠道逆行入胆道或血源性播散。总之,细菌到达胆囊的路径很多。

3.其他原因

临床上有少数病例既无胆汁滞留亦无细菌感染而为其他的原因。主要见于创伤和胰液反流。创伤包括外科手术、灼伤等可导致急性胆囊炎。在创伤时,由于疼痛、发热、脱水、情绪紧张等可使胆汁黏稠度增加,排空减慢。此外,当胰、胆管共通管梗阻时,反流胰液中的胰蛋白酶被胆汁激活,与胆汁酸结合,也可激活磷酸酯酶,使卵磷脂转为溶血卵磷脂,这两者作用于胆囊壁,产生损害。

二、发病机制

当胆囊管或胆囊颈因结石突然嵌顿或其他原因而梗阻时,由于胆囊是盲囊,引起胆汁滞留或浓缩,浓缩的胆盐刺激和损伤胆囊引起急性化学性胆囊炎;同时,胆汁滞留和(或)结石嵌顿可使磷脂酶 A 从损伤胆囊的黏膜上皮释放出来,使胆汁中的卵磷脂水解成溶血卵磷脂,从而改变细胞的生物膜结构而导致急性胆囊炎。另外,在炎症的胆囊壁内含有高浓度的前列腺素,认为这也是引起急性胆囊炎的一种介质。如果胆囊管梗阻不及时松解,那么胆囊腔内压力不断增高,胆囊壁因血液和淋巴回流受阻而充血水肿引起缺血,缺血的胆囊壁容易继发细菌感染,从而加重急性胆囊炎的进程,终致并发胆囊坏疽或穿孔;对于老年,患有糖尿病和动脉硬化的患者更容易发生胆囊的缺血坏死。胆囊缺血、炎症加重、胆囊底部坏疽,临床上多见于发病的第 2 周,若不及时治疗,则很快会并发穿孔与腹膜炎。如单纯胆囊管梗阻而无胆囊壁的血供障碍和细菌感染,则发展为胆囊积液。

三、病理

根据炎症的轻重和病程长短,急性胆囊炎的病理表现可有很大的差别。

1.单纯性胆囊炎

属于最轻的一型。其特征是胆囊轻度增大、囊壁充血、黏膜水肿,囊壁稍增厚;肉眼观察胆汁较黏稠,略显浑浊或无明显异常,镜下可见白细胞浸润,黏膜上皮脱落,但细菌培养常为阴性。

2.化脓性胆囊炎

胆囊因胆囊管阻塞明显增大,呈蓝绿色或灰红色,囊壁充血肥厚极为显著,浆膜层血管扩张;胆囊表面常有脓性纤维素性沉淀,黏膜上可形成溃疡,整个胆囊内充满脓液。胆囊壁的炎性渗出可致与毗邻腹膜粘连和淋巴结肿大。此时,胆汁的细菌培养多为阳性。镜下可见大量单核细胞浸润,胆红素钙沉淀,胆固醇结晶。

3.坏疽性胆囊炎

病情严重时,有时胆囊胀大过甚,囊壁血供受阻,引起囊壁的缺血坏疽;胆囊内的结石可嵌顿在胆囊颈部,引起囊壁的压迫坏死。上述变化最终均可致胆囊穿孔,甚至胆囊与十二指肠之间形成内瘘。镜下除可有炎细胞浸润、囊壁水肿、渗血外,还可见到局限性或广泛性坏死、缺血、甚至穿孔;有时可见小动脉粥样硬化伴管腔狭窄。

四、临床表现

(1)突发性右上腹持续性绞痛,向右肩胛下区放射,伴有恶心、呕吐。

(2)发冷、发热、食欲缺乏、腹胀。

(3)10%病人可有轻度黄疸。

(4)过去曾有类似病史,脂餐饮食易诱发。胆囊结石引起者,夜间发病为一特点。

(5)右上腹肌紧张,压痛或反跳痛,墨菲(Murphy)征阳性。30%～50%病人可触及肿大胆囊有压痛。

五、诊断

对有右上腹突发性疼痛,并向右肩背部放射,伴有发热、恶心、呕吐,体检右上腹压痛和肌卫,墨菲征阳性,白细胞计数增高,B超示胆囊壁水肿,即可确诊为本病。如以往有胆绞痛病史,则诊断更可肯定。需要指出的是,15%～20%的病例其临床表现较轻,或症状发生后随即有所缓解,但实际病情仍在进展时,可增加诊断上的困难。十二指肠引流试验对急性胆囊炎的诊断帮助不大,反而会促使胆囊收缩而加重腹痛,引起胆石嵌顿;故在病程急性期,十二指肠引流应视为禁忌:

(一)实验室检查

1.白细胞总数及中性粒细胞

约80%患者白细胞计数增高,平均在$(10～15)×10^9/L$。其升高的程度和病变严重程度及有无并发症有关。若白细胞总数在$20×10^9/L$以上时,应考虑有胆囊坏死或穿孔存在。

2.血清总胆红素

临床上约10%病人有黄疸,但血清总胆红素增高者约25%。单纯急性胆囊炎病人血清总胆红素一般不超过34mol/L,若超过$85.5\mu mol/L$时应考虑有胆总管结石并存;当合并有急性胰腺炎时,血、尿淀粉酶含量亦增高。

3.血清转氨酶

40%左右的病人血清转氨酶不正常,但多数在400U以下,很少高达急性肝炎时所增高的水平。

(二)影像学检

1.B型超声

B超是急性胆囊炎快速简便的非创伤检查手段,其主要声像图特征为:①胆囊的长径和宽径可正常或稍大,由于张力增高常呈椭圆形。②胆囊壁增厚,轮廓模糊;有时多数呈双环状,其厚度>3mm。③胆囊内容物透声性降低,出现雾状散在的回声光点。④胆囊下缘的增强效应减弱或消失。

2.X线检查

近20%的急性胆囊结石可以在X线平片中显影,化脓性胆囊炎或胆囊积液,也可显示出肿大的胆囊或炎性组织包块阴影。

3.CT检查

B超检查有时能替代CT,但有并发症而不能确诊的病人必须行CT检查。CT可显示增厚超过3mm胆囊壁。若胆囊结石嵌顿于胆囊管导致胆囊显著增大,胆囊浆膜下层周围组织和脂肪因继发性水肿而呈低密度环。胆囊穿孔可见胆囊窝部呈液平脓肿,如胆囊壁或胆囊内显有气泡,提示"气肿性胆囊炎",这种病人胆囊往往已坏疽,增强扫描时,炎性胆囊壁密度明显增强。

4.静脉胆道造影

对难诊断的急性胆囊炎,血清胆红素如果在 3mg(51μmol/L)以内,肝功能无严重损害,可在入院后 24h 内做静脉胆道造影(病人不需要准备,用 30％胆影葡胺 20mL)。如果胆管及胆囊均显影,可排除急性胆囊炎;仅胆囊延迟显影者,也可排除急性胆囊炎。胆管显影而胆囊经过 4h 后仍不显影,可诊断为急性胆囊炎。胆囊胆管均不显影者,其中大多是急性胆囊炎。目前由于超声显像已成为胆系疾病的首选检查方法,口服及静脉胆道造影已很少用。

5.放射性核素显像

静脉注射[131]I-玫瑰红或[99m]Tc-二甲基亚氨二醋酸(^{99m}Tc-HIDA)后进行肝及胆囊扫描,一般在注射后 90mm 内胆囊如无放射性,提示胆囊管不通,大都是急性胆囊炎所致。本法安全可靠,阳性率较高,故有报道[99m]Tc-HIDA 闪烁可作为急性胆囊炎的首选检查法。

六、鉴别诊断

1.十二指肠溃疡穿孔

多数病人有溃疡病史。其腹痛程度较剧烈,呈连续的刀割样痛,有时可致患者于休克状态。腹壁强直显著,常呈"板样"、压痛、反跳痛明显;肠鸣音消失;腹部 X 线检查可发现膈下有游离气体。唯少数病例无典型溃疡病史,穿孔较小或慢性穿孔者病状不典型,可造成诊断上的困难。

2.急性胰腺炎

腹痛多位于上腹正中或偏左,体征不如急性胆囊炎明显,墨菲征阴性;血清淀粉酶升高幅度显著;B 超显示胰腺肿大,边界不清等而无急性胆囊炎征象;CT 检查对诊断急性胰腺炎较 B 超更为可靠,因为 B 超常因腹部胀气而胰腺显示不清。

3.高位急性阑尾炎

其转移性腹痛、腹壁压痛、腹肌强直均可局限于右上腹,易误诊为急性胆囊炎。但 B 超无急性胆囊炎征象及罗夫辛(Rovsing)征阳性(按左下腹可引起阑尾部位的疼痛)有助于鉴别。此外,胆囊炎的反复发作史、疼痛的特点,对鉴别诊断也有参考价值。

4.急性肠梗阻肠梗阻

的绞痛多位于下腹部,常伴有肠鸣音亢进、"金属音"或气过水声,腹痛无放射性,腹肌亦不紧张。X 线检查可见腹部有液平面。

5.右肾结石

发热少见,患者多伴有腰背痛,放射至会阴部,肾区有叩击痛,有肉眼血尿或显微镜下血尿。X 线腹部平片可显示阳性结石。B 超可见肾结石或伴肾盂扩张。

6.右侧大叶性肺炎和胸膜炎

患者也可有右上腹痛,压痛和肌卫而与急性胆囊炎相混。但该病早期多有高热、咳嗽、胸痛等症状,胸部检查肺呼吸音减低,可闻及啰音或胸膜摩擦音。X 线胸片有助于诊断。

7.冠状动脉病变

心绞痛时疼痛常可涉及上腹正中或右上腹,若误诊为急性胆囊炎而行麻醉或手术,有时可立即导致患者死亡。因此,凡 50 岁以上患者有腹痛症状而同时有心动过速、心律失常或高血压者,必须做心电图检查,以资鉴别。

8.急性病毒性肝炎

急性重症黄疸型肝炎可有类似胆囊炎的右上腹痛和肌卫、发热、白细胞计数增高及黄疸。但肝炎患者常有食欲缺乏、疲乏无力、低热等前驱症状;体检常可发现肝区普遍触痛,白细胞一般不增加,肝功能明显异常,一般不难鉴别。

七、并发症

1.急性气肿性胆囊炎

这是一种特殊类型的胆囊炎,主要是厌氧菌群中以产气荚膜梭菌造成的感染,往往合并链球菌、大肠埃希菌等造成混合感染。细菌感染的主要原因是由于急性胆囊炎发展到一定程度,胆囊内积脓,胆囊壁缺血坏死,这不仅造成组织内氧分压降低,厌氧菌易于滋生,而且各种细菌不断产生气体,继而向胆囊周围扩散。近年来国内外学者认为胆囊内脓性胆汁刺激胆囊黏膜,释放溶菌体酶,造成胆囊黏膜进一步受损的炎症反应。同时磷酸酯酶 A 也可促进胆汁中的卵磷脂转化为溶血卵磷脂,促进黏膜溶血、出血。

病人的临床表现类似于急性重症胆管炎,有时病人可出现黄疸和黑粪。黄疸主要是由于肿大的胆囊或结石压迫胆管所致。病人多数出现明显的腹胀。如果合并胆囊穿孔,可出现胆汁性腹膜炎征象,严重时可引起多脏器功能障碍综合征。

急性气肿性胆囊炎在腹部 X 线片上,发病 24~48h 或以后,可见胆囊壁增厚并积气,随着病情的恶化,可扩散至胆囊周围组织。如果胆囊坏死穿孔,则可出现膈下游离气体与腹腔积液,在 X 线征象中应注意与胆囊肠道内瘘时胆囊积气相鉴别。B 超检查可见胆囊壁与胆囊腔内积气和急性胆囊炎超声征象。由于该病的病死率较高,病变发展迅速,早期即可出现胆囊坏疽和穿孔,故应及早行胆囊切除术或胆囊造口术,并进行腹腔引流。

2.胆囊穿孔

急性胆囊炎穿孔可以有多种临床表现:①胆汁进入腹腔,引起胆汁性腹膜炎;②继发肝脓肿形成;③与周围组织粘连,最终形成胆囊周围脓肿;④与邻近组织器官形成内瘘,如胆囊胃瘘、胆囊十二指肠或结肠瘘等。在这其中以胆囊周围脓肿最为多见,其次为胆汁性腹膜炎。引起胆囊穿孔的病因较为复杂,主要原因为胆囊壁血循环障碍、胆囊坏疽,其穿孔的发生时间受胆囊内压力上升的速度、胆囊壁厚度及纤维化程度、胆囊的可膨胀性、胆石的机械性压迫作用、胆囊与周围组织的粘连程度等多种因素影响。由于胆囊穿孔一旦发生,并发症较多,且具有一定的病死率,因此主张积极手术治疗。

3.胆囊内瘘胆囊内瘘

主要以胆囊炎、胆石症为主要临床表现出现,由于瘘的部位不同具有不同的临床表现。最多见的为胆囊胃肠道瘘,少数是胆囊与肾盂、膀胱、卵巢或子宫形成内瘘。临床上比较常见胆囊与胃、十二指肠、结肠及胆总管形成的内瘘。形成内瘘后其主要临床表现是反复发作的胆系感染及反流性急性胆囊炎。胆囊结石经十二指肠瘘口排出后,可发生十二指肠梗阻,若运行到小肠,可引起小肠下端的机械性梗阻,临床称之为胆结石性肠梗阻。而胆囊结肠瘘的病人常表现为脂肪泻、低钠血症、营养不良等。

综合国内外文献,胆囊炎病人具有以下临床表现时应考虑胆囊内瘘的可能:①突然胆绞痛发作并有发热、寒战、黄疸出现,自行或经消炎处理后症状缓解。②长期腹泻,尤以进食油腻食物后为甚。③呃逆、呕吐胆汁。④胆道出血。⑤出现肠梗阻。

B超对胆石诊断率较高,但难以发现内瘘。CT检查在口服造影剂后扫描若见到胆囊呈现与肠道等密度的高密度影,则诊断成立。钡剂造影及X线腹部平片是诊断胆囊内瘘重要而又切实可行的临床手段,前者可直接诊断胆囊胃肠道瘘,后者可看到胆囊或胆管内有气体充盈,个别可见到肠道内的结石阴影,但应排除Oddi括约肌松弛、气肿性胆囊炎、胆管炎、胆肠吻合等因素。PTC对胆道的显示较为清楚,如发现造影剂以异常通道进入肠道,即可做出诊断。ERCP发现十二指肠内有异常开口,并有胆汁溢出即可诊断证实。

4.肝脓肿

多发生在紧邻胆囊床的肝 V 段,极少数为肝脏其他部位脓肿。发生原因可为急性化脓性胆囊炎胆囊外侵犯至肝组织,随胆囊炎的缓解肝脓肿出现并加重,亦可为急性胆囊炎穿孔侵入肝组织实质。病人有高热、寒战,肝 CT 检查可见肝 V 段出现低密度和液性暗区。

八、治疗

急性胆囊炎的治疗应针对不同原因区别对待,对于结石性急性胆囊炎一般主张手术治疗,但手术时机的选择目前尚存在争论。一般认为在非手术治疗下,60%～80%的结石性急性胆囊炎病人可以得到缓解,然后进行择期手术,择期手术的并发症及病死率远低于急性期手术。近来,几组前瞻性随机研究表明,急性胆囊炎早期胆囊切除术(在诊断时即进行手术)优于急性发作解除后的择期胆囊切除,其优点是并发症发生率明显降低,住院天数减少,并不再有发做出现。而对于非结石性胆囊炎的病人,由于其情况多数较为复杂,并发症较多,应及早手术。因此对于急性胆囊炎病人手术时机的选择是非常重要的。

手术方法主要是胆囊切除术或胆囊造口术,如病情允许而又无禁忌证时,一般行胆囊切除术。但对高度危重病人,应在局部麻醉下行胆囊造口术,以达到减压、引流的目的。

(1)胆囊切除术是最彻底的手术方式,在当前也是较安全的术式,总体手术病死率<1.0%,但急性期手术病死率要稍高一些。具体方法有顺行切除和逆行切除两种方法。顺行切除法较多使用,先在胆囊管和胆总管交汇处分离出胆囊管、胆囊动脉和肝总管。此时须注意胆囊动脉的解剖变异,查明其解剖关系。胆囊动脉一般自肝右动脉发出,在结扎胆囊动脉的过程须在靠近胆囊壁处理,以防误伤肝右动脉。应注意急性胆囊炎,特别是慢性胆囊炎急性发作者,因胆囊胀大,胆囊颈部可与右肝管和右肝动脉紧贴,甚至粘连。解剖至此时,应仔细分辨,避免损伤右肝管和右肝动脉。如遇炎症严重和解剖关系不清时,则可先寻到胆总管,剖开探查后置导管入肝总管,帮助识别胆囊管。更简单地可采用逆行法分离胆囊,先从胆囊底部开始分离,自肝面剥下胆囊,最后再处理胆囊管和胆囊动脉。胆囊管的残端一般留 3～4mm,既可防止滑脱结扎缝线,又可防止术后形成盲袋口。在解剖胆囊中遇大出血时,切勿在血泊中盲目钳夹,以致误伤胆总管、门静脉等重要组织。此时可先用左手食指伸入网膜孔,与拇指一起捏住肝十二指肠韧带中的肝固有动脉,使出血停止,再清理手术野查明出血点所在,予以彻底止血从肝床上剥离胆囊时,须仔细钳夹并结扎直接进入肝床的小血管支,并在胆囊窝放置引流,防止积血和感染。

(2)胆囊造口术适用于少数病情危重,不能耐受较复杂手术的病人。这类病人胆囊局部炎症较重、渗血多、解剖界限不清,若勉强施行较复杂的胆囊切除术,反而可出现并发症或误伤肝门部的重要结构,增加手术死亡率。胆囊造口的目的是采用简单方法引流感染病灶,防止其坏死穿孔,至于根治清除病灶,则留待择期处理。手术多采用距胆囊底最近的切口(有条件时经

B超定位),如右肋缘下切口。在胆囊底部做双重荷包缝合线后于中心处抽吸减压,剪开小口探查胆囊尽量取净结石,再插入 F18～22 的蕈状导管,收紧并结扎双重荷包缝线。然后使用温盐水冲洗胆囊,并观察有无漏液,有可能时将胆囊底固定于腹壁上,胆囊旁放置引流管。

如病人不能耐受手术,可行 B超引导下胆囊穿刺置管引流术,在一定程度上可缓解病情。条件允许时也可行腹腔镜胆囊切除术。

九、预后

急性胆囊炎经内科治疗,80%～90% 可以消退治愈,另 10%～20% 患者因病情加剧而行手术治疗。值得指出的是,所谓"痊愈"的病人以后有可能反复发作,或引致胆石症或胆总管炎等并发症,而终需外科治疗。急性胆囊炎总病死率为 5%。手术治疗预后较佳,70%～80% 的患者可获痊愈。其预后主要取决于病人的年龄、有无并发症,病情的早晚、术前准备充分与否,以及手术的方式。

第六节　急性阑尾炎

急性阑尾炎是外科常见病,居各种急腹症的首位。转移性右下腹痛及阑尾点压痛、反跳痛为其常见临床表现,但是急性阑尾炎的病情变化多端。其临床表现为持续伴阵发性加剧的右下腹痛,恶心呕吐,多数病人白细胞和嗜中性白细胞计数增高。而右下腹阑尾区(麦氏点)压痛,则是该病重要的一个体征。急性阑尾炎一般分四种类型:急性单纯性阑尾炎,急性化脓性阑尾炎,坏疽及穿孔性阑尾炎和阑尾周围脓肿。

一、病因

急性阑尾炎的发病与下列因素有关。

1.梗阻

阑尾为一细长的管道,仅一端与盲肠相通,一旦梗阻,可使管腔内分泌物积存,内压增高,压迫阑尾壁阻碍远侧血供,在此基础上管腔内细菌侵入受损黏膜,易致感染。常见的梗阻原因为:①堵塞阑尾腔的粪石、干结的粪块、食物碎屑、异物、蛔虫等;②阑尾壁曾被破坏而致管腔狭窄或粘连;③阑尾系膜过短而形成的阑尾扭曲,阻碍管道通畅;④阑尾壁内淋巴组织增生或水肿引起管腔变狭窄;⑤阑尾开口于盲肠部位的附近有病变,如炎症、息肉、结核、肿瘤等,使阑尾开口受压,排空受阻。其中粪石梗阻最为常见,约占发病率总数的 1/3。

梗阻为急性阑尾炎发病常见的基本因素,因此急性阑尾炎发病初期经常先有剑突下或脐部绞痛,这是阑尾管腔受阻、内压增高引起的症状。此外,切除阑尾的标本中常可见到粪石梗阻管腔,远端明显炎症甚至坏疽穿孔。

2.感染

其主要因素为阑尾腔内细菌所致的直接感染。阑尾腔因与盲肠相通,因此具有与盲肠腔内相同的以大肠埃希菌和厌氧菌为主的菌种和数量。若阑尾黏膜稍有损伤,细菌侵入管壁,引起不同程度的感染。少数病人发生于上呼吸道感染后,因此也被认为感染可由血供传至阑尾。还有一部分感染起于邻近器官的化脓性感染,侵入阑尾。

3.其他

被认为与发病有关的其他因素中有因胃肠道功能障碍(腹泻、便秘等)引起内脏神经反射,导致阑尾肌肉和血管痉挛,一旦超过正常强度,可以产生阑尾管腔狭窄、血供障碍、黏膜受损,细菌入侵而致急性炎症此外,急性阑尾炎发病与饮食习惯和遗传有关。多纤维素饮食的地区发病率低,可能与结肠排空加快、便秘减少有关。因便秘而习惯性应用缓泻药可能使肠道黏膜充血,也可影响阑尾。此外遗传因素与阑尾先天性畸形有关。过度扭曲、管腔细小、长度过长、血供不佳等都是易发生急性炎症的条件。

二、临床表现

1.腹痛

典型的急性阑尾炎开始有中上腹或脐周疼痛,数小时后腹痛转移并固定于右下腹。早期阶段为一种内脏神经反射性疼痛,故中上腹和脐周疼痛范围较弥散,常不能确切定位。当炎症波及浆膜和壁腹膜时,因后者受体神经支配,痛觉敏感、定位确切,疼痛即固定于右下腹,原中上腹或胳周痛即减轻或消失。据统计,70%～80%的患者有典型转移性右下腹痛病史。少数病人的病情发展快,疼痛可一开始即局限于右下腹。因此,无典型的转移性右下腹疼痛史并不能除外急性阑尾炎。

单纯性阑尾炎常呈阵发性或持续性胀痛和钝痛,持续性剧痛往往提示为化脓性或坏疽性阑尾炎。持续剧痛波及中下腹或两侧下腹,常为阑尾坏疽穿孔的征象。有时阑尾坏疽穿孔,神经末梢失去感受和传导功能,或因腔内压力骤减,腹痛反而有所缓解,但这种疼痛缓解的现象是暂时的,且其他伴随的症状和体征并未改善,甚至有所加剧。为此,须综合临床现象加以分析才不会被假象误导。

2.胃肠道症状

单纯性阑尾炎的胃肠道,症状并不突出。在早期可能由于反射性胃痉挛而有恶心、呕吐。盆腔位阑尾炎或阑尾坏疽穿孔可因直肠周围炎而排便次数增多。并发腹膜炎、肠麻痹则出现腹胀和持续性呕吐。

3.发热

一般只有低热,无寒战,化脓性阑尾炎一般亦不超过 $38℃$。高热多见于阑尾坏疽、穿孔或已并发腹膜炎。伴有寒战和黄疸,则提示可能并发化脓性门静脉炎。

4.压痛和反跳痛

腹部压痛是壁腹膜受炎症刺激的表现。阑尾压痛点通常位于麦氏(McBurney)点右髂前上棘与脐连线的中、外 1/3 交界处。阑尾的这一体表解剖标志并非固定不变,它也可位于两侧髂前上棘连线中、右 1/3 交界处的 Lanz 点。随阑尾解剖位置的变异,压痛点可相应改变,但关键是右下腹有一固定的压痛点。压痛程度和范围往往与炎症的严重程度相关。反跳痛也称Blumberg 征。在肥胖或盲肠后位阑尾炎的病人,压痛可能较轻,但有明显的反跳痛。

5.腹肌紧张

阑尾化脓即有此体征,坏疽穿孔并发腹膜炎时腹肌紧张尤为显著。但老年人或肥胖病人腹肌较弱,须同时检查对侧腹肌,进行对比,才能判断有无腹肌紧张。

三、诊断

1.实验室检查

(1)血常规:急性阑尾炎病人白细胞计数增多,约占病人的 90%,是临床诊断中重要依据。

一般在$(10\sim15)\times10^9/L$。随着炎症加重,白细胞数随之增加,甚至可超过$20\times10^9/L$。但年老体弱或免疫功能受抑制的病人,白细胞数不一定增多。与白细胞数增多的同时,中性多形核细胞数也有增高(约80%)。两者往往同时出现,但也有仅中性多形核细胞比数明显增高,具有同样重要意义。当病情正在发展,症状恶化,已经增多的白细胞数突然降低,往往是脓毒血症的表现,属于危象,应予重视。

(2)尿常规:急性阑尾炎病人的尿液检查并无特殊,但为排除类似阑尾炎症状的泌尿系统疾病,如输尿管结石,常规检查尿液仍属必要。偶有阑尾远端炎症并与输尿管或膀胱相粘连,尿中也可出现少量红、白细胞,不应与结石相混淆。

2.超声检查

该检查于20世纪80年代始应用于诊断急性阑尾炎,采用加压探测法,将四围肠内气体驱开而阑尾形态不变。阑尾充血水肿渗出在超声显示中呈低回声管状结构,较僵硬,其横切面呈同心圆似的靶样显影,直径>7mm,是急性阑尾炎的典型图像。准确率高达90%~96%,敏感性和特异性也均在90%左右。但坏疽性阑尾炎或炎症已扩散为腹膜炎时,大量腹腔渗液和肠麻痹胀气影响超声的显示率。超声检查可显示盲肠后阑尾炎,因为痉挛的盲肠作为透声窗而使阑尾显示。超声检查也可在鉴别诊断中起重要作用,因为它可显示输尿管结石、卵巢囊肿、异位妊娠、肠系膜淋巴结增大等,因此对女性急性阑尾炎的诊断和鉴别诊断特别有用。

3.腹腔镜检查

该项检查是急性阑尾炎诊断手段中能得到最肯定结果的一种方法。因为通过下腹部插入腹腔镜可以直接观察阑尾有无炎症,也能分辨与阑尾炎有相似症状的邻近其他疾病,不但对确定诊断可起决定作用,并可同时进行治疗。

四、并发症

1.腹膜炎

局限性或弥漫性腹膜炎是急性阑尾炎常见并发症,其发生、发展与阑尾穿孔密切相关。穿孔发生于坏疽性阑尾炎但也可发生于化脓性阑尾炎的病程晚期,多数在阑尾梗阻部位或远侧。有人统计1000例急性阑尾炎中,穿孔占21%。其中7%病例可并发弥漫性腹膜炎。在机体有一定的防御能力时,大网膜、附近的肠系膜和小肠襻可迅速黏附穿孔处,使之局限。若病人缺乏此种能力时,阑尾穿孔所致的感染扩散即可弥漫及全腹腔。婴幼儿大网膜过短、妊娠期的子宫妨碍大网膜下降、老年体弱和有获得性免疫功能缺陷症的病人,缺乏局限感染的能力,都是易于在阑尾穿孔后出现弥漫性腹膜炎的原因,必须重视。

2.脓毒血症急性阑尾炎

并发脓毒血症还可见于严重感染经阑尾静脉侵入门静脉而成化脓性门静脉炎或多发性肝脓肿时,虽属少见,但有极高的病死率。

五、治疗

急性阑尾炎的治疗方法主要分为手术治疗和非手术治疗两种。

(一)非手术治疗

当急性阑尾炎处在早期单纯性炎症阶段时,一旦炎症吸收消退,阑尾能恢复正常,也不再反复,因此阑尾不必切除,可采用非手术治疗,促使阑尾炎症及早消失。当急性阑尾炎诊断明确,有手术指征,但因病人周身情况或客观条件不允许,也可先采取非手术治疗,延缓手术。若急性阑尾炎已合并局限性腹膜炎,形成炎性肿块,也应采用非手术治疗,使炎性肿块吸收,再考虑择期阑尾切除。如炎性肿块转成脓肿,则应先行切开引流,以后再进行择期阑尾切除术。当急性阑尾炎诊断尚未肯定,需等待观察时,也可一边采用非手术治疗,一边观察其病情改变。此外,非手术治疗还可以作为阑尾手术前准备。总之,非手术治疗有其重要地位。

1.一般治疗

主要为卧床休息、禁食,给予水、电解质和热能的静脉输入等。

2.抗生素应用

在非手术治疗中抗生素的应用颇为重要。关于其选择与用量,应根据具体情况而定。阑尾炎绝大多数属混合感染,以往采用青霉素、链霉素联合应用,效果满意,以后发现耐药菌株增多且厌氧菌感染率增高,随即改用"金三联"即氨苄西林、庆大霉素与甲硝唑联合,其抗菌覆盖面大,价格也不贵,甚受推崇。

3.对症治疗

镇痛有时非常必要。强烈的疼痛可以增加精神上的恐怖,降低体内免疫功能,从而减弱病人抗病的能力。一般镇痛药有时不能止住较强的疼痛,吗啡类药的应用可以考虑但必须谨慎,可适用于已决定手术的病人,但禁用于一般情况,尤其是体弱者。其次还有镇静、止吐、必要时放置胃减压管等。

(一)手术治疗

原则上急性阑尾炎,除黏膜水肿型可以保守治疗痊愈外,其余都应采用阑尾切除手术治疗,去除病灶以达到:①迅速恢复;②防止并发症的发生;③对已出现并发症的阑尾炎也可以得到良好治疗效果;④去除以后有可能反复发作的病灶;⑤得到正确的病理结果。但是急性阑尾炎由于病情轻重、来院迟早、病人年龄及体质强弱等原因,情况极为复杂,更因很多疾病与阑尾炎有时难以鉴别,因此处理上应因病而异,决不应因"阑尾炎"手术小而草率从事。因手术操作不当而出现的各种并发症为 5%～30%,病死率也在 1%左右,如果再加上因错误诊断误行阑尾手术,加重原发疾病,则危险性更大,所以阑尾虽小,必须认真对待,不容丝毫疏忽。阑尾切除术为腹部外科中经常进行的手术。一般说来,并不复杂,但有时也较困难。

1.手术适应证

(1)临床上诊断明确的急性阑尾炎、反复性阑尾炎和慢性阑尾炎。

(2)非手术治疗失败的早期阑尾炎。

(3)急性阑尾炎非手术治疗后形成的回盲部肿块。

(4)阑尾周围脓肿切开引流愈合后。

(5)其他阑尾不可逆性病变。

2.手术禁忌证

对病人体质极差、有重度心肺等伴发症者,则不宜行手术治疗。

3.术前准备

即使无并发症的急性阑尾炎,也应有必要的术前准备,包括对病人生命器官功能的一般了解,常规化验和较短时间的补液、胃肠减压、镇痛、抗生素应用和术前用药等,以保证麻醉顺利,手术安全。对有并发症的重型阑尾炎情况则有所不同,因为阑尾炎症状严重,甚至化脓坏疽,并且同时有局限性或弥漫性腹膜炎,以致合并有不同程度的脓毒血症表现,或出现早期多器官功能衰竭(MOF)现象,术前准备应随病情加重而加强。输液量要大,有时还需一定量的胶体液

以补充血容量;抗生素要选效力强、毒性小、抗菌谱广、对耐药菌株有效并联合应用;对症处理也要积极,包括对各生命器官的保护和调整,其目的在于使病情可以在短时间内趋于平稳,以便及早进行病灶切除,使病人能及早得到良好的治疗效果。

4.切口选择

一般采用右下腹斜切口。标准麦氏(阑尾点)斜形切口是在右髂前上棘与脐部连接线的外1/3与中1/3交接点上,做与连接线垂直的4～5cm小切口。切口也可随估计阑尾部位略予移动,以直接暴露出阑尾。斜行切口优点是按肌纤维方向分开肌肉,对腹壁血管和神经无损伤,发生切口疝机会小。切口也可呈横形,与皮肤褶皱相吻合,其瘢痕不显。横切口开始时应用于儿童,目前也应用于成年人。切口长度应随腹壁厚度而加以调整,肥胖病人的切口往往要长。任何过小的切口,必然增加手术难度,甚至会产生不必要的意外,得不偿失,不值得采取。严格保护切口,是预防术后切口感染的重要措施。显露阑尾是手术重要步骤,应在直视下找到盲肠,再沿结肠带找到阑尾根部,用环钳和(或)长无齿镊夹出阑尾,如阑尾显露不清,应果断延长切口。最好在直视下切除阑尾,当阑尾基底易暴露,而阑尾其余部位暴露不清或与周围组织紧密粘连固定,可采用阑尾逆行切除法。必须确定已将阑尾全部切除,没有残留。如阑尾基底部坏死,盲肠壁亦有坏死,可将阑尾全切,坏死的盲肠壁亦切除,然后将切口内翻缝合。

5.寻找和切除阑尾方法

阑尾根部与盲肠顶端的解剖关系恒定,沿结肠带追踪到盲肠顶端即为阑尾根部,此方法亦适用于寻找异位阑尾。如未见到阑尾,应考虑阑尾位于腹膜外的可能,须剪开侧腹膜,将盲肠与升结肠向内侧翻转寻找阑尾。也可循回肠末端寻找盲肠和阑尾。顺位法切除阑尾,操作方便,污染少。如炎症严重,阑尾尖端与深部组织粘连而无法提出,或逆行切除,如有困难,可行黏膜下阑尾切除术:先将阑尾根部切断,边端按常规结扎荷包埋入盲肠,再完整剥除阑尾黏膜,仅留下阑尾的浆肌套筒。如根部坏疽,盲肠壁水肿、脆弱,则不宜勉强行荷包埋入缝合,以免放腹腔引流。

6.阑尾残端的处理

一般采用结扎断端,用苯酚(石炭酸)、酒精、盐水涂残端,荷包缝合,内翻埋入盲肠的方法。这样处理止血有保证,创面腹膜化防止粘连,断端烧灼可灭活腺体,使残端埋入盲肠后不致形成黏液囊肿。但对盲肠壁炎症显著,肠壁水肿脆弱或阑尾残端肿胀增粗时,可单纯结扎。

7.腹腔探查

术中见阑尾炎症明显,不必探查腹腔其他部位。如术中发现阑尾正常或炎症轻,则应系统探查寻找病因。先检查盲肠有无病变,然后从回肠末端开始探查小肠,观察有无克罗恩病或梅克尔憩室炎,继之探查盆腔内器官、乙状结肠等。最后再探查胆囊、十二指肠和胃等腔内其他脏器。

8.腹腔冲洗与引流

一般不宜冲洗腹腔,以避免炎症扩散。尽量吸尽脓液,除非脓液不能吸尽或坏死组织较多时。一般不需引流,连续缝合腹膜,切口冲洗后一期缝合。腹腔引流适用于:①阑尾炎症较重,粘连广泛,阑尾切除后局部仍有少量渗血者;②阑尾附近有较多脓性渗液者;③阑尾位置较深,或盲肠后阑尾,阑尾坏疽,切除不很顺利者;④阑尾根部结扎不很可靠,又不能埋入盲肠者;⑤阑尾周围已成脓肿者。

第六章 心血管系统疾病急重症

第一节 心脏骤停与心肺复苏

一、概述

心脏骤停（SCA）是指心脏泵血功能的突然终止，随即出现意识丧失、脉搏消失、呼吸停止，经过及时有效的心肺复苏部分患者可获存活。导致心脏骤停的病理生理机制最常见为室性快速性心律失常（室颤和室速），其次为缓慢性心律失常或心脏停搏，较少见的是无脉性电活动（PEA），即电机械分离（EMD）。心脏骤停不治是心脏性猝死最常见的直接死因。

心脏性猝死（SCD）是指急性症状发作后 1 小时内发生的以意识骤然丧失为特征的、由心脏原因引起的自然死亡。无论是否有心脏病，死亡的时间和形式未能预料。SCD 主要为致命性快速性心律失常所致，它的发生是冠脉血管事件、心肌损伤、心肌代谢异常和（或）自主神经张力改变等因素相互作用引起的一系列病理生理异常的结果。严重缓慢性心律失常或心脏停搏是 SCD 的另一重要原因，其电生理机制是当窦房结和（或）房室结功能异常时，次级自律细胞不能承担起心脏的起搏功能，常见于病变弥漫累及心内膜下普肯耶纤维的严重心脏疾病。PEA 是引起 SCD 的相对少见原因，可见于 AMI 心室破裂、大面积肺栓塞时。非心律失常性 SCD 所占比例较少，常由心脏破裂、心脏流入和流出道的急性阻塞、急性心脏压塞等导致。

心肺复苏（CPR）是心肺复苏技术的简称，是针对心跳、呼吸停止所采取的抢救措施，即用心脏按压或其他方法形成暂时的人工循环并恢复心脏自主搏动和血液循环，用人工呼吸代替自主呼吸并恢复自主呼吸，达到恢复苏醒和挽救生命的目的。现代心肺复苏包括初级心肺复苏即基本生命支持（BLS）、高级心肺复苏即高级生命支持（ALS）和完整的心脏骤停后治疗即持续生命支持（PLS）或复苏后处理 3 部分。心血管急救五早生存链是其具体形式。生存链五个链环是：①早期识别与呼叫：立即识别心脏骤停并启动急救系统；②早期 CPR：强调胸外心脏按压，对未经培训的普通目击者，鼓励在急救人员电话指导下仅做胸外按压的 CPR；③早期除颤：如有指征应快速除颤；④有效的高级生命支持（ALS）；⑤完整的心脏骤停后治疗。

关于何时终止心肺复苏的问题，一般认为，只有 BLS 和 ALS 均宣告失败，才是医疗抢救无效而终止 CPR 的标准，并没有抢救时间限定 30 分钟的标准。尤其是对下述患者，更应进行超长时间（＞30 分钟）的 CPR：①非创伤性意外所引起的猝死，如触电、溺水、中暑、低温冷冻、中毒、机械性窒息、急性心肌梗死等；②儿童猝死；③医源性意外猝死，如麻醉意外、介入手术操作、药物过敏、输液反应等；④特殊身份的人或死者家属强烈要求继续抢救者。有条件时可使用自动心肺复苏机。

我国长期以来临床判断死亡采用的是"心脏死亡"定义，即心脏停止跳动、自主呼吸消失、血压为零。这也是目前我国法律规定使用的死亡定义。死亡的另一定义是"脑死亡",是指脑干或脑干以上中枢神经系统永久性地丧失功能。其临床判断指标包括:深昏迷;瞳孔扩大、固定;脑干反射消失;脑电波无起伏;呼吸停止。虽然此时心脏可能仍有跳动,但无论采取何种医疗手段最终将发展为心脏死亡。但由于我国尚未正式出台《脑死亡法,临床上一般仍应按"心脏死亡"标准来决定终止 CPR;已进行规范的 BLS 和 ALS 持续 30 分钟以上,同时符合下列条件之一:①仍无自主呼吸、自主心跳,心电图为直线;②虽然心电图仍有心电活动,但属于临终前心电节律(缓慢的室性蠕动波、极其缓慢的偶发的 PEA)者,而且又无可逆性原网可查;③原有严重的器质性疾病,伴有多器官功能障碍者或其他慢性疾病终末期,虽然心脏在大量药物刺激下仍有跳动,但血压无法维持、无自主呼吸,家属强烈要求放弃进一步抢救者(患方应签字要求停止抢救)。

任何慢性病患者在死亡时,心脏都要停搏。这应称之为"心脏停搏",而非"骤停"。如晚期癌症患者临终消耗致死,心脏停搏是必然的结果,这类患者当然不是心肺复苏急救的对象。但为了避免"不作为"的指责,依然要行 CPR。

二、心脏骤停的病因与诊断

(一)心脏骤停的病因

心脏骤停的病因颇多,一般将其分为两大类,即由心脏本身的病变引起的所谓心源性心脏骤停和由其他因素和病变引起的非心源性心脏骤停。

1.心源性心脏骤停

心血管疾病是心脏骤停最常见且最重要的原因。其中以冠心病最为常见,尤其是 AMI 的早期。在西方国家 SCD 中至少 80% 是由冠心病及其并发症所致;其余 20% 是由其他心血管疾病所引起,如先天性冠状动脉异常、马方综合征、心肌病、心肌炎、心脏瓣膜损害(如主动脉瓣病变及二尖瓣脱垂)、原发性电生理紊乱(如窦房结病变、预激综合征、Q-T 间期延长综合征和 Brugada 综合征)等。

2.非心源性心脏骤停

①严重电解质紊乱:如高血钾(血清钾＞6.5mmol/L)、低血钾、高钙血症、高镁血症等。②其他因素:如严重创伤、窒息、中毒、药物过量、脑卒中等致呼吸衰竭甚至呼吸停止;各种原因的休克、药物过敏反应等;手术、治疗操作和麻醉意外等;突发意外事件如雷击、触电、溺水、自缢等。

(二)心脏骤停的诊断

1.心脏骤停的临床过程

可分为 4 个时期:前驱期、发病期、心脏停搏期和死亡期。不同患者各期表现有明显的差异。

(1)前驱期:在发生心脏骤停前有数天或数周,甚至数月,有些患者可出现心绞痛、气急、疲劳、心悸等非特异性的症状。部分患者可无前驱症状,瞬间发生心脏骤停。

(2)终末事件期:是指心血管状态出现急剧变化到心脏骤停发生前的一段时间,自瞬间至持续 1 小时不等。由于猝死的病因不同,终末事件期的临床表现也各异。典型的表现包括:严重胸痛、急性呼吸困难、突然心悸或眩晕等。若心脏骤停瞬间发生,事先无预兆,则绝大部分是心源性。在猝死前数小时或数分钟内常有心电活动的改变,其中以心率加快及室性异位搏动增加最常见。因 VF 猝死的患者,常先有 VT。另有少部分患者以循环衰竭发病。

(3)心脏骤停期:意识完全丧失为该期的特征。如不立即抢救,一般在数分钟内进入死亡期。罕有自发逆转者。心脏骤停的症状和体征依次出现如下:①心音消失;②脉搏扪不到,血压测不出;③意识突然丧失或伴有短阵抽搐。抽搐常为全身性,多发生于心脏停搏后 10 秒内,有时伴眼球偏斜;④呼吸断续,呈叹息样,以后即停止,多发生在心脏停搏后 20~30 秒内;⑤昏迷,多发生于心脏停搏 30 秒后;⑥瞳孔散大,多在心脏停搏后 30~60 秒出现。但此期尚未到生物学死亡。如予及时恰当的抢救,有复苏的可能。

(4)生物学死亡期:从心脏骤停至发生生物学死亡时间的长短取决于原发病的性质以及心脏骤停至复苏开始的时间。心脏骤停发生后,大部分患者将在 4~6 分钟内开始发生不可逆脑损害,随后经数分钟过渡到生物学死亡。心脏骤停发生后立即实施 CPR 和尽早电除颤,是避免发生生物学死亡的关键。心脏复苏成功后死亡的最常见的原因是中枢神经系统的损伤。缺氧性脑损伤和继发于长期使用呼吸器的感染占死因的 60%,低心排血量占死因的 30%,而由于心律失常的复发致死者仅占 10%。

2.心脏骤停时心电图表现

①无脉性 VT。②心室颤动(VF)。③心室静止:心室完全丧失了收缩活动,呈静止状态,心电图呈直线无心室波或仅可见心房波,多在心脏骤停 3~5 分钟时出现。复苏成功率远较无脉性 VT、VF 者低。④无脉性电活动:心脏有持续的电活动,但无有效的机械收缩功能,常规方法不能测出血压和脉搏。心室肌可断续出现慢而极微弱的不完整的收缩,心电图上有间断出现的、宽而畸形、振幅较低的 QRS 波群,频率<20~30 次/分。此型多为严重心肌损伤的后果,常为左心室泵衰竭的终期表现,也可见于低血容量、张力性气胸和心脏压塞时,或长时期心脏骤停的电击治疗后。心脏起搏点逐渐下移,自窦房结移至房室交接处、房室束,以至普肯耶纤维,最后以心室静止告终。此型除有上述可纠正的低血容量或张力性气胸、心脏压塞外,预后颇差,复苏困难。

3.诊断注意事项

心脏骤停的诊断主要依据是临床体征,除了检查评估患者的无反应性,包括意识突然丧失、自主呼吸停止、颈动脉搏动消失、肢体活动和咳嗽反射均丧失外,还应将临终呼吸作为心脏骤停的标志之一。若患者突然出现"无反应无呼吸或不能正常呼吸(仅仅是喘息)"等征象,据此足以确立心脏骤停的诊断,而应立即进行 CPR。

三、基本生命支持

BLS 是一系列的操作程序,包括对心跳、呼吸停止的判断,基本循环和呼吸支持等干预的技术。主要复苏措施包括 C(circulation)人工循环、A(airway)开通气道、B(breathing)人工呼吸和 D(defibrillation)电除颤,被归纳为初级 ABCD。2010 CPR 指南强调胸外按压最重要,将心肺复苏程序由从 ABC(开放气道、人工呼吸、胸外按压)更改为 CAB(胸外按压、开放气道、人工呼吸)。即在通气之前开始胸外按压。

1.早期识别求救

患者突然意识丧失倒地,急救人员先要确定现场有无威胁患者和急救人员安全的因素,如有应及时躲避或脱离危险,否则尽可能不移动患者。急救人员在患者身旁快速判断有无损伤和反应。通过动作或声音刺激判断患者有无意识,如拍患者肩部并大声呼叫:"您怎么了",观察患者有无语言或动作反应。对有反应者使其采取自动恢复体位,无反应患者应采取平卧位,便于实施 CPR。若怀疑有颈椎受伤,翻转患者时应保持颈部和躯干在一个轴面上,避免脊髓受到损伤。以最短时间判断有无脉搏(10 秒内完成,非专业急救人员不要求)。检查呼吸时要暴露胸腹部皮肤,便于直接观察有无胸腹部起伏,时间 5～10 秒。不再推荐将耳朵靠近患者口鼻,通过听呼吸气流声感觉呼气,即将传统"一看二听三感觉"精简为"一看"。要将 SCA 早期的叹息样呼吸(濒死呼吸)视为无效呼吸。如患者出现无反应、无呼吸或无正常呼吸(叹息样呼吸),首先立即拨打急救电话,大声求救,启动急救医疗服务系统(EMSS),要求携带除颤器(AED)。只有 1 名现场施救者时,先拨打急救电话后立即 CPR;2 名以上,1 人打电话求救,1人即开始 CPR,首先作 30 次单纯 CPR(无口对口人工呼吸),而后周而复始 CPR(按压/通气比30∶2,5 组/2 分钟),直至自主循环恢复(ROSC)或复苏无效。打电话的人要保持平静,不要慌张,准备回答下列问题:①需急救的患者所处位置(街道或路名、办公室名称、房室号);②急救患者所在地电话号码;③发生什么事件,心脏病发作或交通事故等;④所需急救的人数;⑤患者的一般情况;⑥已经给予患者何种急救措施("正在行 CPR""正使用 AED");⑦其他任何被询问的信息,确保 EMSS 急救人员无任何疑问。最好在急诊医生对现场救治提出指导后,拨打电话者再挂断电话。

2.胸外按压和早期除颤

胸外按压是建立人工循环的主要方法。通过胸外按压可以使胸膜腔内压升高(胸泵机制)和直接按压心脏(心泵机制)而维持一定的血液流动,配合人工呼吸可为心、脑等重要器官提供一定含氧的血流。

人工胸外按压时,患者应仰卧平躺于硬质平面,术者跪在其旁。若胸外按压在床上进行,应在患者背部垫以硬板。按压部位在胸骨下半部,即双乳头连线与胸骨交界处。用一只手掌根部置于按压部位,另一手掌根部叠放其上,双手指紧扣进行按压。使身体稍前倾,使肩、肘、腕位于同一轴线上,与患者身体平面垂直。保证手掌用力在胸骨上,避免发生肋骨骨折,不要按压剑突。按压时肘关节伸直,依靠肩部和背部的力量垂直向下按压,放松时双手不要离开胸壁,按压和放松的时间大致相等。高质量的 CPR 要求胸外按压以足够的频率和幅度进行按压,按压频率至少为 100 次/分;成人按压胸骨的幅度至少为 5cm,婴儿和儿童的按压幅度至少为胸部前后径的 1/3(婴儿大约为 4cm,儿童大约为 5cm);保证每次按压后胸廓回弹至原来位置;尽可能减少胸外按压的中断,若中断也应将中断控制在 10 秒内;并避免过度通气。在气道建立之前,成人 CPR,按压/通气比为 30∶2,每个周期为 5 组 30∶2 的 CPR,时间大约 2 分钟。两人以上 CPR 时,每隔 2 分钟,应交替做 CPR,以免按压者疲劳使按压质量和频率降低。轮换时要求动作快,尽量减少中断按压。在人工气道建立后,按压与通气可能不同步,通气频率 8～10 次/分,按压频率至少 100 次/分。

胸外按压的并发症主要有:肋骨骨折、心包积血或心脏压塞、气胸、血胸、肺挫伤、肝脾撕裂伤和脂肪栓塞等。

早期电除颤:大多数成人突发非创伤性心脏骤停的原因是 VF,电除颤是救治 VF 最为有效的方法。早期电除颤也是 SCA 患者复苏成功的关键。心律分析证实为 VF/无脉性 VT 应立即做 1 次电除颤,之后做 5 组 CPR,再检查心律,必要时再次除颤。单相波除颤器首次电击能量选择 360J,双相波除颤器首次电击能量选择 200J。心脏静止与无脉电活动电除颤均无益。

3.开放气道

患者无反应(无意识)时,由于舌后坠、软腭阻塞气道,检查呼吸或人工通气前需要开放气道。方法有:①仰头抬颏法:患者无明显头、颈部受伤可使用此法。术者位于患者一侧,将一只手小鱼际放在患者前额用力使头部后仰,另一只手的手指放在下颏骨处向上抬颏,使下颌尖、耳垂连线与地面垂直。应清除患者口中的异物和呕吐物,患者义齿松动应取下。气道开放后有利于患者自主呼吸,也便于 CPR 时行口对口人工呼吸。②托颌法:当高度怀疑有颈椎受伤时使用此法。术者位于患者头侧,两手拇指置于患者口角旁,余四指托住患者下颌部位,在保证头部和颈部固定的前提下,用力将患者下颌向上抬起,使下齿高于上齿。避免搬动颈部。

4.人工呼吸

开放气遭后,首先行两次人工呼吸,无论是否有胸廓起伏,两次人工通气后应立即行胸外按压。气管内插管是建立人工通气的最好方法。当时间与条件不允许时,可采用口对口、口对鼻或口对通气防护装置呼吸。①口对口呼吸:术者捏住患者的鼻孔,防止漏气,用口把患者的口完全罩住,呈密封状,缓慢吹气,每次吹气应持续 1 秒以上,确保呼吸时可见胸廓起伏。未建立人工气道的成人,潮气量约 $500 \sim 600ml(6 \sim 7ml/kg)$,建立人工气道者 400ml。②口对鼻呼吸:适于那些不能进行口对口呼吸的患者,如牙关紧闭不能开口、口唇创伤、口对口呼吸难以实施等。将一只手置于患者前额后推,另一只手抬下颏,使口唇紧闭。用嘴封罩住患者鼻孔,将气体吹入患者鼻中。按压与通气的比例为 30:2。上述通气方式只是临时性抢救措施,应争取马上气管内捕管,以人工气囊挤压或呼吸机进行辅助呼吸与供氧,纠正低氧血症,应避免过度通气。

CPR 的有效性,除依据心电波出现、大动脉搏动和循环体征改善来判断外,较客观的监测指标有:①呼气末 CO_2(end tidal CO_2,$ETCO_2$):可作为 CPR 中反映心排血量的可靠指标,其与冠状动脉灌注压、脑灌注压变化呈正相关。在未使用血管药物的情况下,$PETCO_2 < 10mmHg$ 提示预后不良。本方法具有无创、简便、反应灵敏的特点。②冠状动脉灌注压(CPP):研究证明 $CPP > 15mmHg$ 是复苏成功的必需条件。由于 CPP 是有创性监测,限制了在 CPR 中的实际应用。③中心静脉血氧饱和度($ScvO_2$):$ScvO_2$ 能更直接地反映心排血量的多少。正常情况下 $ScvO_2$ 波动于 $60\% \sim 80\%$,CPR 中 $ScvO_2 < 40\%$ 则自主循环恢复的机会甚微。由于其是有创性监测,也限制了在 CPR 中的广泛应用。

四、高级生命支持

高级生命支持是在 BLS 的基础上,应用辅助设备、特殊技术等建立更为有效的通气和血运循环。主要措施包括气管插管建立通气,除颤转复心律成为血流动力学稳定的心律,建立静脉通路并应用必要的药物维持已恢复的循环等。可归纳为高级 ABCD,即 A(airway)人工气道,B(breathing)机械通气,C(circulation)建立液体通道、使用血管活性药物和抗心律失常药物等,D(differential diagnosis)寻找 SCA 原因。

（一）通气与供氧

如果患者自主呼吸没有恢复应尽早行气管插管，充分通气的目的是纠正低氧血症。院外患者通常用面罩、简易球囊维持通气，医院内的患者常用呼吸机，潮气量为 $6\sim7ml/kg$，根据血气分析结果进行调整。确保 $SaO_2>93\%$。

（二）药物治疗

1.用药途径的选择

首选静脉注射给药，除非气管插管成功而静脉通路又迟迟未能建立的特殊情况下，才可考虑气管内给药。周围静脉通常选用肘前静脉或颈外静脉，中心静脉可选用颈内静脉、锁骨下静脉和股静脉。肾上腺素、利多卡因和阿托品等药物可通过气管内给药，其用药量应是静脉给药的 $2\sim2.5$ 倍，并用 10ml 生理盐水或蒸馏水稀释。对于需要紧急建立通道的心脏骤停，甚至严重休克、心脏骤停前患者，由于其外周灌注不良，可能很难迅速建立有效的静脉通道，可以考虑建立骨内通道（IO）。通常穿刺部位是胫骨前，也可以选择股骨远端、踝部正中，或髂前上棘，较大的儿童还可以选择桡骨和尺骨远端。

2.常用的复苏药物

（1）肾上腺素：是 CPR 的首选药物，可用于电击无效的 VF/无脉性 VT、心脏静止或 PEA。用法是 1mg 静脉推注，每 $3\sim5$ 分钟重复一次。每次从周围静脉给药时应该稀释成 20ml，以保证药物能够到达心脏。因心内注射可增加发生冠脉损伤、心脏压塞和气胸的危险，同时也会延误胸外按压和肺通气开始的时间，因此，仅在开胸或其他给药方法失败或困难时才考虑应用。

（2）血管加压素：也是 CPR 一线药物，常用 40IU 静脉推注。血管升压素或许可替代第一或第二剂肾上腺素。40IU 的血管加压素加 1mg 肾上腺素，疗效优于 1mg 肾上腺素。

（3）胺碘酮：是 CPR 时首选的抗快速性心律失常药物。用法：心脏骤停患者如为 VF/无脉性 VT，初始剂量为 300mg 溶入 $20\sim30ml$ 生理盐水或葡萄糖液内快速推注，$3\sim5$ 分钟后再推注 150mg，维持剂量为 1mg/min 持续静滴 6 小时。非心脏骤停患者，先静推负荷量 150mg（$3\sim5mg/kg$），10 分钟内注入，后按 $1\sim1.5mg/min$ 持续静滴 6 小时。对反复或顽固性 VF/VT，必要时应增加剂量再快速推注 150mg。一般建议每日最大剂量不超过 2g。

胺碘酮具有负性心肌收缩力和扩血管的作用，可引起低血压和心动过缓。这常与给药的量和速度有关，预防的方法就是减慢给药速度，尤其是对心功能明显障碍或心脏明显扩大者，更要注意注射速度，监测血压。

（4）利多卡因：仅作为无胺碘酮时的替代药物。初始剂量为 $1\sim1.5mg/kg$ 静脉推注。如 VF/VT 持续，可给予额外剂量 $0.5\sim0.75mg/kg$，$5\sim10$ 分钟一次，最大剂量为 3mg/kg。

（5）异丙肾上腺素：本品是 β 受体兴奋剂，具有正性肌力作用，加速时相效应，增加心肌耗氧，加重心肌缺血和心律失常。其适应证是心动过缓需安置起搏器者，或者尖端扭转型室速（除外先天性长 QT 间期后，可临时使用）且滴速宜慢，不能静脉推注。

（6）β 受体阻滞剂：对于一些难治性多形性 VT、尖端扭转型 VT、快速单形性 VT 或室扑（频率 >260 次/分）及难治性 VF，可试用静脉 β 受体阻滞剂。美托洛尔每隔 5 分钟，每次 5mg 静脉注射，直至总剂量 15mg；艾司洛尔 0.5mg/kg 静脉注射（1 分钟），继以 $50\sim300\mu g/min$ 静滴维持。

（7）硫酸镁：仅用于尖端扭转型 VT（Ⅱb 类推荐）和伴有低镁血症的 VF/VT 以及其他心律失常两种情况。用法：对于尖端扭转型 VT，紧急情况下可用硫酸镁 1～2g 稀释后静脉注射，5～20 分钟注射完毕；或 1～2g 加入 50～100ml 液体中静滴。必须注意，硫酸镁快速给药有可能导致严重低血压和心脏骤停。

（8）钙剂：在有高血钾、低血钙或钙通道阻滞剂中毒时，钙剂治疗有效，其他情况均不用钙剂治疗。如对高血钾触发的难治性 VF，可给予 10% 葡萄糖酸钙 5～20ml 静脉注射。

（9）碳酸氢钠：不主张常规应用。只在特定情况下，应用碳酸氢盐才有效。如患者原有代谢性酸中毒、高钾血症或三环类或苯巴比妥类药物过量中毒。此外，对于心跳停搏时间较长的患者，应用碳酸氢盐治疗可能有益。但只有在除颤、胸外心脏按压、气管插管、机械通气和血管收缩药治疗无效时方可考虑应用该药。初始剂量 1mmol/kg，在持续 CPR 过程中每 15 分钟重复 1/2 量，最好根据血气分析结果调整补碱量，防止产生碱中毒。

（10）儿茶酚胺类药物：本类药物不仅能较好地稳定心脏电活动，而且具有良好的正性肌力和外周血管作用。其中肾上腺素为首选药，升压时初始剂量 1μg/min，根据血流动力学调整，剂量范围 1～10μg/min。在严重低血压（收缩压<70mmHg）和周围血管低阻力时应使用去甲肾上腺素，起始剂量为 0.5～1.0μg/min，逐渐调节至有效剂量。当不需要肾上腺素的变时效应时，可考虑使用多巴胺或多巴酚丁胺。多巴胺的推荐剂量：5～20μg/（kg·min），超过 10μg/（kg·min）可以导致体循环和内脏血管的收缩。多巴酚丁胺具有很强的正性肌力作用，无明显血管收缩作用，常用于严重收缩性心功能不全的治疗，剂量范围 5～20μg/（kg·min）。

（11）阿托品：2005 CPR 指南推荐，对将要停搏的缓慢心率，阿托品 1mg 静注，每 3～5 分钟 1 次，总剂量不超过 3mg；对心脏静止和 PEA，亦可考虑加用阿托品（1mg，IV/IO），最多用至 3 个剂量。对于高度 AVB，立即准备行经静脉临时起搏，准备期间可考虑给予阿托品（0.5mg，IV/IO），阿托品可重复给予直至总量达 3mg，如无效给予临时起搏。但是，2010CPR 指南不再推荐阿托品常规用于心脏静止和 PEA。

（三）起搏治疗

对心脏静止患者不推荐使用起搏治疗。而对有症状心动过缓患者则考虑起搏治疗。如果患者出现严重症状，尤其是当高度房室传导阻滞发生在希氏束以下时，则应立即施行起搏治疗。

2010 CPR 指南中 ALS 流程所含的推荐标准如下：①心肺复苏质量：胸外按压，用力（≥5cm），快速（≥100 次/分），按压后胸廓回弹恢复；尽可能减少按压中断；避免过度通气；每隔 2 分钟按压者交换一次；未建立人工气道，采用 30∶2 按压/通气比率；采用二氧化碳波形图定量分析，如 $PETCO_2$<10mmHg，应提高心肺复苏质量；有创动脉压力，如舒张压<20mmHg，应提高心肺复苏质量。②ROSC：脉搏和血压；$PETCO_2$ 迅速持续增高（通常≥40mmHg）；有创动脉波监测动脉压变化。③电击能量：双相波，制造商建议值（120～200J），如该值不详，可选最大值；第 2 次和后续能量相似，也可考虑提高能量；单相波，360J。④药物治疗：静脉/骨髓腔内注射肾上腺素，剂量 1mg/3～5min；静脉/骨髓腔内注射血管升压素，剂量 40U 可替代首剂量或第二剂肾上腺素；静脉/骨髓腔内注射胺碘酮，首剂 300mg，第二剂 150mg。⑤人工气道

喉咽气道或气管插管;呼气末二氧化碳波形图确认和监测气管插管位置;8～10次/分人工呼吸,伴持续心脏按压。⑤可治病因:低血容量、缺氧、酸中毒、低钾/高钾血症、低温、张力性气胸、心脏压塞、中毒、肺栓塞、急性冠脉综合征等。

五、心脏骤停后治疗

为提高在恢复自主循环后收入院的心脏骤停患者的存活率,应当通过统一的方式实施综合、结构化、完整、多学科的心脏骤停后治疗体系。程序化心脏骤停后治疗强调采用多学科的程序,主要包括优化血流动力、神经系统和代谢功能(包括低温治疗),可能能够提高在发生院内或院外心脏骤停后已恢复自主循环的患者的出院存活率。虽然还无法确定上述集束化多项治疗的单独疗效,但通过将这些治疗组合为一个整体系统,则可以达到提高出院存活率的目的。该变化更加强调ROSC后只是CPR复杂的临床病理过程和救治的开始。

心脏骤停后早期救治及主要目标:①维护及优化ROSC后患者心肺功能和重要器官的灌注;②转运至适合的医院或综合心脏骤停后救治的监护病房;③鉴别和对急性冠状动脉综合征(ACS)患者采取干预性治疗;优化体温控制治疗,有益神经功能恢复。

具体的处理原则和措施包括维持有效的循环和呼吸功能,预防再次SCA,维持水、电解质和酸碱平衡,防治脑水肿、急性肾损伤和继发感染等,其中重点是脑复苏。

1.维持有效循环

加强循环功能监测,仔细寻找引起SCA的原因,尤其是否有AMI发生及电解质紊乱存在,并及时处理。输液,使用血管活性药及正性肌力药等。

2.维持呼吸

参见有关章节。

3.脑复苏

是CPR最后成功的关键。主要措施有:

(1)低温疗法:轻度低温(体温32～34℃)治疗是目前唯一在临床研究中证实有效的脑保护措施。低温疗法一般采用全身降温和头部局部降温(降温头盔、降温颈圈等)。全身降温效果较确切,包括降温毯或降温仪、胃内注入冰水、腹腔灌洗和体外泵等。常用的降温措施是使用降温毯放置在患者身体的上面、下面和冰盐水鼻胃灌洗。一旦直肠温度达到33℃,通过降温毯恒温器的调整,保持患者的体温在32～34℃,并维持12～24小时。由于32℃以下低温在临床上可带来许多严重并发症如诱发室颤等,应尽量避免温度低于32℃。在降温期间,加强心电、SaO_2、血压和呼吸监测,使MAP维持在90～110mmHg。复温要慢,速度过快对颅内压增高者非常有害,应该用10～12小时以上时间逐渐完成(<0.5℃/h)。低温疗法时应注意防治以下并发症:①心律失常;②出血倾向;③肺部感染;④水、电解质紊乱,低温时低钾和高温时高钾;⑤低温期休克和复温时颅内压增高等。

(2)控制脑水肿、降低颅内压:具体措施参见第7章第1节"颅高压危象"治疗部分。

(3)防治抽搐:通过应用冬眠药物控制缺氧性脑损害引起的四肢抽搐以及降温过程中的寒战反应。但无须预防性应用抗惊厥药物。可选用二双氢麦角碱0.6mg、异丙嗪50mg稀释于5%葡萄糖100ml内静滴,亦可用地西泮10mg注射。

(4)脑保护剂的应用:某些药物能减少或抑制自由基的过氧化作用,降低脑代谢从而阻止细胞发生不可逆性改变,形成对脑组织的保护作用,称为脑保护剂。如巴比妥类、苯妥英钠、纳洛酮、神经节苷脂、氧自由基清除剂、兴奋性氨基酸受体拮抗剂、热休克蛋白、镁离子和钙拮抗剂等。但几乎所有的脑保护剂都有一个共同的结果,即动物实验有效,而临床无效或效果可疑。①纳洛酮:主张早期、足量、持续用药,2～10mg/d,静滴,疗程7～10天。②钙拮抗剂:尼莫地平注射液10mg/50ml缓慢静滴,每日1次,7～14天为一疗程。③神经节苷脂:用法:神经节苷脂(施捷因)80～100mg/d静滴,2～3周后改为维持量,20～40mg/d,肌注或静滴。④依达拉奉:是一种强效的羟自由基清除剂及抗氧化剂,可抑制脂质过氧化反应,减轻脑内花生四烯酸引起的脑水肿,减少缺血半暗带的面积,抑制迟发性神经元死亡,防止血管内皮细胞损伤,发挥有益的抗缺血作用。用法:30mg静滴,2次/天,7～10天为一疗程。

(5)脑代谢活化剂的应用:常用的有:①脑蛋白水解物(脑活素):每次10～30ml,溶于葡萄糖液或生理盐水250ml中静滴,每日1次,2～4周为1疗程。癫痫持续状态、肾衰竭、孕妇禁用。②胞磷胆碱:每日0.5～1.0g加入5%～10%葡萄糖液500ml中静滴,10～14天为1疗程。因ATP参与胞磷胆碱的代谢,并提供进入细胞的能量来源,合用可提高疗效。③三磷酸腺苷:用法:20mg肌注,或20～40mg加入5%～10%葡萄糖液500ml中静滴,2～3周为1疗程。④醒脑静注射液(安宫牛黄丸注射液):每次2～4ml(1～2g)肌注,或每次4～8ml稀释于25%～50%葡萄糖液40ml内静注,每日1～2次。

(6)高压氧疗法:高压氧治疗在脑复苏中具有重要意义,它能提高血液、脑组织、脑脊液的氧含量和储氧量;增加血氧弥散量和有效弥散距离;改善血脑屏障,减轻脑水肿,降低颅内压;促进脑电活动、脑干生命功能和觉醒状态,促使昏迷者苏醒;减轻无氧代谢和低氧代谢,促进高能磷酸键(ATP、KP)的形成,调节生物合成和解毒反应,纠正酸中毒,维持有效循环,改善其他重要脏器的功能。通过上述高压氧的综合作用,可打断脑缺氧、脑水肿的恶性循环,促进脑功能恢复和复苏。因此,有条件有适应证者应尽早应用。

4.防治急性肾损伤(AKI)

应注意维持有效的心脏与循环功能,避免使用对肾脏有损害的药物。若注射呋塞米后仍然无尿或少尿,则提示AKI。此时应按AKI处理,参见有关章节。

5.其他措施

包括纠正水电解质紊乱和酸碱失衡,防治感染,营养支持等。

六、气道异物阻塞与处理

气道异物阻塞(foreign body airway obstruction,FBAO)是一种急症,如不及时治疗,数分钟内就可导致死亡。FBAO造成的心脏骤停并不常见,但有意识障碍或吞咽困难的老年人和儿童发生人数相对较多。FBAO是可预防而避免发生的。

1.FBAO的原因及预防

任何患者突然呼吸骤停都应考虑到FBAO,尤其是年轻患者,呼吸突然停止,出现发绀,无任何原因的意识丧失。成人通常在进食时易发生,肉类食物是造成FBAO最常见的原因。易导致FBAO的诱因有:吞食大块难咽食物,饮酒后,老年人戴义齿或吞咽困难,儿童口含小颗粒状食品或物品。注意下列事项有助于预防FBAO:①将食物切碎,细嚼慢咽,尤其是戴义齿者;②咀嚼和吞咽食物时,避免大笑或交谈;③避免酗酒;④阻止儿童口含食物行走、跑或玩耍;

⑤将易误吸入的异物放在婴幼儿拿不到处;⑥不宜给小儿需要仔细咀嚼或质韧而滑的食物(如花生、坚果、玉米花、果冻等)。

2.FBAO 的识别

异物可造成呼吸道部分或完全阻塞,识别 FBAO 是及时抢救的关键。气道部分阻塞时,患者有通气,能用力咳嗽,但在咳嗽停止时,出现喘息声。此时救助者不宜干扰患者自行排出异物的努力,而应鼓励患者继续咳嗽并自主呼吸。但应守护在患者身旁,并监护患者的情况,如不能解除,即求救 EMSS。

FBAO 患者可能一开始就表现为通气不良;或开始通气好,但逐渐恶化,表现为乏力、无效咳嗽、吸气时高调嗓音、呼吸困难加重、发绀。对待这类患者要同气道完全阻塞一样,须争分夺秒地救治。

气道完全阻塞的患者,不能讲话,呼吸或咳嗽时,用双手抓住颈部,无法通气。对此征象必须能立即明确识别。救助者应马上询问患者是否被异物噎住,如果患者点头确认,必须立即救助,帮助解除异物。如不能迅速解除气道阻塞,患者将很快出现意识丧失,甚至死亡。如遇患者意识已经丧失,猝然倒地,则应立即 CPR。

3.解除 FBAO

通过迫使气道内压力骤然升高的方法,产生人为咳嗽,把异物从气道内排出。常用方法有:

(1)腹部冲击法(Heimlich 法):腹部冲击法可使膈肌抬高,气道压力骤然升高,促使气体从肺内排出,这种压力足以产生人为咳嗽,把异物从气管内冲击出来。适用于有意识的立位或坐位患者。救助者站在患者身后,双臂环抱患者腰部,一手握拳,握拳手的拇指侧紧抵患者腹部,位于剑突下与脐上的腹中线部位,再用另一手抓紧拳头,用力快速向内、向上使拳头冲击腹部,反复冲击直到把异物从气道内排出来。如患者意识丧失,即开始 CPR。虽腹部冲击法卓有成效,但也可产生并发症,如腹部或胸腔内脏的破裂或撕裂,1 岁以下婴儿,故除非必要时,一般不随便采用此法。对已行腹部冲击法治疗的患者应仔细检查有无危及生命的并发症。

(2)自行腹部冲击法:发生 FBAO 时,患者本人可一手握拳,用拳头拇指抵住腹部剑突下与脐上腹中线部位,另一只手抓紧拳头,用力快速向上、向内使拳头冲击腹部。如果不成功,患者应快速将上腹部抵压在一硬质的物体上,如椅背、桌沿、走廊栏杆,然后用力冲击腹部,直到把气道内异物排出。

(3)胸部冲击法:当患者是妊娠终末期或过度肥胖者时,可采用胸部冲击法代替腹部冲击法。其方法是,救助者站在患者身后,把上肢放在患者腋下,将胸部环抱住。一只拳的拇指则放在胸骨中线,应注意避开剑突和肋骨下缘,另一只手抓住拳头,向后冲击,直至把异物排出。

(4)对意识丧失者的解除方法:在解除 FBAO 期间发生意识丧失,救助者应立即求救 EMSS(或让其他人去启动 EMSS)并开始 CPR。胸部按压有助于无反应患者解除 FBAO。对专业急救人员,如怀疑意识丧失是由 FBAO 引起的,建议采取下列方法:①在 CPR 过程中,如有第二名急救人员在场,则让其启动 FMSS。患者保持平卧。②用舌上颌上提法开放气道,并试用手指清除口咽部异物。③开放气道,尝试通气,如通气时患者胸部无起伏,重新摆放头部位置,再尝试通气。④如果反复尝试后仍不能进行有效通气,则应考虑 FBAO。此时,骑跨在患者膝部,实施腹部冲击法(可连续冲击 5 次)。⑤在异物清除前,如果通气仍不能使胸廓起伏,应考虑进一步的抢救措施(如 Kelly 钳,Magilla 镊,环甲膜穿刺/切开术),建立通畅的气道。⑥如 FBAO 已取除,气道开通后患者仍无呼吸,需 2 次人工通气。再检查循环体征(检查脉搏及自主呼吸、咳嗽和运动),如无脉搏,即开始胸外按压。按压/通气比 30：2。

第二节　急性心力衰竭

急性心力衰竭(acute hcart failure,AHF)是指心力衰竭急性发作和(或)加重的一种临床综合征,可表现为急性新发或慢性心衰急性失代偿。临床上可分为:①急性左心衰竭:指急性发作或加重的左心功能异常所致的心肌收缩力明显降低、心脏负荷加重,造成急性心排血量骤降、肺循环压力突然升高、周围循环阻力增加,引起肺循环充血而出现急性肺淤血、肺水肿并可伴组织器官灌注不足和心源性休克的临床综合征,最常见,为本节阐述的重点。②急性右心衰竭:是指某些原因使右心室心肌收缩力急剧下降或右心室的前后负荷突然加重,从而引起右心排血量急剧减低的临床综合征,常由右心室梗死、急性大面积肺栓塞、右心瓣膜病所致。③非心源性急性心力衰竭:常由高心排血量综合征、严重肾脏疾病(心肾综合征)、严重肺动脉高压等所致。

急性心力衰竭可以突然起病或在原有慢性心力衰竭基础上急性加重;大多数表现为收缩性心力衰竭,也可以表现为舒张性心力衰竭;发病前患者多数合并有器质性心血管疾病。对于在慢性心力衰竭基础上发生的急性心力衰竭,经治疗后病情稳定,不应再称为急性心力衰竭。

【诊断要点】

1.病因与诱因

病史可提供与急性左心衰竭病因或诱因有关的信息。患者常先有较轻的慢性心力衰竭的症状如劳力性呼吸困难或轻度阵发性夜间呼吸困难,或体循环淤血的征象。常见病因有冠心病、高血压、心肌炎、心瓣膜病、严重心律失常等。常见的诱因有感染、情绪激动、过度体力活动、输液过多过快、贫血与出血、妊娠或分娩等。

2.临床表现特点

急性肺水肿为急性左心衰竭的主要表现。从病理生理角度可将肺水肿分为细胞水肿、间质水肿、肺泡水肿、休克和终末期 5 期,其临床表现随病情的发展也逐渐加重。

(1)细胞内水肿期:常有烦躁、失眠、不安、血压升高等。

(2)间质性肺水肿期:为不同程度的呼吸困难及原有呼吸困难的加重。患者阵发性夜间呼吸困难,呼吸频率浅快,面色苍白,脉速,颈静脉充盈,中心静脉压升高,但肺部仅有哮鸣音而无湿啰音。

(3)肺泡内水肿期:以呼吸困难、咳嗽、咳痰为基本症状。呼吸浅快,频率达 30～40 次/分或以上.临床表现为极度焦虑、口唇发绀、皮肤湿冷、大汗淋漓、端坐呼吸、咳大量白色或粉红色泡沫样痰,可从口腔或鼻腔中喷出。湿啰音始于肺底部,迅速布满全肺,具有"突然发生、广泛分布、大中小湿啰音与哮鸣音并存、变化速率快"的特点。心音快而弱,心尖部闻及舒张期奔马律,但常被肺内啰音掩盖而不易听到。

（4）心源性休克期：患者意识模糊,可发生阿-斯综合征或心源性休克。

（5）终末期：患者呈昏迷状态,因心肺功能不全、窒息而死亡。

3.辅助检查

①心电图检查：有助于了解有无心律失常、急性心肌缺血等表现。②心力衰竭标志物-B型利钠肽(BNP)及其N末端B型利钠肽原(NT-proBNP)测定：其浓度增高是诊断心力衰竭的客观指标。如BNP＞400ng/L或NT-proBNP＞1500ng/L,心力衰竭可能性很大,其阳性预测值为90%。急诊就医的明显气急患者,如BNP/NT-proBNP水平正常或偏低,几乎可以除外急性心力衰竭的可能性。③床旁超声心动图检查：左心室舒张末径增大,心室壁运动幅度极度减弱,左室射血分数明显减低及基础心脏病表现等。④胸部X线检查：可显示肺淤血的程度和肺水肿。⑤血流动力学监测。

4.临床严重程度分级

Killip分级适用于评价AMI时心力衰竭的严重程度。Ⅰ级：无心力衰竭的症状与体征。Ⅱ级：有心力衰竭的症状与体征,肺部中下肺野湿性啰音,心脏奔马律,胸片见肺淤血。Ⅲ级：有严重的心衰症状与体征,严重肺水肿,满肺湿性啰音。Ⅳ级：心源性休克。

【治疗要点】

急性左心衰竭时的缺氧和严重呼吸困难是致命的威胁,必须尽快缓解。

1.基本处理

包括：①体位：允许患者采取最舒适的体位,通常为端坐位,两腿下垂。②氧疗：立即高流量鼻导管吸氧,并可在湿化瓶内加入20%～40%酒精或有机硅消泡剂。对病情特别严重者应采用无创呼吸机持续加压(CPAP)或双水平气道正压(BiPAP)给氧。③救治准备：至少开放两根静脉通道,并保持通畅。必要时可采用深静脉穿刺置管,以随时满足用药的需要。血管活性药物一般应用微量泵泵入,以维持稳定的速度和正确的剂量。心电监护及经皮血氧饱和度监测等。保持室内适宜的温度、湿度,灯光柔和,环境幽静。

2.药物治疗

（1）吗啡：除给氧外,治疗急性左心衰竭肺水肿的最有效药物是吗啡。不仅使患者镇静,减少躁动所带来的额外心脏负担,同时也具有舒张小血管的功能而减轻心脏负荷。每次3～5mg缓慢静脉注射,必要时每15分钟重复1次,共2～3次;病情不甚危急时,也可以10mg皮下或肌内注射,每3～4小时可重复给药。吗啡的主要副作用是低血压与呼吸抑制。伴有神志不清、COPD、呼吸衰竭、肝功能衰竭、颅内出血、低血压休克者禁用,年老体弱者慎用。无吗啡时,可用哌替啶(度冷丁)50～100mg肌内注射。

（2）袢利尿剂：本品除利尿作用外,还有静脉扩张作用,有利于肺水肿缓解。应采用静脉利尿制剂,首选呋塞米,先静脉注射20～40mg,继以静脉滴注5～40mg/h,其总剂量在起初6小时不超过80mg,起初24小时不超过200mg。亦可应用布美他尼(丁尿胺)1～2mg或托拉塞米10～20mg或依他尼酸20～50mg静脉注射。袢利尿剂效果不佳、加大剂量仍未见良好反应以及容量负荷过重的急性心衰患者,应加用噻嗪类和(或)醛固酮受体拮抗剂：氢氯噻嗪25

～50mg、每日 2 次,或螺内酯 20～40mg/d。利尿剂低剂量联合应用,其疗效优于单一利尿剂的大剂量,且不良反应也更少。

(3)氨茶碱:特别适用于伴有支气管痉挛的患者。用法:成人一般用 0.125～0.25g 加入25%葡萄糖液 40ml 内,10～20 分钟内缓慢静注;必要时 4～6 小时可以重复 1 次。或以 0.25～0.5mg/(kg·h)静脉滴注。亦可应用二羟丙茶碱 0.25～0.5g 静脉滴注,速度为 25～50mg/h。此类药物不宜用于冠心病如急性心肌梗死或不稳定型心绞痛所致的急性心衰患者,不可用于伴心动过速或心律失常的患者。

(4)血管扩张剂:常用的有:①硝酸甘油:特别适用于严重呼吸困难,PCWP 显著升高而心排血量与血压正常或接近正常者(SBP≥100mmHg)。一般采用微量泵输注,从 10μg/min 开始,以后每 5 分钟递增 5～10μg/min,直至急性心力衰竭的症状缓解或收缩压降至 90～100mmHg,或达到最大剂量 100μg/min 为止。病情稳定后逐步减量至停用。②硝普钠:最适用于高血压、急性二尖瓣反流或急性主动脉瓣反流所致的急性左心衰竭。常使用微量泵输注,输注速度从 10μg/min 开始,以后每 5 分钟递增 5～10μg/min,直至症状缓解。血压由原水平下降 30mmHg 或血压降至 90～100mmHg 时为止,硝普钠常用的维持剂量 3μg/(kg·min),极量为 10μg/(kg·min)。有效剂量维持至病情稳定,以后逐渐减量、停药。用药时间不宜连续超过 24 小时。③重组人脑钠肽(thBNrp):具有扩张血管、利尿、抑制 RAAS 和交感神经活性的作用。用法:先给予负荷剂量 1.5μg/kg,静脉缓慢推注,继以 0.0075～0.015μg/(kg·min)静脉滴注;也可不用负荷剂量而直接静脉滴注。疗程一般 3 天,不超过 7 天。④乌拉地尔:最适用于高血压所致的急性左心衰竭。通常静脉注射 25mg,如血压无明显降低可重复注射,然后予 20～50mg 于 100ml 液体中静脉滴注维持,速度为 0.4～2mg/min,根据血压调整速度。

(5)正性肌力药物:①洋地黄类制剂:最适合用于有心房颤动伴有快速心室率并已知有心室扩大伴左心室收缩功能不全者。近 2 周内未用过洋地黄的患者,可选用毛花苷丙(西地兰)0.4～0.8mg 加入 25%～50%葡萄糖液 20～40ml 中缓慢静注;必要时 2 小时后再给 0.2～0.4mg。若近期用过洋地黄,但并非洋地黄中毒所致心力衰竭,仍可应用洋地黄,但应酌情减量。此外风湿性心脏病单纯性二尖瓣狭窄合并急性肺水肿时,如为窦性心律则禁用洋地黄制剂,因洋地黄能增加心肌收缩力,使右室排血量增加,加重肺水肿;但若二尖瓣狭窄合并二尖瓣关闭不全的肺水肿患者,可用洋地黄制剂。②儿茶酚胺类:常用者为多巴胺和多巴酚丁胺,两者常以 2.5～10μg/(kg·min)静脉给予,与血管扩张剂联合使用效果更佳。③磷酸二酯酶抑制剂(PDEI):常用米力农,起始 25～50μg/kg 于 10～20 分钟静注,继以 0.25～0.5μg/(kg·min)静滴。④左西孟旦:本品是一种钙增敏剂,通过结合于心肌细胞上的肌钙蛋白 C 促进心肌收缩,还通过介导 ATP 敏感的钾通道而发挥血管舒张作用和轻度抑制磷酸二酯酶的效应。其正性肌力作用独立于 β 肾上腺素能刺激,可用于正接受 β 受体阻滞剂治疗的患者。临床研究表明,急性心力衰竭患者应用本药静脉滴注可明显增加 cO 和每搏量,降低 PCWP、全身血管阻力和肺血管阻力;冠心病患者不会增加病死率。用法:首剂 12～24μg,/kg 静脉注射(>10 分钟),继以 0.1μg/(kg·min)静脉滴注,可酌情减半或加倍。对于收缩压<100mmHg 的患者,不需要负荷剂量,可直接用维持剂量,以防止发生低血压。

3.血液净化治疗

出现下列情况之一应考虑采用:①高容量负荷如肺水肿或严重的外周组织水肿,且对袢利尿剂和噻嗪类利尿剂抵抗;②低钠血症(血钠<110mmol/L)且有相应的临床症状如神志障碍、肌张力减退、腱反射减弱或消失、呕吐以及肺水肿等,在上述两种情况应用单纯血液滤过即可;③肾功能进行性减退,血肌酐>500μmol/L或符合急性血液透析指征的其他情况。

4.机械通气

急性心力衰竭患者行机械通气的指征:①出现心跳呼吸骤停而进行心肺复苏时;②合并Ⅰ型或Ⅱ型呼吸衰竭。机械通气的方式有下列两种。

(1)无创呼吸机辅助通气:这是一种无须气管插管、经口/鼻面罩给患者供氧、由患者自主呼吸触发的机械通气治疗。分为持续气道正压通气(CPAP)和双相间歇气道正压通气(BiPAP)两种模式。①作用机制:通过气道正压通气可改善患者的通气状况,减轻肺水肿,纠正缺氧和CO_2潴留,从而缓解Ⅰ型或Ⅱ型呼吸衰竭。②适用对象:Ⅰ型或Ⅱ型呼吸衰竭患者经常规吸氧和药物治疗仍不能纠正时应及早应用。主要用于呼吸频率≤25次/分、能配合呼吸机通气的早期呼吸衰竭患者。在下列情况下应用受限:不能耐受和合作的患者、有严重认知障碍和焦虑的患者、呼吸急促(频率>25次/分)、呼吸微弱和呼吸道分泌物多的患者。

(2)气管插管和人工机械通气:应用指征为心肺复苏时、严重呼吸衰竭经常规治疗不能改善者,尤其是出现明显呼吸性和代谢性酸中毒并影响到意识状态的患者。

5.主动脉内球囊反搏(IABP)

IABP是一种有效改善心肌灌注同时又降低心肌耗氧量和增加CO的治疗手段。IABP的适应证:①AMI或严重心肌缺血并发心源性休克,且不能出药物治疗纠正;②伴血流动力学障碍的严重冠心病(如急性心肌梗死伴机械并发症);③心肌缺血伴顽固性肺水肿。IABP的禁忌证:①存在严重的外周血管疾病;②主动脉瘤;③主动脉瓣关闭不全;④活动性出血或其他抗凝禁忌证;⑤严重血小板缺乏。IABP的撤除:急性心力衰竭患者的血流动力学稳定后可撤除IABP,撤除的参考指征为:①CI>2.5L/(min·m²);②尿量>1ml/(kg·h);③血管活性药物用量逐渐减少,而同时血压恢复较好;④呼吸稳定,动脉血气分析各项指标正常;⑤降低反搏频率时血流动力学参数仍然稳定。

6.病因和诱因治疗

诱因治疗包括控制感染、纠正贫血与心律失常等,病因治疗如AMI行急诊PCI等。

第三节　慢性心力衰竭

心力衰竭(heart failure,简称心衰)是各种心脏结构或功能性疾病导致心室充盈及(或)射血能力受损,心排血量不能满足机体组织代谢需要,以肺循环和(或)体循环淤血,器官、组织血液灌注不足为临床表现的一组综合征,主要表现为呼吸困难、体力活动受限和体液潴留。心功能不全(cardiac dysfunction)或心功能障碍理论上是一个更广泛的概念,伴有临床症状的心功能不全称之为心力衰竭。

心力衰竭可分为多种类型,如:①按起病发展的速度可分为急性和慢性心力衰竭(CHF)。②根据心力衰竭发生的部位可分为左心、右心和全心衰竭。左心衰竭的特征是肺循环淤血;右心衰竭以体循环淤血为主要表现。③收缩性或舒张性心力衰竭。因心脏收缩功能障碍致收缩期排空能力减弱而引起的心力衰竭为收缩性心力衰竭。临床特点是心脏扩大、收缩末期容积增大和射血分数降低。舒张性心力衰竭是由于舒张期心室主动松弛的能力受损和心室的僵硬度增加以致心室在舒张期的充盈受损;心排血量降低;左室舒张末期压升高而发生心力衰竭。临床特点是心肌显著肥厚、心腔大小正常、EF正常和左室舒张期充盈减少。收缩性心力衰竭是临床最常见的形式,舒张性心力衰竭常与收缩功能障碍同时出现,亦可单独存在。

【诊断要点】

1.病因与诱因

常见的病因有冠心病、高血压性心脏病、瓣膜病、心肌炎与心肌病、肺心病、先天性心脏病、糖尿病等。较少见的易被忽视的病因有心包疾病、甲状腺功能亢进与甲状腺功能减退、贫血、脚气病、动静脉瘘、心房黏液瘤和其他心脏肿瘤、结缔组织疾病等及少见的内分泌病。常见的诱因:①感染:呼吸道感染是最常见、最重要的诱因。②心律失常。③血容量增加:如输液过多过快等。④妊娠和分娩。⑤治疗不当:如不恰当停用利尿药或降血压药等。⑥体力活动过度和情绪刺激。⑦原有心脏病变加重或并发其他疾病:如冠心病发生AMI、瓣膜病出现风湿活动等。

2.临床表现特点

临床上左心衰竭较为常见,尤其是左心衰竭后继发右心衰竭而致的全心衰竭,由于严重广泛的心肌疾病同时波及左、右心而发生全心衰竭者在住院患者中更为多见。

(1)左心衰竭:以肺循环淤血及心排血量降低表现为主。①呼吸困难:为左心衰竭最常见和最重要的临床症状。其中劳力性呼吸困难是最早出现的症状。夜间阵发性呼吸困难:患者已入睡后突然因憋气而惊醒,被迫坐起伴阵咳、泡沫样痰或哮喘状态,大多于端坐休息后可自行缓解。端坐呼吸:患者高枕位时因呼吸困难而惊醒,常被迫取坐或半卧位方减轻。典型体位为坐于床边或椅旁,双手紧握床或椅子边缘,上身前倾,两腿下垂。晚期心排血量下降致脑组织缺血缺氧,呼吸中枢受抑而呈陈施呼吸或潮氏呼吸。急性肺水肿是左心衰竭呼吸困难最严重的形式。②咳嗽、咳痰和咯血:系支气管黏膜和肺间质淤血所致,劳力或平卧时加重,痰常呈白色泡沫样或浆液性。咯血色鲜红,量不定。急性肺水肿时咳出大量粉红泡沫样痰。③乏力、疲倦、头晕、心慌:是心排血量降低、器官、组织血液灌注不足及代偿性心率加快所致的主要症状。④体征:原有心脏病体征如心脏扩大,以左心为主,心尖冲动向左下移位伴抬举感,心率增快;心尖区有舒张期奔马律(最具诊断价值,心率增快或左侧卧位并作深呼气时更易听到),P2亢进;左室扩大形成相对性二尖瓣关闭不全而产生心尖区收缩期吹风样杂音;可触交替脉;阵发性呼吸困难时两肺可闻及较多干湿性啰音。

(2)右心衰竭:以体循环淤血的表现为主。常继发于左心衰竭。单纯右心衰竭多由急、慢性肺心病所致。

1)症状:消化道淤血症状(呕吐,恶心,食欲不振,腹胀,腹痛等)是右心衰竭最常见的症状。

肾脏淤血症状(夜尿增多、尿少量红细胞、颗粒或透明管型、血浆尿素氮升高等);中枢神经系统改变(头痛、眩晕、嗜睡、谵妄等)。

2)体征:除原有心脏病体征外,尚有:①心脏两侧扩大和(或)单纯右心扩大;心尖冲动呈弥散抬举样;右心室显著扩大因相对性三尖瓣关闭不全而于三尖瓣闻及收缩期吹风样杂音,吸气时增强。②颈外静脉充盈或怒张;肝颈静脉回流征阳性;肝大(剑突下较肋缘下明显)压痛质地软而充实饱满感,边缘钝。若长期右心衰竭致心源性肝硬化,肝大质地变硬,边缘锐利,肝压痛和肝颈静脉回流征反不明显,伴皮肤黄染、腹水和慢性肾功能损害。③下垂性凹陷性皮下水肿常发于颈静脉充盈及肝大之后,也可为单纯性心力衰竭者首发症状。体液潴留>5kg 可出现下午显著的下肢水肿,活动时以脚、踝内侧和胫前较明显;卧位则为骶部水肿;严重者持续全身水肿,晨起不消失。④胸水多见于右侧胸腔。持续右心衰竭可致心包积液但少发心脏压塞。少数患者可扪及奇脉。晚期病例可出现恶病质。

(3)全心衰竭:兼有左、右侧心力衰竭的表现,但可以一侧为主。由于右室较左室壁薄,易于扩张,故全心衰竭时右心衰竭的表现常比左心衰竭明显。

3.心力衰竭的分期与分级

(1)心力衰竭的分期:①前心衰阶段(pre-heart failure):患者存在心衰高危因素,但目前尚无心脏结构或功能异常,也无心衰的症状和(或)体征。包括高血压、冠心病、糖尿病、肥胖、代谢综合征等最终可累及心脏的疾病以及有使用心肌毒性药物史、酗酒史、风湿热史或心肌病家族史等。②前临床心衰阶段(pre-clinical heart failure):患者无心衰的症状和(或)体征,但已发展为结构性心脏病,如左室肥厚、无症状瓣膜性心脏病、既往心肌梗死史等。③临床心衰阶段(clinical heart failure):患者已有基础结构性心脏病,既往或目前有心衰症状和(或)体征。④难治性终末期心衰阶段(re-fractory end-stage heart failure):患者虽经严格优化内科治疗,但休息时仍有症状,常伴心源性恶病质,须反复长期住院。

(2)心力衰竭的分级:心力衰竭的严重程度通常采用美国纽约心脏病学会(NYHA)的 4 级心功能分级法,即 NYHA 分级。

Ⅰ级:患者患有心脏病,但日常活动量不受限,一般活动不引起乏力、心悸、气促和心绞痛。

Ⅱ级:心脏病患者,轻度体力活动受限,静息时无不适,日常体力活动可致乏力、心悸、气促或心绞痛。

Ⅲ级:心脏病患者,体力活动明显受限,静息时无不适,但低于日常活动量即致乏力、心悸、气促或心绞痛。

Ⅳ级:心脏病患者,不能从事任何体力活动,休息状态下也出现心衰症状,体力活动后加重。

(3)6 分钟步行试验:是一项简单易行、安全、方便的试验,通过评定慢性心衰患者的运动耐力评价心衰严重程度和疗效。要求患者在平直走廊里尽可能快走,测定 6 分钟步行距离,<150m 为重度心衰;150~450m 和>450m 分别为中度和轻度心衰。

4.辅助检查

包括超声心动图、心电图、BNP/NT-proBNP、X 线胸片、无创血流动力学检测、肌钙蛋白、核素心室造影及核素心肌灌注显像等,依病情需要选用。其中,BNP/NT-proBNP 的浓度增高已成为公认诊断心衰的客观指标。其临床意义如下：①心衰的诊断和鉴别诊断：如 BNP＜100ng/L 或 NT-proBNP＜400ng/L，心衰可能性很小，其阴性预测值为 90%；如 BNP＞400ng/L 或 NT-proBNP＞1500ng/L，心衰可能性很大，其阳性预测值为 90%。急诊就医的明显气急患者，如 BNP/NT-proB-NP 水平正常或偏低，几乎可以除外急性心衰的可能性。②心衰的危险分层：有心衰临床表现、BNP/NT-proBNP 水平又显著增高者属高危人群。③评估心衰的预后：临床过程中这一标志物持续走高，提示预后不良。但左心室肥厚、心动过速、心肌缺血、肺栓塞、COPD 等缺氧状态、AKI、肝硬化、感染、高龄等均可引起 BNP 升高。

【治疗要点】

心衰的治疗目标为防止和延缓心衰的发生发展；缓解临床症状，提高生活质量；改善长期预后，降低病死率与住院率。

(一)病因治疗

1.基本病因的治疗

对所有有可能导致心脏功能受损的常见疾病如高血压、冠心病、糖尿病、代谢综合征等，在尚未造成心脏器质性改变前即应早期进行有效的治疗。

2.消除诱因

如抗生素控制肺部或全身性感染；用抗心律失常药物、电学或手术方法纠治心律失常；对心脏病患者输液注意减慢速度和减少液体量，慎用、不用或停用抑制心肌的药物等。

(二)一般治疗

1.休息和适度运动

失代偿期需卧床休息，多做被动运动以预防深部静脉血栓形成。临床情况改善后根据心功能状态进行活动，对于 LVEF 降低的非卧床心衰患者，运动是一种有益的辅助疗法，可改善患者的临床状况。

2.饮食和营养

限制水和钠盐的摄入，轻度心衰患者钠盐摄入应控制在 2～3g/d。中～重度心衰患者应＜2g/d。应予豆浆、米粥、米饭、面条、淡水鲜鱼、鲜肉等含食盐量低的食品。在严重低钠血症（血钠＜130mmol,L）者，液体入量应＜2L/d，并适量补钠。应低脂饮食，对营养不良患者应加强营养支持。

(三)药物治疗

1.利尿剂

是心衰治疗中改善症状的基石，是心衰治疗中唯一能够控制体液潴留的药物，但不能作为单一治疗。原则上在慢性心衰急性发作和明显体液潴留时应用。利尿剂的适量应用至关重要。每日体重变化是最可靠的检测利尿药效果和调整利尿药剂量的指标。常用的利尿剂分排钾和保钾两类。

(1)排钾利尿剂：①噻嗪类利尿剂：以氢氯噻嗪为代表，为中效利尿剂。仅适用于有轻度水钠潴留、伴有高血压而肾功能正常的轻度心衰患者。开始 25mg 每日 1 次，逐渐加量。对较重的患者用量可增至 75～100mg/d 分 2～3 次口服，同时补充钾盐。②袢利尿剂：以呋塞米为代表，为强效利尿剂。应作为首选，特别适用于有明显液体潴留或伴有肾功能损害的患者。口服

20～100mng，每日 2 次。效果不佳者可静脉注射。主要副作用是低血钾。

（2）保钾利尿剂：利尿作用弱，常与排钾利尿剂合用，可选用螺内酯（20mg，3 次/天）或氨苯蝶啶（50～100mg，2 次/天）口服。阿米洛利利尿作用较强而保钾作用较弱，可单独用于轻度心衰的患者，5～10mg 每日 2 次。

2.血管紧张素转换酶抑制剂（ACEI）

是治疗心衰的基石和首选药物。常用药物有：卡托普利（起始剂量 6.25mg，3 次/天；目标剂量 50mg，3 次/天）、贝那普利（起始剂量 2.5mg/d；目标剂量 5～10mg，1～2 次/天）、培哚普利（起始剂量 2mg，1 次/天；目标剂量 4～8mg，1 次/天）、赖诺普利（起始剂量 2.5～5mg/d；目标剂量 30～35mg/d）和依那普利（起始剂量 2.5mg，2 次/天；目标剂量 10～20mg，2 次/天）等。应用要点：①所有慢性收缩性心衰患者和 NYHA 分级 Ⅰ、Ⅱ、Ⅲ、Ⅳ 级患者（LVEF＜40％），均应长期应用 ACEI 治疗，而且需终身使用，除非有禁忌证或不能耐受。②用药基本原则是小剂量起始，逐渐递增，直至达到目标剂量。每隔 1～2 周剂量倍增 1 次。开始用药后 1～2 周内监测肾功能与血钾，后定期复查。糖尿病、氮质血症、低血压史、低钠血症及服用保钾利尿剂者递增速度宜慢。③治疗后数周至数月可改善症状，即使症状改善不显著其仍可减少疾病进展。④ACEI 的副作用主要有低血压、肾功能一过性恶化、高血钾、干咳和血管神经性水肿等。⑤有威胁生命的不良反应（血管神经性水肿和无尿性肾衰竭）、妊娠期妇女及对 ACEI 过敏者应禁用；低血压（SBP＜90mmHg）、双侧肾动脉狭窄、Scr 明显升高（＞265μmol/L）、高血钾（＞5.5mmol/L）者慎用。NSAIDs 会阻断 ACEI 的疗效并加重其副作用，应避免使用。

3.血管紧张素受体阻滞剂（ARB）

当心衰患者因用 ACEI 引起的干咳不能耐受及致血管神经性水肿时，可改用 ARB，但已使用 ARB 且症状控制良好者无须换为 ACEI。目前不主张心衰患者联用 ACEI 和 ARB，因两者联用并不能使心衰患者获益更多，反而增加不良反应，尤其是低血压和肾功能损害的发生。常用药物有：坎地沙坦（起始剂量 4～8mg/d；目标剂量 32mg/d）、氯沙坦（起始剂量 25～50mg/d；目标剂量 50～100mg/d）、缬沙坦（起始剂量 20～40mg/d；目标剂量 160mg，2 次/天）、替米沙坦（起始剂量 40mg/d；目标剂量 80mg/d）、厄贝沙坦（起始剂量 150mg/d；目标剂量 300mg/d）、奥美沙坦（起始剂量 10～20mg/d；目标剂量 20～40mg/d）等。

4.β受体阻滞剂

心衰患者长期应用β受体阻滞剂能减轻症状、改善预后、降低死亡率和住院率，且与 ACEI 联用具有叠加效应。所有病情稳定并无禁忌证的心功能不全患者一经诊断均应立即以小剂量（美托洛尔 12.5mg/d、比索洛尔 1.25mg/d、卡维地洛 6.25mg/d）起始应用β受体阻滞剂，逐渐增加达最大耐受剂量并长期维持。临床疗效常在用药后 2～3 个月才出现。因此，应用本类药物的主要目的并不在于短时间内缓解症状，而是长期应用达到延缓病变进展减少复发和降低猝死率的目的。β受体阻滞剂的禁忌证为支气管痉挛性疾病、严重心动过缓、二度及二度以上房室传导阻滞、严重周围血管疾病（如雷诺病）和重度急性心衰。对于存在体液潴留的患者应与利尿剂同时使用。突然停用β受体阻滞剂可致临床症状恶化，应予避免。对于慢性心衰急性失代偿的患者，应依患者的实际临床情况在血压允许的范围内尽可能地继续β受体阻滞剂治疗，以获得更佳的治疗效果。

5.醛固酮受体拮抗剂

对中、重度心衰,NYHAⅢ或Ⅳ级患者,AMI后并发心衰,加用小剂量螺内酯(起始剂量10mg/d,最大剂量20mg/d),对抑制心血管的重构、改善慢性心衰的远期预后有很好的作用。但必须监测血钾和肾功能(治疗开始后3天和1周各1次,前3个月每月1次,以后每3个月1次)。对近期有肾功能不全、血肌酐升高或高钾血症以及正在使用胰岛素治疗的糖尿病患者不宜使用。一旦开始应用醛固酮受体拮抗剂,应立即加用袢利尿剂,停用钾盐,ACEI减量(卡托普利应≤75mg/d,依那普利或赖诺普利应≤10mg/d)。依普利酮是一种新型选择性醛固酮受体拮抗剂,尤适用于老龄、糖尿病和肾功能不全者。

6.洋地黄类药物

可显著减轻轻中度心衰患者的临床症状,改善生活质量,提高运动耐量,减少住院率,但对生存率无明显影响。常用的有:①地高辛:应用最为广泛。常以0.125~0.25mg起始并维持,对70岁以上、肾功能减退或干重低的患者应予更小剂量(每日或隔日0.125mg)起始。②毛花苷丙(西地兰):为静脉注射用制剂,注射后10分钟起效,1~2小时达高峰,每次0.2~0.4mg稀释后静注,24小时总量0.8~1.2mg,适用于急性心衰或慢性心衰加重时。③毒毛花苷K:静注后5分钟起作用,0.5~1小时达高峰,每次静脉注射0.25mg,24小时总量0.5~0.75mg,用于急性心衰时。

(1)洋地黄的临床应用:①适应证:伴有快速房颤/房扑的收缩性心衰是应用洋地黄的最佳指征,包括扩张型心肌病、二尖瓣关闭不全、陈旧性心肌梗死、主动脉瓣病变、高血压性心脏病及伴慢性房颤的二尖瓣狭窄所致心衰。在利尿剂、ACEI/ARB和β受体阻滞剂治疗过程中仍持续有心衰症状的患者可考虑加用地高辛。但对代谢异常引起的高排血量心衰如贫血性心脏病、甲亢性心脏病以及心肌炎、心肌病等所致心衰,洋地黄治疗效果欠佳。②慎用情况:肺心病常伴低氧血症,与心肌梗死、缺血性心肌病均易发生洋地黄中毒,应慎用;应用其他可能抑制窦房结或房室结功能或可能影响地高辛血药浓度的药物(如胺碘酮或β受体阻滞剂)时须慎用或减量。③禁忌证:洋地黄过量或中毒;梗阻性肥厚型心肌病(除伴发房颤或其他房性快速心律失常外);旁道前向性传导的预激综合征伴房颤或房扑发作;严重窦性心动过缓或房室传导阻滞患者在未植入起搏器前禁用。风心病单纯二尖瓣狭窄伴窦性心律的肺水肿患者因增加右心室收缩功能可能加重肺水肿程度而禁用。

(2)洋地黄有效的临床征象:①尿量增加,水肿消退,肝脏缩小,体重减轻;②呼吸困难减轻,肺啰音减少或消失;③食欲增加,恶心、呕吐减轻或消失;④扩大的心脏缩小,心搏有力,奔马律消失,心室率减慢。心室率快的房颤患者用药后静息心室率70~80次/分,活动后80~90次/分;但风湿活动、心肌炎、肺栓塞、甲亢、严重贫血患者的心衰不能以心率快慢作为心衰控制的指标。

(3)洋地黄中毒的识别:洋地黄中毒最重要的表现是各类心律失常,最常见者为室性期前收缩,多表现为二联律,非阵发性交界区心动过速,房性期前收缩,心房颤动及房室传导阻滞等。快速房性心律失常伴有传导阻滞是洋地黄中毒的特征性表现。洋地黄类药物中毒的胃肠道反应如恶心、呕吐,以及中枢神经的症状,如视力模糊、黄视、绿视、定向力障碍、倦怠等在应用地高辛时已十分少见。测定血清地高辛浓度(常>2.0ng/ml)有助于洋地黄中毒的诊断。

（4）洋地黄中毒的处理：一旦诊断确立应立即停用洋地黄和排钾利尿剂，单发性室性期前收缩及一度房室传导阻滞等停药后多自行消失；对快速性心律失常，如血钾低则可用静脉补钾，如血钾不低可用利多卡因或苯妥英钠。电复律一般禁用，因易致室颤。有传导阻滞及缓慢性心律失常者可用阿托品 0.5～1.0mg 注射，此时异丙肾上腺素易诱发室性心律失常，不宜应用。

7.非洋地黄类正性肌力药物

①儿茶酚胺类：常用多巴胺[2～5μg/（kg·min）]和多巴酚丁胺[2.5～10μg/（kg·min）]。该两种制剂均只能短期静脉应用，在慢性心衰加重时，起到帮助患者渡过难关的作用。连续用药＞72 小时可出现耐药，长期使用将增加死亡率。②磷酸二酯酶抑制剂：短期应用可改善心衰症状，长期应用却增加死亡率，因此，本品仅短期（3～5 天）应用于心脏术后急性收缩性心衰、难治性心衰及心脏移植前的终末期心衰的患者。常用米力农，静脉用药 5～15 分钟生效，半衰期 2～3 小时。先以 50μg/kg 溶入生理盐水中，静脉推注 10 分钟，继以 0.375～0.75μg/（kg·min）持续静滴。

8.血管扩张剂

慢性心衰的治疗并不推荐用血管扩张剂，仅在伴有心绞痛或高血压的患者可考虑联合治疗。如应用小静脉扩张剂硝酸异山梨酯，用以缓解心绞痛或呼吸困难的症状。心衰患者并发高血压或心绞痛而需要用钙拮抗剂（CCB）时，可选择氨氯地平或非洛地平。对于那些依赖升高的左室充盈压来维持心排血量的阻塞性心瓣膜病，如二尖瓣狭窄、主动脉瓣狭窄及左心室流出道梗阻的患者禁用。

9.抗心力衰竭药物治疗进展

①人重组脑钠肽：如奈西立肽，具有排钠利尿、抑制交感神经系统、扩张血管等作用，适用于急性失代偿性心衰。②左西孟旦：适用于无显著低血压或低血压倾向的急性左心衰患者。③伊伐布雷定：属选择性特异性窦房结 If 电流抑制剂。④AVP 受体拮抗剂（托伐普坦）：通过结合 V2 受体减少水的重吸收，因不增加排钠而优于利尿剂，可用于治疗伴有低钠血症的心衰。

（四）非药物治疗

1.心脏再同步化治疗（CRT）

部分心衰患者存在房室、室间和（或）室内收缩不同步，进一步导致心肌收缩力降低。CRT 通过改善房室、室间和（或）室内收缩同步性增加心排量，可改善心衰症状、运动耐量，降低死亡率。目前已将双室起搏（BIVP）治疗心衰列入Ⅰa 类适应证：已接受了最佳药物治疗（OPT）而心衰症状仍未改善的情况下考虑采用 CRT。OPT 应包括血管转换酶抑制剂（或血管紧张素受体阻滞剂）和 β 受体阻滞剂及利尿剂、洋地黄制剂，除非患者不能耐受。这类患者应符合以下条件：NYHA 分级Ⅲ～Ⅳ级、LVEF≤0.35、窦性节律时心脏不同步（QRS 宽度＞120ms）。

2.左室辅助装置（LVAD）

适用于严重心脏事件后或准备行心脏移植术患者的短期过度治疗和急性心衰的辅助治疗。

3.心脏移植

是治疗顽固性心力衰竭的最终方法。

（五）舒张性心力衰竭的治疗

舒张性心力衰竭常同时存在收缩功能不全,若客观检查(超声心动图)左室舒张末压(LV-EDP)增高,而左心室不大,LVEF 值正常则表明以舒张功能不全为主。最常见于肥厚型心肌病。治疗的原则与收缩功能不全有所差别,主要措施是:①积极寻找并治疗基础病因;如治疗冠心病或主动脉瓣狭窄、有效控制血压等。②对肺淤血症状较明显者,可适量应用静脉扩张药(硝酸盐制剂)或利尿剂降低前负荷,但不宜过度。③β 受体阻滞剂:主要通过减慢心率使舒张期相对延长而改善舒张功能,同时降低高血压.减轻心肌肥厚,改善心肌顺应性。一般治疗目标为维持基础心率 50～60 次/分。④钙阻滞剂:降低心肌细胞内钙浓度,改善心肌主动舒张功能;降低血压,改善左心室早期充盈,减轻心肌肥厚,主要用于肥厚型心肌病。⑤ACEI/ARB:改善心肌及小血管重构,有利于改善舒张功能,最适用于高血压心脏病及冠心病。⑥尽量维持窦性心律,保持房室顺序传导,保证心室舒张期充分的容量。⑦在无收缩功能障碍的情况下,禁用正性肌力药物。

（六）"顽固性心力衰竭"及不可逆心力衰竭的治疗

"顽固性心力衰竭"又称为难治性心力衰竭,是指经各种治疗,心衰不见好转,甚至还有进展者,但并非指心脏情况已至终末期不可逆转者。应积极寻找潜在的病因并设法纠正,如风湿活动、感染性心内膜炎、贫血、甲亢、电解质紊乱、洋地黄类过量、反复发生的小面积的肺栓塞等。同时调整心衰用药。对高度顽固水肿可使用血液滤过或超滤。扩张型心肌病伴有 QRS 波增宽＞120 毫秒的 CHF 患者可实施心脏再同步化治疗(CRT),安置三腔心脏起搏器使左、右心室恢复同步收缩,可在短期内改善症状。对不可逆 CHF 患者大多是病因无法纠正的,如扩张型心肌病、晚期缺血性心肌病患者,心肌情况已至终末状态不可逆转,应行心脏移植。在等待手术期间,应用 LVAD 可维持心脏功能,有限延长患者寿命。

第四节　高血压急症

高血压急症(HE)是指原发性或继发性高血压患者,在某些诱因作用下,血压突然和显著升高(一般＞180/120mmHg),同时伴有进行性心、脑、肾等重要靶器官功能不全的表现。高血压急症包括高血压脑病、颅内出血(脑出血和蛛网膜下隙出血)、脑梗死、急性心力衰竭、急性冠状动脉综合征(不稳定型心绞痛、急性非 ST 段抬高和 ST 段抬高心肌梗死)、主动脉夹层、子痫、急性肾小球肾炎、胶原血管病所致肾危象、嗜铬细胞瘤危象及围术期严重高血压等。应注意血压水平的高低与急性靶器官损害的程度并非成正比。一部分高血压急症并不伴有特别高的血压值,如并发于妊娠期或某些急性肾小球肾炎的患者,但如血压不及时控制在合理范围内会对脏器功能产生严重影响,甚至危及生命,处理过程中需要高度重视。并发急性肺水肿、主动脉夹层、心肌梗死者,即使血压仅为中度升高,也应视为高血压急症。

高血压亚急症(HU)是指血压明显升高但不伴严重临床症状及进行性靶器官损害。患者可以有血压明显升高造成的症状,如头痛、胸闷、鼻出血和烦躁不安等。相当多的患者有服药顺从性不好或治疗不足的问题。血压升高的程度不是区别高血压急症与高血压亚急症的标准,区别两者的唯一标准是有无新近发生的急性进行性靶器官损害。

广义的高血压危象(HC)包括 FIE 和 HU,狭义的高血压危象等同于 HE。重症高血压的主要特征是 DBP≥120mmHg 或 SBP≥180mmHg。急进型或恶性高血压的特征是血压升高伴有脑病或者肾病,两者主要区别是急进型高血压视网膜病变为Ⅲ级(视网膜动脉硬化伴出血),而恶性高血压视网膜病变为Ⅳ级(视网膜动脉硬化、出血、渗出合并视盘水肿);从临床角度看,恶性高血压可看作是急进型高血压的晚期阶段,两者均可出现血压显著升高、体重下降、头痛、视网膜病变和肾功能损害等。

【诊断要点】

1.临床表现特点

HC 的临床表现可以因临床类型不同而异,但共同的临床特征是血压急剧升高,患者收缩压(SBP)≥210～240mmHg,DBP≥120～130mmHg,同时,出现明显的头痛、眩晕、烦躁、恶心、呕吐、心悸、气急和视力模糊等。根据靶器官急性损害的不同,还有其相应的临床表现:①心血管系统:出现急性心力衰竭或急性心肌缺血的症状和体征,如发绀、呼吸困难、肺部啰音;缺血性胸痛、心率加快、心脏扩大等。②中枢神经系统:头痛、头晕或眩晕、耳鸣、平衡失调,眼球震颤,恶心、呕吐,腹痛,尿频,视力障碍,抽搐,意识模糊,嗜睡或昏迷等。自主神经功能失调症状:如异常兴奋,发热,出汗,口干,皮肤潮红(或面色苍白),手足震颤等;脑卒中者可有神经系统定位体征。③肾脏:少尿、无尿、蛋白尿、管型、血肌酐和尿素氮升高。④眼底:出现三度以上眼底改变(渗出、出血、视盘水肿)。

2.诊断注意事项

临床上,接诊重症高血压患者后,病史询问和体格检查应简单而又有重点,目的是尽快鉴别 HE 和 HU。因 HE 和 HU 降压治疗的紧迫程度不同,前者需要迅速降低血压,采用静脉途径给药;后者需要在 24～48 小时内降低血压,可使用快速起效的口服降压药。应询问高血压病史,用药情况,有无其他心脑血管疾病和肾脏疾病史等。除测量血压外,应仔细检查心血管系统、眼底和神经系统,了解靶器官损害程度,评估有无继发性高血压。血常规、尿常规、心电图和血生化八项应列为常规检查,依病情选择 X 线、CT、磁共振(MRI)和心脏彩超等检查。

【治疗要点】

(一)治疗原则

1.及时降低血压

HE 应住院治疗,重症患者收入 ICU 病房。酌情使用有效的镇静药以消除患者恐惧心理。在严密监测血压、尿量和生命体征的情况下,视临床情况的不同,应用短效静脉降压药物。降压过程中应严密观察靶器官功能状况,如神经系统的症状和体征,胸痛是否加重等。勤测血压(每隔 15～30 分钟),如仍然高于 180/120mmHg,应同时口服降压药物。

2.控制性降压

降压目标不是使血压正常,而是渐进地将血压调控至不太高的水平,最大限度地防止或减轻心、脑、肾等靶器官损害。正常情况下,血压的自动调节功能可维持流向生命器官的血流(心、脑、肾等)。例如,当平均动脉压(MAP,舒张压＋1/3脉压)低于60mmHg或高达120mmHg,脑血流量可被调节在正常范围内。然而,在慢性高血压患者,自动调节的下限可上升至MAP 100～120mmHg,高限可达150～160mmHg。这个范围称为自动调节阈。一旦血压升高突破自动调节阈高限则会导致脑血流过度灌注,出现脑水肿;若血压下降到自动调节阈下限以下,就会出现灌注不足。老年患者和伴有脑血管疾病的患者,与慢性高血压类似,其自动调节功能也受到损害。自动调节阈的平均下限大约比休息时MAP低20%～25%。因此,HE降压治疗第一目标是在初始阶段(1小时内)MAP的降低幅度不应超过治疗前水平的25%;然后放慢降压速度,在以后的2～6小时内将血压降至约160/100～110mmHg(第二目标);著患者能很好耐受,且病情稳定,在以后24～48小时逐步把血压降至正常水平(第三目标)。若降压后发现有重要器官缺血表现,血压降低幅度应更小,在随后的1～2周内再将血压逐步降至正常水平。

3.合理选择降压药

处理HE的降压药物,要求起效迅速,短时间内达到最大作用;作用持续时间短,停药后作用消失较快;不良反应较小。在降压过程中最好不明显影响心率、心排血量和脑血流量。

4.避免使用的药物

应注意有些降压药不适用于HE,甚至有害。利血平肌内注射的降压作用起始较慢,如果短时间内反复注射又导致难以预测的蓄积效应,发生严重低血压;引起明显嗜睡反应,干扰对神志状态的判断。治疗开始时也不宜使用强力的利尿药,除非有心力衰竭或明显的体液容量负荷过度,因为多数HE时交感神经系数和RAAS过度激活,外周血管阻力明显增加,患者体内循环血容量减少,强力利尿是危险的。

上述降压节奏不适用于主动脉夹层与急性脑卒中的患者(详见下述)。

(二)不同类型HE的治疗原则

1.高血压脑病

高血压脑病是排除性诊断,需排除出血性和缺血性脑卒中及蛛网膜下隙出血。治疗紧急度＜4小时。降压目标:在2～4小时内将DBP降至100～110mmHg,或将DBP降低10～15mmHg。药物选择有尼卡地平、拉贝洛尔、乌拉地尔、非诺多泮、依那普利、硝普钠等。

2.脑出血

急性脑出血患者,如果SBP＞200mmHg或MAP＞150mmHg,要考虑用持续静脉滴注给药,积极降低血压,血压的监测频率为每5分钟1次。如果SBP＞180mmHg或MAP＞130mmHg,并有疑似颅内压升高的证据者,要考虑监测颅内压,用间断或持续的静脉给药降低血压;如没有疑似颅内压升高的证据,则考虑用间断或持续的静脉给药轻度降低血压(例如,MAP 110mmHg或目标血压为160/90mmHg),密切观察病情变化。药物选择乌拉地尔、非诺多泮、尼卡地平、拉贝洛尔等。

3.缺血性脑卒中

急性缺血性脑卒中溶栓前血压应控制在＜185/110mmHg。急性缺血性脑卒中发病24小时内血压升高的患者应谨慎处理,除非SBP≥180mmHg或DBP≥100mmHg或伴有严重心功能不全、主动脉夹层、高血压脑病者,一般不予降压。降压的合理目标是 24 小时内血压降低约 15%。有高血压病史且正在服用降压药物者,如神经功能平稳,可于脑卒中后 24 小时开始使用降压药物。药物选择有:拉贝洛尔、尼卡地平、乌拉地尔、非诺多泮、硝普钠等。口服药物可选用卡托普利或尼卡地平、尼莫地平等。

4.蛛网膜下隙出血

首期降压目标值在 25% 以内,对于平时血压正常的患者维持 SBP 在 130～160mmHg。药物选择以不影响患者意识和脑血流灌注为原则,首选尼莫地平,尚可用尼卡地平、乌拉地尔、拉贝洛尔等。

5.急性冠状动脉综合征

治疗紧急度<1 小时;其治疗目标在于降低血压、减少心肌耗氧量,但不可影响到冠脉灌注压从而减少冠脉血流量。血压控制的目标是尽快将血压降至正常。不稳定型心绞痛、非 ST 段抬高和 ST 段抬高心肌梗死的高血压患者目标血压水平一般可为<130/80mmHg,但治疗宜个体化。如患者冠状动脉严重病变或年龄>65 岁,DBP 尽量维持在 60mmHg 以上。对于老年高血压且伴脉压大的患者,降压治疗可导致 DBP 过低(<60mmHg)。药物选择:硝酸甘油、艾司洛尔、拉贝洛尔、非诺多泮、尼卡地平等。开通病变血管也是非常重要的。

6.急性心力衰竭、肺水肿

治疗紧急度<1 小时。治疗目标是减轻左心室前、后负荷,改善心肌缺血,维持足够通气,消除肺水肿。需立即降压,数分钟内使血压降低 30mmHg 或收缩压下降 10%～15%,再进一步降压治疗。可选用硝普钠、乌拉地尔、硝酸甘油等静脉用药;但药物不能增加心肌耗氧量。在应用血管扩张剂迅速降低血压的同时,配合使用强效利尿剂,尽快缓解患者的缺氧和高度呼吸困难。就心脏功能而言,应力求将血压降到正常水平。血压被控制的同时,心力衰竭亦常得到控制。广泛心肌缺血引起的急性左心衰,首选硝酸甘油。在降压的同时以吗啡 5～10mg 静脉缓注,必要时每隔 15 分钟重复一次,共 2～3 次;老年患者酌减剂量或改为肌注;呋塞米 20～40mg 静注,2 分钟内推完,4 小时后可重复 1 次;并予吸氧等。洋地黄仅在心脏扩大或房颤伴快速心室率时应用。

7.主动脉夹层

一旦疑诊主动脉夹层,必须立即使患者血压平稳地降至正常偏低水平,治疗紧急度 15～30 分钟。在选用药物治疗时必须牢记,主动脉壁所受剪切力大小取决于心室搏动的力度和速率以及每搏血流量,选择的药物必须有助于降低这 3 个因素的水平。血管扩张剂加 β 受体阻滞剂是标准的治疗方法。可选用拉贝洛尔、艾司洛尔、硝普钠、尼卡地平、非诺地泮、美托洛尔、乌拉地尔等。

8.急性肾衰竭

血压一般以降至 150～160/90～100mmHg 为宜,第 1 小时使 MAP 下降 10%,第 2 小时下降 10%～15%。在 12 小时内使 MAP 下降约 25%。降压药物选择应考虑增加或不影响肾血流量,避免应用对肾有毒性的药物。静脉用药首选非诺多泮,尚可选用乌拉地尔、拉贝洛尔、尼卡地平等。口服药物首选 ACEI/ARB。病情稳定后长期联合使用降压药,将血压控制在<130/80mmHg。

9.子痫

妊娠合并高血压的患病率占孕妇的 5%～10%,其中 70%是与妊娠有关的高血压,其余 30%在妊娠前即存在高血压。妊娠合并高血压分为慢性高血压、妊娠期高血压和先兆子痫 3 类。慢性高血压指的是妊娠前即证实存在或在妊娠的前 20 周即出现的高血压。妊娠期高血压为妊娠 20 周以后发生的高血压,不伴有明显蛋白尿,妊娠结束后血压可以恢复正常。先兆子痫定义为发生在妊娠 20 周以后的血压升高伴临床蛋白尿(24 小时尿蛋白≥300mg);重度先兆子痫定义为血压≥160/110mmHg,有大量蛋白尿,并出现头痛、视力模糊、肺水肿、少尿和实验室检查异常(如血小板计数下降、转氨酶异常),常合并胎盘功能异常。

降压治疗的策略:非药物措施(跟盐、富钾饮食、适当活动、情绪放松)是妊娠合并高札压安全和有效的治疗方法,应作为药物治疗的基础。妊娠期间的降压用药不宜过于积极,治疗的主要目的是保证母子安全和妊娠的顺利进行。治疗的策略、给药时间的长短及药物的选择取决于血压升高的程度,以及对血压升高所带来危害的评估。在接受非药物治疗措施以后,血压≥150/100mmHg 时应开始药物治疗,治疗目标是将血压控制在 130～140/80～90mmHg。

重度先兆子痫降压目标:降至正常或接近正常。当孕妇 SBP>170～180mmHg 或 DBP>105～110mmHg 时,静脉用降压药物,在分娩前保证 DBP>90mmHg。常用的静脉降压药物有拉贝洛尔、硫酸镁和尼卡地平,硫酸镁是治疗严重先兆子痫的首选药物。口服药物包括 β 受体阻滞剂(拉贝洛尔、美托洛尔)、阿米洛利、肼屈嗪、甲基多巴或 CCB 等;妊娠期间禁用 ACEI 或 ARB。硫酸镁的降压机制是神经肌肉阻滞剂,具有抑制钙离子内流的作用。用法:5g 稀释至 20ml,静脉缓慢推注。维持:1～2g/h 或 5g 稀释至 20ml,深部肌内注射,每 4 小时重复。总量:25～30g/d。对重度先兆子痫,静脉应用硫酸镁时,应密切观察血压、腱反射和不良反应,并确定终止妊娠的时机。

10.儿茶酚胺危象

见于撤除可乐定后反弹性血压升高,摄入拟交感类药物并发的高血压及嗜铬细胞瘤等。治疗紧急度<1 小时;降压目标:降至正常。药物选择:酚妥拉明、尼卡地平、维拉帕米、拉贝洛尔、非诺多泮等。若选用硝普钠,一定要在补充血容量基础上应用,防止发生低血压。应避免单独运用 β 受体阻滞剂,原因是阻断 β 受体诱发的血管扩张以后,β 受体缩血管活性会占优势,会导致血压进一步的升高。

11.围术期高血压

围术期高血压是指外科手术住院期间(包括手术前、手术中和手术后,一般 3～4 天)伴发的急性血压增高(SBP、DBP 或平均动脉压超过基线 20%以上)。手术后高血压常开始于术后 10～20 分钟,可能持续 4 小时。如果不及时治疗,患者易发生出血、脑卒中和心肌梗死。在围术期的过程中出现短时间血压增高,并>180/110mmHg 时称为围术期高血压危象,其发生率为 4%～35%。既往有高血压病史,特别是 DBP>110mmHg 者易发生围术期血压波动。易发生高血压的手术类型有:颈动脉、腹部主动脉、外周血管、腹腔和胸腔手术。严重高血压易发生在以下手术过程中:心脏、大血管(颈动脉内膜剥脱术、主动脉手术)、神经系统和头颈部的手术、此外还有肾脏移植以及大的创伤等(烧伤或头部创伤)。处理的关键是要判断产生血压高的原因并去除诱因(如疼痛、低氧血症、高碳酸血症、憋尿、血容量过多、血容量过低、持续呕吐及焦虑等），去除诱因后血压仍高者，要降压处理。降压治疗目的是保护靶器官功能。降压目标取决于手术前患者血压情况，一般应降至基线的10%；易出血或严重心力衰竭患者可以将血压降至更低。需严密监测患者对治疗的反应并及时调整降压药物剂量。轻中度原发性高血压且不伴代谢紊乱或心血管系统异常时，不需延期手术。3级高血压（≥180/110mmHg）应权衡延期手术的利弊再做决定。如在围术期出现高血压急症，通常需要静脉给予降压药物，即刻目标是在30～60分钟内使DBP降至110mmHg左右，或降低10%～15%，但不超过25%。如果患者可以耐受，应在随后的2～6小时将血压降低至160/100mmHg。主动脉夹层患者降压速度应更快，在24～48小时内将血压逐渐降至基线水平。应选用那些起效迅速，作用时间短的药物如拉贝洛尔、艾司洛尔、尼卡地平、硝酸甘油、硝普钠和非诺多泮。

（三）HE 常用静脉降压药物

1.硝普钠（sodium nitroprusside）

硝普钠是一种起效快、持续时间短的强效静脉用降压药。静脉滴注数秒内起效，作用持续仅1～2分钟，血浆半衰期3～4分钟，停止注射后血压在1～10分钟内迅速回到治疗前水平。起始剂量$0.25\mu g/(kg \cdot min)$，其后每隔5分钟增加一定剂量，直至达到血压目标值。可用剂量$0.25～10\mu g/(kg \cdot min)$。是 HE 伴急性肺水肿、严重心功能衰竭、主动脉夹层的首选药物之一。但长期大剂量使用或患者存在肝、肾功能不全时，易发生氰化物中毒。硝普钠应慎用或禁用于下列情况：①高血压脑病、脑出血、蛛网膜下隙出血：因本品可通过血-脑脊液屏障使颅内压进一步增高，影响脑血流灌注，加剧上述病情，故有颅内压增高者一般不予应用。②急进型/恶性高血压、高血压伴急性肾衰竭、肾移植性高血压、HE 伴严重肝功能损害等：因本品在体内与巯基结合后分解为氰化物与一氧化氮，氰化物被肝脏代谢为硫氰酸盐，全部经肾脏排出。故肝、肾功能不全患者易发生氰化物或硫氰酸盐中毒。③甲状腺功能减退和孕妇：因硫氰酸盐可抑制甲状腺对碘的摄取，加重甲状腺功能减退，且可通过胎盘诱发胎儿硫氰酸盐中毒和酸中毒。④急性冠状动脉综合征：因其对心肌供血的影响可引起冠脉窃血，增加 AMI 早期的死亡率。

2.硝酸甘油（nniroglycerin）

为血管扩张剂，静脉滴注2～5分钟起效，停止用药作用持续时间5～10分钟，可用剂量5～100μg/min。副作用有头痛、恶心呕吐、心动过速等。由于硝酸甘油是有效的扩静脉药物，只有在大剂量时才有扩动脉作用，能引起低血压和反射性心动过速，在脑、肾灌注存在损害时，静脉使用硝酸甘油可能有害。因此，其主要用于 HF 合并急性冠状动脉综合征、急性左心衰竭。

3.尼卡地平（nicardipine）

是二氢吡啶类钙拮抗剂。静脉滴注5～10分钟起效，作用持续1～4小列（长时间使用后持续时间可＞12小时），起始剂量为5.0mg/h（可用剂量是5～15mg/h），然后渐增加至达到预期治疗效果；也可直接用2mg静脉注射，快速控制血压后改为静脉滴注。一旦血压稳定于预期水平，一般不需要进一步调整药物剂量。副作用有头痛，恶心、呕吐，面红，反射性心动过速等。尼卡地平能够减轻心脏和脑缺血，对有缺血症状的患者更为有利。尼卡地平治疗 HE 的特点是：降压作用起效迅速、效果显著、血压控制过程平稳、血压波动小；能有效保护靶器官；用量调节简便;副作用少且症状轻微,停药后不易出现反跳,长期用药也不会产生耐药性,安全性好。与硝普钠相比降压效果近似,而其安全性及对靶器官的保护作用明显优于硝普钠,已成为HE首选药物之一。因其可能诱发反射性心动过速,在治疗合并冠心病的HE时宜加用β受体阻滞剂。

4.拉贝洛尔(Iabetalol)

是联合的α和β肾上腺素能受体拮抗剂,静脉用药α和β阻滞的比例为1:7,多数在肝脏代谢,代训产物无活性。与纯粹的β阻滞剂不同的是,拉贝洛尔不降低心排血量,心率多保持不变或轻微下降,可降低外周血管阻力,脑、肾和冠状动脉血流保持不变。脂溶性差,很少通过胎盘。静脉注射2~5分钟起效,5~15分钟达高峰,作用持续2~6小时。用法:首次静脉注射20mg,接着20~80mg/10min静脉注射,或者从2mg/min开始静脉滴注,最大累积剂量24小时内300mg,达到血压目标值后改口服。副作用有恶心、乏力,支气管痉挛,心动过缓,直立性低血压等。适用于除合并心力衰竭肺水肿以外的大多数临床类型的HE。

5.艾司洛尔(esmolol)

是心脏选择性的短效β阻滞剂,经红细胞水解,不依赖于肝、肾功能。静脉注射60秒内起效,作用持续10~20分钟。用法:首次负荷量500μg/kg于1分钟内注射,接着25~50μg/(kg·min)持续静脉滴注,可以每10~20分钟增加25yg/(kg·min),直至血压满意控制.最大剂量可达300μg/(kg·min)。副作用有乏力、低血压、心动过缓、多汗等。适用于除合并心力衰竭肺水肿以外的大多数临床类型的HE,尤其是围术期高血压。

6.酚妥拉明(phentolamine)

是一种非选择性α受体阻滞剂,静脉注射后1~2分钟内起效,作用持续10~30分钟,用法:每次5~10mg静脉注射。适用于伴有血液中儿茶酚胺过量的HE,如嗜铬细胞瘤危象。但因其引起反射性心动过速,容易诱发心绞痛和心肌梗死,故禁用于急性冠状动脉综合征患者。副作用有心动过速、直立性低血压、潮红、鼻塞、恶心呕吐等。

7.乌拉地尔(urapiclil)

又名压宁定。主要通过阻断突触后膜∞受体而扩张血管,还可以通过激活中枢5羟色胺-1A受体,降低延髓心血管调节中枢交感神经冲动发放。乌拉地尔扩张静脉的作用大于动脉,并能降低肾血管阻力,对心率无明显影响。其降压平稳,效果显著,有减轻心脏负荷、降低心肌耗氧量、改善心排血量、降低肺动脉压和增加肾血流量等优点,且安全性好,无直立性低血压、反射性心动过速等不良反应,不增加颅内压,不干扰糖、脂肪代谢。肾功能不全可以使用。适用于大多数临床类型的HE患者。孕妇、哺乳期禁用。用法:12.5~25mg稀释于20ml生理盐水中静脉注射,监测血压变化,降压效果通常在5分钟内显示;若在10分钟内效果不够满意,可重复静脉注射,最大剂量不超过75mg;继以100~400μg/min持续静脉滴注,或者2~8μg/(kg·min)持续泵入,用药时间一般不超过7天。

(四)高血压亚急症的降压药物治疗

HU可选用口服降压药物逐渐降低血压,在24~48小时内将血压降至目标值,一般无须住院治疗。通常,若无导致血压升高的并发症,患者可以重新开始使用过去的降压药物,或者增加原有药物的剂量,或者加用新的降压药物。常用的口服降压药物如下。

1. 利尿剂

降压作用主要通过排钠, 减少细胞外容量, 降低外周血管阻力。降压起效较平稳、缓慢, 持续时间相对较长, 作用持久, 服药 2～3 周后作用达高峰。适用于轻、中度高血压, 在盐敏感性高血压、合并肥胖或糖尿病、更年期女性和老年人高血压有较强降压效应。利尿剂能增强其他降压药的疗效。利尿剂的主要不良反应是低钾血症和影响血脂、血糖、血尿酸代谢, 常发生在大剂量时, 因此现推荐使用小剂量。痛风患者禁用。噻嗪类常用的是氢氯噻嗪(12.5～25mg/d)和吲达帕胺(1.25～2.5mg/d)。保钾利尿剂可引起高血钾, 不宜与 ACEI 或 ARB 合用, 肾功能不全时禁用, 袢利尿剂主要用于肾功能不全时。

2. 血管紧张素转换酶抑制剂(ACEI)

降压作用主要通过抑制周围和组织的 ACE, 使血管紧张素 Ⅱ 生成减少, 同时抑制激肽酶使缓激肽降解减少。降压起效缓慢, 逐渐增强, 在 3～4 周时达最大作用, 限制钠盐摄入或联合使用利尿剂可使起效迅速和作用增强。ACEI 具有改善胰岛素抵抗和减少尿蛋白作用, 在肥胖、糖尿病和心脏、肾脏靶器官受损的高血压患者具有相对较好的疗效, 特别适用于伴有心力衰竭、心肌梗死后、糖耐量减退或糖尿病肾病的高血压患者。不良反应主要是刺激性干咳和血管性水肿。高钾血症、妊娠妇女和双侧肾动脉狭窄患者禁用。卡托普利是其代表药物, 既可口服, 也可舌下含服, 15 分钟起效, 作用持续 4～6 小时, 常用剂量为每次 12.5～25mg, 每日 2～3 次。其他常用的 ACEI 口服药物有: 依那普利(10～40mg/d)、福辛普利(5～40mg/d)、赖诺普利(10～20mg/d)、西拉普利(2.5～5mg/d)、培哚普利(4～8mg/d)、贝那普利(10～40mg/d)等。

3. 血管紧张素 Ⅱ 受体阻滞剂(ARB)

降压作用主要通过阻滞组织的血管紧张素 Ⅱ 受体亚型 AT1, 更充分有效地阻断血管紧张素 Ⅱ 的水钠潴留、血管收缩与重构作用。降压作用起效缓慢, 但持久而平稳, 一般在 6～8 周时才达最大作用, 作用持续时间能达到 24 小时以上。多数 ARB 随剂量增大降压作用增强, 治疗剂量窗较宽。最大的特点是直接与药物有关的不良反应很少, 不引起刺激性干咳, 持续治疗的依从性高。适应证和禁忌证与 ACEI 相同。常用的有氯沙坦(50～100mg/d)、缬沙坦(80～160mg/d)、厄贝沙坦(0.15～0.3g/d)、替米沙坦(40～80mg/d)、坎地沙坦(8～16mg/d)和奥美沙坦(20～40mg/d)等。

4. β 受体阻滞剂

降压作用可能是抑制中枢和周围的 RAAS, 以及血流动力学自动调节机制。降压起效较迅速、强力, 持续时间各种 β 受体阻滞剂有差异。适用于各种不同严重程度高血压, 尤其是心率较快的中、青年患者或合并心绞痛患者, 对老年人高血压疗效相对较差。不良反应主要有心动过缓、乏力、四肢发冷。急性心力衰竭、支气管哮喘、病窦综合征、房室传导阻滞和外周血管病患者禁用。常用的有美托洛尔(25～50mg, 每日 2 次)、阿替洛尔(50～100mg, 每日 1～2 次)、卡维地洛(12.5～25mg, 每日 1～2 次)和比索洛尔(5～20mg/d)等。

5. 钙拮抗剂(CCB)

降压作用主要通过阻滞细胞外钙离子经电压依赖 L 型钙通道进入血管平滑肌细胞内, 减弱兴奋-收缩耦联, 降低阻力血管的收缩反应性。CCB 还能减轻血管紧张素 Ⅱ 和 α_1 肾上腺素能受体的缩血管效应,减少肾小管钠重吸收。CCB 降压起效迅速,降压疗效和降压幅度相对较强。除心力衰竭外 CCB 较少有治疗禁忌证。对血脂、血糖等代谢无明显影响,长期控制血压的能力和服药依从性较好。相对于其他种类降压药物,CCB 还具有以下优势:在老年患者有较好的降压疗效;高钠摄入不影响降压疗效;非甾体类抗炎药物不干扰降压作用;在嗜酒的患者也有显著降压作用;可用于合并糖尿病、冠心病或外周血管病患者;长期治疗时还具有抗动脉粥样硬化作用。主要缺点是开始治疗阶段有反射性交感活性增强,引起心率增快、面部潮红、头痛、下肢水肿等,尤其使用短效制剂时。可选用的有尼卡地平(10～20mg,每日 2～3次)、尼群地平(10mg,每日 3 次)、尼莫地平(20mg,每日 2～3 次)、拉西地平(4～6mg/d)、乐卡地平(10～20mg/d)和氨氯地平(5～10mg/d)等。硝苯地平是短效制剂,既往曾广泛用于 HU的治疗。因其可引起急剧且不可控制的低血压效应,及反射性心动过速,增加心肌耗氧,恶化心肌缺血而可能危及生命,这种严重的副作用是不可预测的,故目前本品已不用于 HU 的治疗。

6.高血压患者药物降压治疗方案

大多数无并发症或并发症患者可以单独或者联合使用上述降压药,治疗应从小剂量开始。目前认为,2 级高血压(≥160/100mmHg)患者在开始治疗时就可以采用两种降压药联合治疗。联合治疗有利于血压较快达到目标值,减少不良反应。联合治疗应采用不同降压机制的药物。我国临床主要推荐应用优化联合治疗方案是:ACEI 或 ARB＋二氢吡啶类 CCB;ARB/ACEI＋噻嗪类利尿剂;二氢吡啶类 CCB＋噻嗪类利尿剂;二氢吡啶类 CCB＋β 受体阻滞剂。次要推荐使用的联合治疗方案是:利尿剂＋β 受体阻滞剂;α 受体阻滞剂＋β 受体阻滞剂;二氢吡啶类 CCB＋保钾利尿剂;噻嗪类利尿剂＋保钾利尿剂。三种降压药联合治疗一般必须包含利尿剂。

对于有并发症患者,降压药和治疗方案选择应该个体化:①脑血管病:可选择 ARB、长效CCB、ACEI 或利尿剂。注意从单种药物小剂量开始,再缓慢递增剂量或联合治疗。②冠心病:高血压合并稳定型心绞痛的降压治疗,应选择 β 受体阻滞剂、ACEI 和长效钙拮抗剂;发生过心肌梗死患者应选择 ACEI 和 β 受体阻滞剂,预防心室重构。尽可能选用长效制剂,减少血压波动,控制 24 小时血压,尤其清晨血压高峰。③心力衰竭:高血压合并无症状左心室功能不全的降压治疗,应选择 ACEI 和 β 受体阻滞剂;在有心力衰竭症状的患者,应采用利尿剂、ACEI 或 ARB 和 β 受体阻滞剂联合治疗。④慢性肾衰竭:通常需要 3 种或 3 种以上降压药方能达到目标血压。ACEI 或 ARB 在早中期能延缓肾功能恶化,但要注意在低血容量或病情晚期(血肌酐＞265.2μmol/L)有可能反而使肾功能恶化。⑤糖尿病:通常在改善生活行为基础上需要 2 种以上降压药物联合治疗。ARB 或 ACEI、长效 CCB 和小剂量利尿剂是合理的选择。ACEI 或 ARB 能有效减轻和延缓糖尿病肾病的进展,改善血糖控制。

第七章 感染性疾病急重症

第一节 流行性感冒

流行性感冒(mfluenza,简称流感)是由流行性感冒病毒引起的急性呼吸道传染病。其临床特点为起病急,全身中毒症状明显,如发热、头痛、全身酸痛、软弱无力,而呼吸道症状较轻。主要通过飞沫传播,传染性强,但病程短,常呈自限性。婴儿、老年人及体弱者易并发肺炎及其他并发症,可导致死亡。

【诊断要点】

1.流行病学特点

本病为突发性流行性疾病,在同一地区,1～2天内即有大量患者同时出现,邻近地区亦可同时暴发和相继发生。在散发流行时以冬、春季较多,大流行时则无明显季节性。

2.临床表现特点

本病潜伏期1～3天,短者仅数小时。突然起病,主要以全身中毒症状为主,而呼吸道症状轻微或不明显。依临床表现不同,可分为以下几种类型:

(1)典型流感(单纯型流感):最常见。急性发病,患者畏寒、发热,体温可达 39～40℃,有明显头痛、乏力、全身酸痛等症状,同时亦可有咽痛、鼻塞、流涕、咳嗽等上呼吸道感染症状。一般全身症状重而呼吸道症状相对较轻,少数患者可有腹泻呈水样便。体检可见眼结膜轻度充血、咽部充血、肺部可有干啰音。病程4～7天,但咳嗽和乏力可持续数周。病程中可并发呼吸道细菌感染,以流感嗜血杆菌、肺炎球菌、金黄色葡萄球菌为常见。

(2)肺炎型流感:为流感病毒向下呼吸道蔓延引起。主要发生在老年人、婴幼儿、有慢性心、肾、肺等慢性疾病及用免疫抑制剂治疗者。病初与典型流感相似,但发病1～2天后病情加重,持续高热、咳嗽、胸痛较剧,咳片块状淡灰色黏痰。体检可发现双肺呼吸音低,满布哮鸣音,但无实质性病变体征。X线检查可见两肺广泛小结节性浸润,近肺门较多,肺周围较少。一般可在1～2周后症状逐渐消失,炎症消散。重症者持续高热,病情日益恶化,并可出现气急、发绀、咯血等,于5～10天内可因心力衰竭或周围循环衰竭而死亡。病程可延长至3～4周,易并发细菌感染,尤其是葡萄球菌感染。

(3)轻型流感:体温不高,全身症状及呼吸道症状较轻,一般病程2～3天。

(4)其他类型:流感流行期间,患者还可伴其他肺外表现,特殊类型主要有以下几种:胃肠型伴呕吐、腹痛、腹泻等胃肠道症状;脑膜脑炎型表现为意识障碍、脑膜刺激征等神经系统症状;若病变累及心肌、心包,分别为心肌炎型和心包炎型。还有以横纹肌溶解为主要表现的肌炎型,仅见于儿童。

3.辅助检查

(1)外周血象:白细胞总数不高或偏低,中性粒细胞显著减少,淋巴细胞相对增加,大单核细胞也可增加,此种特殊血象在发病最初数日即出现,常持续10～15天。合并细菌性感染时,白细胞总数及中性粒细胞增加。

(2)胸部影像学检查:重症患者胸部X线检查可显示单侧或双侧肺炎,少数可伴有胸腔积液。

【治疗要点】

1.一般治疗

①加强支持治疗和预防并发症:休息、多饮水、注意营养,饮食要易于消化,特别对于儿童和老年患者更应重视。密切观察和监测并发症,抗生素仅在明确或有充分的证据提示继发细菌感染时才考虑应用。②及早应用抗流感病毒药物治疗:抗流感病毒药物治疗只有早期(起病1～2天内)使用,才能取得最佳疗效。③合理应用对症治疗药物:病程已晚或无条件应用抗病毒药物时,可对症治疗,应用解热药(对乙酰氨基酚、阿司匹林、布洛芬)、缓解鼻黏膜充血药物(伪麻黄碱、萘甲唑啉、羟甲唑啉)、抗组胺药(氯苯那敏、苯海拉明、氯雷他定)、止咳祛痰药物等。儿童忌用阿司匹林或含阿司匹林药物以及其他水杨酸制剂,因为此类药物与流感的肝脏和神经系统并发症,即Reye综合征相关,偶可致死。

2.抗流感病毒药物治疗

(1)神经氨酸酶抑制剂:国内使用的是奥司他韦,能特异性抑制甲、乙型流感病毒的神经氨酸酶,从而抑制病毒的释放,减少病毒传播。应及早使用。国内外研究均证明它能有效治疗和预防甲、乙型流感,在普通人群和患有慢性心、肺基础疾病的高危人群,于流感发病48小时内早期使用均可以明显缩短症状持续时间和减轻症状严重程度,降低并发症发生率,并显示明显减少家庭接触者流感二代发病率。成人75mg,每日2次,连服5天。儿童按体重给药:体重≤15kg者用30mg;16～23kg者用45mg;24～40kg者用60mg;>40kg者用75mg。1岁以下儿童不推荐使用。

(2)离子通道M2阻滞剂:代表药物是金刚烷胺,但只对甲型流感病毒有效。推荐用量:成人200mg/d,老年人100mg/d,小儿4～5mg/(kg·d)(最高150mg/d),分2次口服,疗程3～4天。

(3)中医中药治疗:早期用药,辨证施治。可按辨证分别选择清热、解毒、化湿、扶正祛邪等不同治则和处方及中成药。

第二节　人禽流感

人禽流感是由甲型流感病毒某些感染禽类亚型中的一些毒株引起的急性呼吸道传染病。主要表现为高热、咳嗽和呼吸急促,病情轻重不一,其中高致病性禽流感(HPAI)常由H5N1亚型引起,病情严重,可出现毒血症、感染性休克、多脏器功能衰竭以及Reye综合征等多种并发症。病死率 30%～80%。

【诊断要点】

1.流行病学特点

人禽流感的传染源是感染禽流感病毒的各种家禽,主要是鸡和鸭(包括火鸡、珍珠鸡和鹅)。主要经呼吸道传播,通过密切接触感染的禽类及其分泌物、排泄物、受病毒污染的水等被感染。人群普遍易感。从事家禽养殖业者,在发病前 1 周内去过家禽饲养、销售及宰杀等场所者以及接触禽流感病毒感染材料的实验室工作人员为高危人群。

2.临床表现特点

潜伏期一般在 7 天内,通常为 2～4 天。不同亚型的禽流感病毒感染人类后可引起不同的临床症状。感染 H,N2 亚型的患者通常仅有轻微的上呼吸道感染症状,部分患者甚至无任何症状;感染 H7N7 亚型的患者主要表现为结膜炎;重症患者一般均为 H5N1 亚型病毒感染。患者起病急,早期表现类似普通型流感,主要为发热,大多持续 39℃以上,热程 1～7 天,多为 3～4 天。可伴有流涕、鼻塞、咳嗽、咽痛、头痛、肌肉酸痛、全身不适。常在发病 1～5 天后出现呼吸急促及明显的肺炎表现。重症患者病情发展迅速,发病 1 周内出现 ARDS,肺出血,胸腔积液及 Reye 综合征,肾衰竭,脓毒症及休克而很快死亡。部分患者可有恶心、腹痛、腹泻、稀水样便等消化系统症状。极少数患者只有腹泻及昏迷的表现。

3.实验室检查

①外周血象:白细胞总数一般不高或降低,但淋巴细胞常减少,部分患者白细胞总数及淋巴细胞数均减少。②病毒抗原及基因检测:早期取患者鼻咽分泌物等呼吸道标本,采用免疫荧光或酶联免疫法检测甲型流感病毒核蛋白抗原(NP)、M,蛋白抗原及禽流感病毒 H 亚型抗原。还可用 A(H5N1)特异血凝素基因以 RT-PCR 法检测禽流感病毒亚型特异性 H 及 N 抗原基因。③病毒分离:从患者呼吸道标本(如鼻咽分泌物、口腔含漱液、气管吸出物或呼吸道上皮细胞)中用鸡胚或 MDCK 细胞分离禽流感病毒。④血清学检查:用血凝抑制试验或酶联免疫等血清学方法检查发病初期和恢复期双份血清,抗禽流感病毒抗体呈 4 倍或以上升高有助于回顾性诊断。

4.胸部影像学检查

H5N1 亚型病毒感染者可出现肺部浸润,肺内片状影。重症患者肺内病变进展迅速,呈大片毛玻璃状影及肺实变影像。病变后期为双肺弥漫性实变,少数可合并胸腔积液。

5.诊断标准

根据流行病学史(即:①发病前 1 周内曾到过禽流感暴发疫点;②与被感染的家禽及其分泌物、排泄物等有密切接触者;③从事禽流感病毒实验室工作人员)、临床表现及实验室检查结果,排除其他疾病后,可做出入禽流感的诊断。

(1)医学观察病例:有流行病学史,1 周内出现流感样临床表现者定为医学观察病例。

(2)疑似病例:有流行病学史和临床表现,患者呼吸道分泌物或尸检肺标本甲型流感病毒 H 亚型抗原检测阳性或核酸检测阳性者。

(3)临床诊断病例:疑似病例排除其他诊断,无法进一步取得实验室证据,与其有共同接触史的患者已被诊断为确诊病例者。

（4）确诊病例：有流行病学史和临床表现，从患者呼吸道分泌物或尸检肺标本中分离出特定病毒或采用 RT-PCR 法检测到禽流感 H 亚型病毒基因，且发病初期和恢复期双份血清抗禽流感病毒抗体滴度 4 倍或以上升高者。

6.诊断注意事项

临床应注意与流感，普通感冒，细菌、支原体、衣原体、军团菌性肺炎，传染性单核细胞增生症，SARS，巨细胞病毒等病毒性肺炎进行鉴别，鉴别主要依靠病原学检查。

【治疗要点】

1.隔离治疗

对疑似病例、临床诊断病例和确诊病例均应进行隔离治疗。

2.对症治疗

可应用解热药、缓解鼻黏膜充血药、止咳祛痰药等。儿童忌用阿司匹林或含阿司匹林以及其他水杨酸制剂的药物，避免引起儿童 Reye 综合征。

3.抗病毒治疗

应在发病 48 小时内试用抗流感病毒药物。包括神经氨酸酶抑制剂奥司他韦（达菲）和离子通道 M2 阻滞剂金刚烷胺，用法见本章第 1 节"流行性感冒"部分。

4.中医药治疗

5.加强支持治疗和预防并发症

注意休息、多饮水、增加营养，给易于消化的饮食。密切观察，监测并预防并发症。抗菌药物应在明确继发细菌感染时或有充分证据提示继发细菌感染时使用。

6.重症患者的治疗

处理要点：①营养支持；②氧疗与呼吸支持；③防治继发细菌感染；④防治其他并发症等。

第三节 流行性腮腺炎

流行性腮腺炎是由腮腺炎病毒所引起的急性呼吸道传染病。以腮腺非化脓性炎症、腮腺区肿痛为临床特征。好发于儿童、青少年甚至成人中的易感者。腮腺炎病毒除侵犯腮腺外，尚能侵犯神经系统及各种腺体组织，引起脑膜炎、脑膜脑炎、睾丸炎、卵巢炎和胰腺炎等。患儿易并发脑膜脑炎，成人患者易并发睾丸炎或卵巢炎以及其他涎腺的非化脓性炎症。预后良好，病死率为 0.5%～2.3%，主要死于重症腮腺炎病毒脑炎。患病后免疫力持久，再感染者偶见。

【诊断要点】

1.流行病学特点

早期患者及隐性感染者均为传染源。全年均可发病，但以冬春季为高峰，呈流行或散发，于 2～3 周前有与流行性腮腺炎患者接触史。

2.临床表现特点

潜伏期 14～25 天，平均 18 天。多数病例无前驱症状而以耳下部肿大为最早表现。少数患者有前驱症状如畏寒、发热、头痛、食欲不振、全身不适等,数小时或 1～2 天后腮腺即逐渐明显肿大,此时体温可上升达 39℃ 以上,甚至 40℃。成人患者症状一般较重。腮腺肿大以耳垂为中心,向前、后、下发展,边缘不清,同时伴有周围组织水肿,局部皮肤张紧发亮,但无明显发红,无化脓,具有弹性感,表面灼热并有触痛,张嘴、咀嚼或进酸味饮食时疼痛加重。通常一侧腮腺肿大后 2～4 天又累及对侧,但也有双侧同时肿大。肿胀于 2～3 天达高峰,再持续 4～5 天后逐渐消退,全程 10～14 天。颌下腺和舌下腺亦可被累及。颌下腺肿大时颈部明显肿胀,颌下可扪及柔软而具轻触痛的椭圆形腺体;舌下腺肿大时可见舌及颈部肿胀,严重者引起吞咽困难。腮腺四周的组织也呈水肿,可上达颞部及颧骨弓,下达颌部及颈部,甚至波及胸锁乳突肌。有时可伴胸骨前水肿,因而使面貌变形。腮腺管口(位于上颌第二臼齿对面黏膜上)在早期可红肿,有助于诊断。

少数不典型病例可始终无腮腺肿胀,而以单纯脑膜脑炎、睾丸炎的症状出现,也有仅见颌下腺或舌下腺肿胀者。

本病可有以下几种并发症:

(1)神经系统并发症:①脑膜炎、脑膜脑炎:有症状的脑膜炎发生在 15% 的病例,为小儿患者中最常见的并发症,可发生于腮腺肿大前 6～7 天至腮腺肿大后 2 周内,大多数在腮腺肿后 1 周内出现。有的患者脑膜炎先于腮腺炎。主要表现有头痛、嗜睡和脑膜刺激征,一般症状在 1 周内消失,预后良好。脑膜脑炎或脑炎患者,常有高热、谵妄、抽搐、昏迷,重症者可致死亡。可遗留耳聋、视力障碍等后遗症。②多发性神经炎:偶于腮腺炎后 1～3 周内发生。此外尚可有暂时性面神经麻痹、平衡失调、三叉神经炎、偏瘫、截瘫、上升性麻痹等。预后多良好。

(2)胰腺炎:成人中约占 5%,儿童中较少见。常发生于腮腺肿大后 3～7 天内。因腮腺炎本身可引起淀粉酶增多,故测定血清脂肪酶价值更大。

(3)生殖系统并发症:成人男性 14%～35% 可并发睾丸炎,常见于腮腺肿大开始消退时患者又出现发热,睾丸明显肿胀和疼痛,可并发附睾炎、鞘膜积液和阴囊水肿。睾丸炎多为单侧,约 1/3 的病例为双侧。急性症状持续 3～5 天,10 天内逐渐好转。部分患者睾丸炎后发生不同程度的睾丸萎缩,这是病毒引起睾丸细胞坏死所致.但很少引起不育症。幼年患者很少发生睾丸炎。成人女性中 5%～7% 合并卵巢炎,一般不影响生育能力。

(4)肾炎:轻者仅有少量蛋白尿或血尿,重者与急性肾炎的表现及过程相同,多数预后良好。个别严重者可发生急性肾损伤甚至死亡。

(5)心肌炎:约 4%～5% 患者发生心肌炎,多见于病程的 5～10 天,严重者可致命。但大多数仅有心电图改变而无明显临床症状。

(6)其他:乳腺炎、甲状腺炎、胸腺炎、血小板减少、荨麻疹、急性滤泡性结膜炎等均少见。关节炎发生率为 0.44%,主要累及肘、膝关节等大关节,可持续 2 天至 3 个月不等,能完全恢复。多发生于腮腺肿大后 1～2 周内,也有无腮腺肿大者。

3.实验室检查

①血象:白细胞总数多正常或稍增加,淋巴细胞相对增多。②血淀粉酶:90% 的患者血清淀粉酶在早期有轻至中度增高。③血清学检查:补体结合试验和血凝抑制试验,双份血清效价增高 4 倍以上有诊断价值。④病毒分离:早期病例,唾液、尿液、血、脑脊液以及脑、甲状腺等其

他组织中可分离出病毒。

4.诊断注意事项

本病尚应与化脓性腮腺炎（本病常为一侧性，肿大的腮腺表现红、肿、痛、热均明显，严重时可有波动感，挤压腮腺时腮腺导管口常可见到脓液流出），颈、耳前或颌下淋巴结炎，其他病毒所致的腮腺肿大，症状性腮腺肿大等疾病进行鉴别。

【治疗要点】

1.一般治疗

呼吸道隔离及卧床休息，应隔离至热退、腮腺肿大完全消失之后。饭后用生理盐水漱口，保持口腔清洁。饮食以流质软食为宜，应避免进酸味饮料及食物，以减少唾液腺的分泌。高热不退可用物理降温，或用退热药物如 APC 片等。

2.中医中药治疗

以清热解毒、软坚消痈治疗为主。局部用紫金锭或青黛散调醋外敷 1 日数次；或金黄散、芙蓉叶各 30g 研末，菊花 9g 浸汁加蜜糖适量拌和，每日 2 次外敷；或蒲公英、鸭跖草、水仙花根、马齿苋等捣烂外敷，可减轻疼痛。内服普济消毒饮方为主，随症加减。也可口服板蓝根冲剂 1～2 袋，每日 2～3 次。

3.氦氖激光局部照射

能减轻局部胀痛，并可缩短局部肿胀时间。

4.抗病毒治疗

早期可使用利巴韦林（病毒唑），成人每日 0.75～1.0g，儿童 15mg/kg 静脉滴注，疗程 5～7天，可缩短病程及减少并发症发生。亦有报道应用干扰素治疗成人腮腺炎合并睾丸炎患者，有较好效果。

5.肾上腺皮质激素

一般患者尽量不用，但对重症患者如有高热不退，或合并严重中枢神经系统并发症、心肌炎、严重的睾丸炎或胰腺炎等，可考虑短期（5～7 天）应用。

6.并发症的治疗

①脑膜脑炎时按病毒性脑炎处理。②合并睾丸炎时应以丁字带将睾丸托起，以减轻疼痛，局部间歇冷敷，必要时可用镇痛剂。③心肌炎时应绝对卧床休息，并按心肌炎常规治疗。④并发胰腺炎时应禁食，并按胰腺炎常规处理。⑤预防睾丸炎：男性成人患者在本病早期应用己烯雌酚（乙蔗酚），每次 1mg，每日 3 次口服，有预防睾丸炎发生的作用。

第四节　麻疹

麻疹是由麻疹病毒引起的急性呼吸道传染病，临床以发热、咳嗽、流涕、眼结膜充血、颊黏膜有麻疹黏膜斑及皮肤出现红色斑丘疹等为主要表现。

【诊断要点】

1.流行病学资料

儿童多见。任何季节均可发病,以冬、春季为最多。急性期患者为本病最重要的传染源。出疹前后 5 天均有传染性。病后免疫力持久,2 次发病者罕见。

2.临床表现特点

潜伏期约 10 天(6～21 天),接受过麻疹疫苗者可延长至 3～4 周。

(1)典型麻疹:疫苗接种免疫失败和未接种疫苗者几乎全部表现为典型麻疹,继发性免疫失败者中约有 1/6 左右的人也表现为典型麻疹。可分为以下 3 期:①前驱期(卡他期):从发病到出疹为前驱期,一般持续 3～4 天。此期主要为上呼吸道炎症及眼结膜炎所致的卡他症状。表现为急性起病,发热、咳嗽、喷嚏、流涕、流泪、畏光、结膜充血、咽痛、全身乏力等。起病后第 2～3 天约 90% 患者于双侧近臼齿颊黏膜处出现细小灰白色小点(0.5～1mm 大小),周围有微血管扩张的红晕,称麻疹黏膜斑(Kopliks pots),为本病早期特征。初起时仅数个,很快增多,且融合扩大成片,似鹅口疮,一般持续到出疹后 1～2 天内消失。也可见于下唇内侧及牙龈黏膜,偶见于上腭。偶见颈、胸、腹部出现风疹样或猩红热样皮疹,数小时后即消失,称前驱疹。有时在悬雍垂、扁桃体、咽后壁、软腭处见红色斑点,出疹期开始消退,称黏膜疹。②出疹期:发热 3～4 天后,当呼吸道症状及体温达高峰时开始出现皮疹。皮疹先见于耳后发际,逐渐波及头面部、颈部,一日内自上而下蔓延到胸、背、腹及四肢,约 2～3 天内遍及手心、足底,此时头面部皮疹已可开始隐退。皮疹初为淡红色斑丘疹,大小不等,直径约 2～5mm,散在分布,继而增多,呈鲜红色,以后逐渐融合成暗红色、形态不规则或小片状斑丘疹,疹间皮肤正常。皮疹为充血性,压之褪色,少数病例皮疹呈出血性。出疹时全身中毒症状加重,体温高达 40℃ 左右,精神萎靡、咳嗽频繁,声音嘶哑,畏光、结膜红肿、眼睑水肿。重者可有谵妄、抽搐。全身浅表淋巴结与肝脾可轻度肿大。肺部常有干湿性啰音。本期约 3～5 天。③恢复期:皮疹出齐后按出疹顺序消退,由红色转为棕褐色,全身症状随着体温下降而迅速减轻,精神与食欲开始好转,皮疹消退后留下特征性的棕褐色色素沉着及糠麸样脱屑,以躯干为多,约 1～2 周消失。这种色素沉着斑在麻疹后期有诊断价值。无并发症者整个病程约 10～14 天。

(2)非典型麻疹:①轻型麻疹:多见于具有对麻疹病毒有一定的免疫力者,如 6 个月以内婴儿尚留存来自母体的被动免疫抗体,近期接受过免疫制剂(如丙种球蛋白)或接种过麻疹疫苗者,或第二次患麻疹者。其潜伏期较长(3～4 周),临床症状轻,麻疹黏膜斑不典型或缺如,皮疹步而色淡,出疹期短,不留色素沉着,一般无并发症,病程在 1 周左右。病后所获免疫力与典型麻疹者相同。②重型麻疹:多见于全身情况差、免疫力低下或继发严重感染者。起病急骤,高热 40℃ 以上,严重中毒症状,谵妄或昏迷,反复抽搐,呼吸急促,唇、指发绀,脉细速,皮疹密集,呈暗红色且融合成片(中毒性麻疹);有时皮疹呈出血性,形成紫斑,伴内脏出血(出血性麻疹);有时皮疹呈疱疹样,可融合成大疱(疱疹性麻疹);皮疹少或皮疹突然隐退,遗留少数皮疹呈青紫色,面色苍白或青灰色,大多因心功能不全或循环衰竭引起(休克性麻疹)。预后差。③成人麻疹:目前成人麻疹发生率已明显上升,与小儿相比中毒症状较重,但并发症较少。临床特点起病急,可无卡他症状,发病第 1 天即高热,伴有头痛、全身乏力、萎靡不振、纳呆等;而后热型不规则或为稽留热,咳嗽较剧,发病后 3～4 天出现粗大的斑丘疹,融合,自上而下顺序出现,3～4天后逐渐消退,但留有色素沉着。麻疹黏膜斑十分常见但不典型,消失较晚。妊娠初期发病可致流产,孕期中得病可致死胎。孕妇产前7～10天感染麻疹,则小儿娩出时可无任何症状,而出生后可与母亲同时发生症状;若孕妇产前2周受感染,产时正患麻疹,则小儿出生时可见麻疹,称为先天性麻疹。④异型麻疹:主要发生于接种麻疹灭活疫苗后4～6年,再接触麻疹患者时出现。表现急起高热、头痛、肌痛、腹痛、乏力等,中毒症状重而卡他症状少,罕见麻疹黏膜斑。起病2～3天后出现皮疹,但从四肢远端开始,逐渐波及躯干与面部,皮疹为多形性,有斑丘疹、疱疹、紫癜或荨麻疹,一般可同时见于2～3种皮疹形态。常伴有四肢水肿、肺炎、肝、脾均可肿大。异型麻疹病情较重,但多为自限性。其最重要的诊断依据为恢复期麻疹抗体呈现高滴度,但病毒分离阴性。一般认为其无传染性。

3.并发症

年幼体弱、营养不良及免疫力低下者,患麻疹后极易发生并发症,常见的有肺炎、喉炎、心肌炎、心功能不全、脑炎等。

4.实验室检查

①血象:前驱期周围血象白细胞计数正常或稍高,出疹期稍减少,淋巴细胞相对增加。②分泌物涂片检查多核巨细胞:鼻咽、眼分泌物及尿沉渣涂片,以瑞氏染色,显微镜下可见脱落的上皮多核巨细胞。在出疹前后1～2天即可阳性,比麻疹黏膜斑出现早,有早期诊断价值。③血清麻疹IgM抗体测定:酶联免疫吸附试验(ELISA)测定血清特异性IgM抗体是诊断麻疹的标准方法,且在发病后2～3天即可测到,因此还具有早期诊断价值。

5.诊断注意事项

典型麻疹依据流行病学资料及临床表现即可诊断。麻疹黏膜斑对出疹前早期诊断极有帮助,上呼吸道卡他症状及皮疹形态分布特点均有助诊断,麻疹后色素沉着及糠麸状脱屑在恢复期有诊断意义。出疹期麻疹需与其他出疹性疾病如风疹、猩红热、幼儿急疹、药物疹等鉴别。

【治疗要点】

重点在于精心护理、对症治疗和防治并发症。

1.护理与对症治疗

患者应单间呼吸道隔离,卧床休息直至体温正常或至少出疹后5天。居室空气新鲜,保持适当温度和湿度,衣被不宜过多,眼、鼻、口腔、皮肤保持清洁。如结膜炎可用4%硼酸溶液或生理盐水清洗,再涂红霉素或四环素眼膏,防止继发感染。及时清除鼻腔分泌物及干痂,保持鼻腔通畅。给予足够水分及易消化富营养的食物,切不可"忌口"。高热时(39.5～40℃)可给小剂量退热剂,以免骤然退热引起虚脱。剧咳时可服适量的镇咳剂。体弱病重者可早期给丙种球蛋白肌注或静脉注射。近年报告给麻疹患者补充维生素A,一次口服10万～20万U,司减轻病情,使病死率下降。

2.中医中药治疗

祖国医学认为麻疹系热毒侵犯肺、脾两经所致。治则为初热期(前驱期)应驱邪外出,宜辛凉透表,可用宣毒发表汤或升麻葛根汤加减,外用透疹药(生麻黄、芫荽子、西河柳、紫浮萍各15g)放人布袋中煮沸后在床旁蒸熏,或稍凉后以药汁擦面部、四肢,以助出疹。见形期(出疹期)宜清热解毒透疹,用清热透表汤或银翘解毒丸;热症重者可用三黄石膏汤或牛角地黄汤;虚弱肢冷者用人参败毒饮或补中益气汤。收没期(恢复期)宜养阴清热,可用沙参麦冬汤或竹叶石膏汤加减。

3.治疗并发症

包括肺炎、喉炎、心肌炎和脑炎等,参见有关章节。

第五节　流行性乙型脑炎

流行性乙型脑炎(epidemic encephalitis B,简称乙脑),亦称日本乙型脑炎,是由乙脑病毒引起的、以脑实质炎症为主要病变的中枢神经系统急性传染病。本病经蚊媒传播,多发生于夏秋季,患者一般以儿童较多。临床以发病急骤、高热、意识障碍、抽搐、呼吸衰竭、脑膜刺激征等为主要特征。

【诊断要点】

1.流行病学资料

本病在热带地区全年均可发生,在亚热带和温带地区有严格的季节性,好发于夏末秋初,80％～90％集中在7～9月份。10岁以下儿童多见,尤以2～6岁儿童发病率最高。儿童接种乙脑疫苗后发病减少,但成人及老人发病有增加。当夏秋季节(7～9月份),起病前3周内在流行地区有蚊虫叮咬史,尤其是儿童突然发热、头痛、呕吐、嗜睡或烦躁等现象,且在短期内逐渐加重而无明显上呼吸道炎症表现者,应首先考虑本病。

2.临床表现特点

乙脑病毒侵入人体约经4～21天(一般为10～14天)潜伏期后出现神经症状。按病程可分为以下4个时期。

(1)初期:为病初的1～3天。起病急,1～2天内体温升高达39～40℃,伴有头痛、恶心、呕吐、嗜睡、烦躁、结合膜及咽部充血。部分患者可有颈项强直及抽搐,但神志尚清楚。极重型患者本期经过甚短,于起病1～2天内就出现高热、频繁抽搐、深度昏迷而进入极期。

(2)极期:病程4～10天。患者除全身毒血症状加重外,突出表现为脑损害症状更为明显。主要表现有:①高热:为本病必有的表现。体温稽留于39～40℃以上,并持续不退直至极期结束,一般持续7～10天,重症者达3周以上。发热越高,热程越长,病情越重。②意识障碍:多发生于第3～8日,轻者嗜睡,重者出现昏迷,成年患者偶有谵妄、定向力障碍、狂躁等。意识障碍通常持续1周左右。③抽搐:抽搐或惊厥大多发生于病程第2～5天。从轻度的手、足、面部的抽搐,到出现肢体阵挛性或全身强直性抽搐。一般均伴有意识障碍,重者可伴有发绀和呼吸暂停。④呼吸衰竭:是本病最主要的死亡原因。中枢性呼吸衰竭表现为呼吸表浅、节律不齐、叹息样呼吸、潮式呼吸、呼吸暂停、抽泣样呼吸及下颌呼吸等,最后呼吸停止。外周性呼吸衰竭表现为呼吸困难、发绀、呼吸减弱。⑤颅内压增高和脑膜刺激征:本病多有不同程度的颅内压增高,较大儿童及成人均有不同程度的脑膜刺激征。重症患者可发生脑疝,以钩回疝(小脑幕切迹疝)较为多见,表现为昏迷突然加深,呼吸节律异常,疝侧瞳孔散大和上睑下垂,对侧肢体瘫痪和锥体束征阳性。⑥其他神经系局灶症状:由于本病常有广泛的中枢神经系损害,因而可出现各种神经反射异常和神经系体征。大脑锥体束受损可出现肢体痉挛性瘫痪、肌张力增强和病理征阳性。大脑半球损害表现为去大脑强直。丘脑下部损害可出现体温调节障碍。如延脑受损可发生延髓性麻痹。前庭小脑受损害可有眼球震颤及瞳孔变化。自主神经受累可出现面赤、发热、偏侧出汗、大小便失禁、尿潴留、直肠麻痹等。乙脑的神经系症状常在病程第1周内达高峰,第2周后极少出现新的神经系症状。

(3)恢复期:极期(持续1周左右)过后,体温多在2～5天内降至正常。神经精神症状日渐好转,一般于2周左右完全恢复,部分患者恢复较慢需数月。恢复期可有低热、多汗、言语障碍、吞咽困难、肢体麻痹、不自主动作、抽搐发作、表情缺失等。少数患者有智能障碍或精神异常。

(4)后遗症期:发病半年后仍留有神经精神障碍者称为后遗症。占5%～20%。以失语、瘫痪及精神失常最常见,重症病例可有肢体强直、角弓反张、不自主动作、视力障碍及痴呆等。

3.临床分型

(1)轻型:患者神志清楚,可有轻度嗜睡。体温在39℃以下,仅在高热时才可能有抽搐。可有轻度脑膜刺激征。大多在1周左右恢复。

(2)中型(普通型):体温39～40℃,有不同程度的意识障碍,脑膜刺激征明显,有轻度抽搐,病理反射阳性,浅反射减弱或消失,或有脑神经麻痹、运动障碍等。病程10天左右,大多无恢复期症状。

(3)重型:神志昏迷,持续高热40℃以上,有反复或持续性抽搐,深反射先亢进后消失,浅反射消失,病理反射阳性。脑膜刺激征明显,肢体瘫痪或出现呼吸衰竭。病程多在2周以上,恢复期常有明显的神经精神症状,部分患者可有后遗症。

(4)极重型(暴发型):起病急骤,体温迅速于病后1～2天内上升到40℃以上。深昏迷,反复或持续抽搐,迅速出现脑疝及中枢性呼吸衰竭。本型常于短期内(一般3天左右)出现呼吸循环衰竭而死亡,幸存者多有严重后遗症。

4.辅助检查

①血象:血白细胞增多,常达(10～30)×10⁹/L,中性粒细胞增多为主,1～2天后,淋巴细胞占优势。部分患者血象始终正常。②脑脊液检查:外观无色透明或微混,压力增高,白细胞数轻度增高,多在(50～500)×10⁶/L之间,个别患者可达1000×10⁶/L以上,起病后2～5天以中性粒细胞为主,以后则以淋巴细胞占多数。蛋白轻度增高,大多不超过1.0g/L,糖正常或稍高,氯化物正常。细菌检查阴性。极少数患者脑脊液常规与生化正常。自脑脊液测乙脑特异性IgM抗体较血清抗体出现早,有早期诊断价值。③血清学检查:乙脑的确诊有赖于血清学诊断。最常用的是特异性IgM抗体测定。特异性IgM抗体于感染后第4天即可出现,2～3周达到高峰,故单份血清即可做出早期诊断。④病毒分离:对疑诊死亡病例取脑组织或延髓穿刺取脑组织,病毒分离阳性率较高,作为回顾性诊断。

5.诊断注意事项

应注意与中毒型菌痢、化脓性脑膜炎(化脑)、脑型疟疾、钩端螺旋体病脑膜脑炎型、其他病毒性脑炎及脑膜炎等疾病相鉴别。

【治疗要点】

1.一般治疗与护理

患者应隔离于有防蚊和降温设施的病房,室温控制在 30℃ 以下。保持安静,避免刺激。定期观察患者的神志、体温、血压、呼吸、瞳孔及肌张力的变化。对昏迷者应定时翻身、拍背、吸痰,防止压疮发生。不能进食者鼻饲,计出入水量,按生理需要补液,维持水、电解质平衡。成人每日输液量为 1500～2000ml,儿童每日 50～80ml/kg 为宜。

2.对症处理

高热、抽搐及呼吸衰竭是危及乙脑患者生命的三大主征,可互为因果,形成恶性循环。高热增加耗氧量,加重脑水肿和神经细胞病变,使抽搐加重;抽搐又加重缺氧,导致呼吸衰竭并进一步加重脑组织病变,使体温升高。因此,及时控制高热、抽搐及呼吸衰竭是抢救乙脑患者的关键。治疗应着重于以下方面:

(1)降温:应采取综合性降温措施(物理降温为主,药物降温为辅),使患者肛温保持在 38℃ 左右;①物理降温:如头部用冰帽连续降温,颈部、腋下及腹股沟部放置冰袋,30%～50% 酒精擦浴、冷盐水灌肠等。同时使室温降至 25℃ 以下。②药物降温:为配合物理降温,可应用小剂量退热药物,如吲哚美辛(消炎痛)口服或鼻饲,每次 12.5～25mg,每 4～6 小时 1 次;对暂时不能口服或鼻饲者,可采用吲哚美辛栓剂,肛内留置。幼儿、年老体弱者可用 10%～20% 安乃近滴鼻。应防止用药过量致大量出汗而引起循环衰竭。严重者给予氢化可的松 100～300mg/d 或地塞米松 5～10mg/d。③亚冬眠疗法:持续高热、反复惊厥的患者可采用亚冬眠疗法。常用氯丙嗪和异丙嗪,每次各 0.5～1mg/kg,每 4～6 小时肌内注射 1 次。使肛温维持在 38℃ 左右,维持较长时间,在度过疾病极期后,逐渐撤除亚冬眠,一般为 3～5 天。

(2)控制抽搐:引起惊厥的原因有高热、颅内压增高、脑实质炎症、痰阻缺氧、低血钙及低血钠性脑病等。应首先针对不同原因采取相应措施。如惊厥的原因为脑实质炎症,则应及时给予镇静剂,常用的药物有:①地西泮:成人用量为每次 10～20mg,儿童每次 0.1～0.3mg/kg(不超过 10mg),肌内注射或缓慢静脉注射。②水合氯醛:成人每次 1.5～2.0g,儿童每次 60～80mg/kg(每次不超过 1.0g),稀释后鼻饲或保留灌肠。③异戊巴比妥钠:成人每次 0.2～0.5g,儿童每次 5～10mg/kg,溶入 5%～10% 葡萄糖液 20ml 中,缓慢静脉注射。本药适用于其他止痉药不易控制的抽搐。因该药有明显的呼吸抑制作用,故用药过程中如呼吸减慢或惊厥停止,应立即中止注射。④苯巴比妥钠:成人每次 0.1～0.2g,儿童每次 5～8mg/kg,肌内注射。

(3)脱水:颅内压增高是呼吸衰竭、抽搐及脑疝的根本原因,需做积极处理。肾上腺皮质激素具有减轻炎症反应、改善脑水肿、减轻中毒症状和降温作用,但它可促使感染加重和扩散,仅主张短期用于重型和极重型患者。

(4)呼吸衰竭的处理:应根据引起呼吸衰竭的不同原因采取相应的措施。①保持呼吸道通畅:定时翻身并拍打胸背、吸痰及雾化吸入,对于有严重排痰障碍者可用纤维支气管镜吸痰。病情危重者,宜尽早行气管插管或气管切开建立人工气道。有下列指征时应尽早行气管切开:深昏迷,痰液阻塞,咳嗽反射消失,吞咽功能障碍,经处理无效者;脑干型脑炎,咽喉部分泌物聚集,病情进展者;延脑麻痹或假性延脑麻痹,或呼吸肌麻痹,经吸痰给氧仍不能维持换气功能者;老年人呼吸衰竭、排痰困难,或乙脑极期合并肺炎、肺不张,发绀进行性加重者。②氧疗:可选用鼻导管或面罩给氧。③脱水降颅内压治疗。④中枢性呼吸衰竭时可应用呼吸兴奋剂：可选用洛贝林(成人每次 3～6mg,儿童每次 0.15～0.2mg/kg)、尼可刹米(成人每次 0.375～0.75g,儿童每次 5～10mg/kg)等肌注或静脉滴注。⑤改善脑微循环：使用血管扩张药可改善脑微循环、减轻脑水肿、解除脑血管痉挛和兴奋呼吸中枢。常用东莨菪碱,成人每次 0.3～0.5mg,儿童每次 0.02～0.03mg/kg;或山莨菪碱成人每次 20mg,儿童每次 0.5～1mg/kg,以 5% 葡萄糖液稀释后,每隔 10～30 分钟静脉缓注 1 次,直至呼吸循环改善为止,一般用 1～5 天。此外,纳洛酮对退热、止痉、神志转清、纠正呼衰等有较好作用,可早期应用。

3.中医中药治疗

醒脑静注射液具有降温、止惊、降颅内压、促苏醒等作用,使用方便,可肌内注射,可作为首选的中药注射制剂之一。

4.恢复期及后遗症的处理

加强营养,细心护理,防止压疮、肺炎等并发症。肢体瘫痪者应保持肢体功能位,防止肢体畸形发生。对病情稳定、无抽搐的瘫痪、失语患者可采用高压氧治疗。恢复期可用针灸、理疗、推拿、功能锻炼等综合措施,并给予改善神经细胞功能的药物。

第六节　狂犬病

狂犬病(rabies)又名恐水症(hydrophobia),是由狂犬病毒引起的一种侵犯中枢神经系统为主的急性人兽共患传染病。狂犬病毒通常由病兽通过唾液以咬伤方式传给人。临床表现为特有的恐水、怕风、恐惧不安、流涎、发作性咽肌痉挛、进行性瘫痪等,病死率达 100%,一般在发病后 3～6 天内死于循环或呼吸衰竭。

【诊断要点】

1.病史

发病前有被犬、猫等患病动物咬伤史,有皮肤黏膜破损处被其唾液污染或接触兽、畜皮,进食兽、畜肉史。人被病犬咬伤后发病率为 15%～20%。

2.临床表现

特点本病潜伏期长短不一,最短可至 4 天内,最长可达数十年之久,通常为 1～3 个月。短潜伏期常见于头面部、颈部咬伤以及严重或多部位咬伤者。典型的临床经过可分为三期,即前驱期、兴奋期和麻痹期(瘫痪期)。

(1)前驱期(侵袭期):在兴奋状态出现前,多数患者有低热、头痛、周身不适、倦怠、食欲不振、恶心、腹痛腹泻等症状,同时伴有或随后出现焦虑、抑郁、幻觉、失眠、注意力不集中、恐慌不安,对声、光、风、痛等刺激比较敏感,并有喉头紧缩感。具有诊断意义的早期症状是在愈合的伤口及其神经支配区有痒、痛、麻及蚁走等异样感觉,约发生于 50%～80% 的病例。本期持续 2～4 天。

(2)兴奋期(激动期):患者逐渐进入高度兴奋状态,突出表现为恐怖不安、恐水怕风、发作性咽喉肌痉挛,呼吸困难、排尿排便困难、高热、多汗、流涎等。恐水为本病所特有,当饮水、见水、闻及流水声或仅仅提及饮水时,均可引起反射性咽喉肌痉挛,患者极度的痛苦和恐惧,患者虽渴极而不敢饮,饮后也无法下咽,从而引起脱水。80%的患者有此典型表现。有些患者感觉咽喉部疼痛和阻塞,促使用双手拉扯自己的咽喉部。畏风也是本病的常见症状。对外界各种刺激如轻微的风、光、声音或触摸等均可引起咽喉肌和呼吸肌痉挛,由于声带痉挛导致说话不清,甚至失声。交感神经亢进,表现为体温和血压升高,心率增快,唾液分泌增加,大汗淋漓,瞳孔散大等。因同时有吞咽困难和过度流涎而出现"泡沫嘴"。部分患者出现下丘脑和杏仁核功能异常,可导致性欲增强,或为嗜色狂或慕男狂,男性患者在一日内可试图多次性交或自发性射精。多数患者神志清楚,表情痛苦焦急,狂躁不安;随着兴奋状态的增长,部分患者可出现精神失常、谵妄、幻想幻视、强行挣扎,并试图逃出室外,也可能攻击或咬伤他人。病程进展迅速,大多在发作中死于呼吸、循环衰竭。本期持续1~3天。

(3)麻痹期(瘫痪期):患者渐趋安静,痉挛发作停止,出现各种瘫痪,尤以肢体软瘫最为多见,也可表现为眼肌、颜面肌和咀嚼肌的瘫痪以及感觉减退、失声和反射消失等。本期中患者的呼吸逐渐微弱或不规则,可迅速因呼吸、循环衰竭而死亡。临终前多进入昏迷状态。本期持续6~18小时。

3.诊断注意事项

根据有狂犬动物咬伤或抓伤史,出现典型症状,即可做出临床诊断。在病程早期或症状不典型的患者易被误诊,须与破伤风、脊髓灰质炎、其他病毒性脑炎、类狂犬病性癔症等疾病鉴别。

【治疗与预防】

本病无特异性治疗,病死率达100%,故强调在咬伤后及时预防性治疗以防止发病。若已发病则采取对症治疗,尽量延长患者生存时间。

1.发病时的处理

仅能作对症处理:①首先将患者隔离在安静、光线较暗的单人房间,避免各种声、光、风等刺激,精心护理。医护人员最好进行狂犬病疫苗注射,接触患者应戴口罩、手套,以防患者唾液中的病毒污染皮肤及黏膜破损处。②应用镇静剂如氯丙嗪、苯巴比妥钠、地西泮(安定)等控制患者的兴奋状态。③鼻饲或静脉输液,补充血容量,纠正水电解质及酸碱平衡失调。④采取有效措施,维持患者心肺功能。必要时可作气管切开术,并应用肌肉松弛剂和间歇正压通气等。

2.保护易感人群

(1)暴露前狂犬病疫苗预防接种:狂犬病高暴露风险者应当进行暴露前免疫,包括从事狂犬病研究的实验室人员、接触狂犬病患者的人员、兽医、山洞探险者等。接种3次,于0(注射当天)、7、21(或28)天各肌注1剂量(2ml)狂犬病疫苗。1年后加强1针,以后每隔3~5年加强1针。

(2)暴露后狂犬病疫苗预防接种:如不慎被狗、猫或患病动物咬伤,或皮肤破损处被患病动物(狂犬、患者)唾液玷污者,应及早进行暴露后预防接种。一般于0、3、7、14、28天各肌注1剂量(2ml)狂犬病疫苗;如严重咬伤,可全程注射10针,于当天至第6天每日针,随后于10、14、30、90天各注射1针。狂犬病疫苗不分体重和年龄,每针次均接种1个剂量(2ml)。接种狂犬病疫苗应当按时完成全程免疫,当某一针次出现延迟1天或者数天注射,其后续针次接种时间按延迟后的原免疫程序间隔时间相应顺延。对一种疫苗过敏者,可更新另一种疫苗继续原有免疫程序。

疫苗接种注射部位:上臂三角肌肌内注射。两岁以下婴幼儿可在大腿前外侧肌肉内注射,禁止臀部注射。

一般情况下,全程接种狂犬病疫苗后体内抗体水平可维持至少1年。如再次暴露发生在免疫接种过程中,则继续按照原有程序完成全程接种,不需加大剂量;全程免疫后半年内再次暴露者一般不需要再次免疫;全程免疫后半年到1年内再次暴露者,应当于0、3天各接种1针疫苗;在1~3年内再次暴露者,应当于0、3、7天各接种1针疫苗;超过3年者应当全程接种狂犬病疫苗。

(3)暴露后伤口处理:伤口处理包括伤口彻底冲洗和消毒处理。伤口处理时间越早越好,就诊时如伤口已结痂或者愈合,则不主张进行伤口处理。伤口冲洗:用20%肥皂水(或者其他弱碱性清洁剂)和一定压力的流动清水交替彻底冲洗,冲洗所有咬伤和抓伤处至少15分钟。然后用生理盐水(也可用清水代替)将伤口洗净,最后用无菌脱脂棉将伤口处残留液吸尽,避免在伤口处残留肥皂水或者清洁剂。深部伤口应用注射器插入伤口进行液体灌输、冲洗。如因疼痛,可给局部麻醉。消毒处理:伤口彻底冲洗后用2.5%~3%碘酒(碘附)或75%酒精涂擦伤口。如伤口情况允许,应当尽量避免缝合或包扎。伤口轻微时,可不缝合,也可不包扎,可用透气性敷料覆盖创面。若有必要应在局部伤口处理后应用抗生素及TAT等。对严重受染者(如头面部或颈部受伤,多处或深部受伤),确需缝合的,在完成清创消毒后,先用抗狂犬病血清(ARS)或狂犬病免疫球蛋白(HRIG)做伤口周围的浸润注射,使抗体浸润到组织中,以中和病毒,2小时后再行缝合和包扎;伤口深而大者放置引流条,以利于伤口污染物及分泌物的排出。伤口较深、污染严重者需应用抗生素及TAT等。

(4)被动免疫制剂的应用:常用的有HRIG和ARS,以HRIG为佳,但价格贵。HRIG用量为20U/kg,不需做皮肤过敏试验;ARS用量为40U/kg,用前须作皮肤过敏试验,即使阳性反应不能视为禁忌证,可在准备预防措施下进行脱敏注射。均应一次性足量注射。应当将被动免疫制剂全部浸润注射到伤口周围,所有伤口均应行浸润注射。当全部伤口进行浸润注射后尚有剩余被动免疫制剂时,应当将其注射到远离疫苗注射部位的肌肉。暴露部位位于头面部、上肢及胸部以上躯干时,剩余被动免疫制剂可注射在暴露部位同侧背部肌肉群(如斜方肌),狂犬病疫苗接种于对侧。暴露部位位于下肢及胸部以下躯干时,剩余被动免疫制剂可注射在暴露部位同侧大腿外侧肌群。如未能在接种狂犬病疫苗的当天使用被动免疫制剂,接种首针狂犬病疫苗7天内仍可注射被动免疫制剂。不能把被动免疫制剂和狂犬病疫苗注射在同一部位;禁止用同一注射器注射被动免疫制剂和狂犬病疫苗。

参 考 文 献

[1]王一镗.心肺脑复苏.上海：上海科技出版社，2008.

[2]王一镗，徐鑫荣.急诊医学.北京：科学出版社，2012.

[3]王一镗.急诊医学.第2版.北京：学苑出版社，2013.

[4]张树基，刘仁树，王佩燕.急诊医学.北京：人民军医出版社，2012.

[5]王其新，周长勇，李建国.现代临床急救进展.北京：人民军医出版社，2013.

[6]李奇林，蔡学全，宋于刚.全科急救医学.北京：军事医学科学出版社，2011.

[7]汪承滋，刘治宴，敖薪.实用重症监护学.北京：人民卫生出版社，2012.

[8]应明英.实用危重病监测治疗学.北京：人民卫生出版社，2008.

[9]王一镗.急诊外科学.北京：学苑出版社，2000.

[10]巢振南，房居敬.现代临床急诊医学.北京：人民军医出版社，2006.

[11]景炳文.急症急救学.上海：上海科技出版社，2007.

[12]崔乃杰，刘兵.实用危重病急救医学.天津：天津科技翻译出版公司，2013.

[13]刘大为.21世纪医师丛书：危重病学分册.北京：中国协和医科大学出版社，2011.

[14]张文武.急诊内科学.北京：人民卫生出版社，2014.